噴門部癌アトラス

南風病院消化器内科　編

〔編集責任者〕

西俣寛人　西俣嘉人　新原　亨　仁王辰幸
松田彰郎　島岡俊治　田中貞夫　西俣寿人

〔執筆者〕

西俣寛人　西俣嘉人　新原　亨
仁王辰幸　松田彰郎　島岡俊治
田代光太郎　鳥丸博光　政　幸一郎
西俣伸亮　田中貞夫　堀　雅英
山筋　忠

医学書院

噴門部癌アトラス
発　行　2010年10月1日　第1版第1刷©
編　集　南風病院消化器内科
発行者　株式会社　医学書院
代表取締役　金原　優
〒113-8719　東京都文京区本郷1-28-23
電話　03-3817-5600(社内案内)
印刷・製本　横山印刷

ISBN 978-4-260-01049-8

序

1970年代には，癌の存在部位によっては5 mm以下の微小癌も診断可能で，胃癌の拾い上げ診断は硬性癌を除くとほとんど解決されたと考えられていた．しかし，噴門部に関しては大きな進行癌しか発見できず，噴門部は胃癌診断の暗黒地帯といわれていた．当時は内視鏡機器の進歩が顕著で，パンエンドスコピーをもってすれば上部消化管の診断にX線検査は不要であるとするパンエンドスコピー学派が多数おり，全国的に上部消化管のスクリーニング検査はX線検査に代わってパンエンドスコピーで行う施設が多くなった．

しかしながら，内視鏡によるスクリーニング検査が行われるようになっても噴門部早期癌の症例は増えなかった．われわれは，大きな進行癌は発見されるのに早期癌が発見できないのは，噴門部癌の初期病変は粘膜面の形態変化に乏しいのであろうと考えた．また，内視鏡でも発見が困難なことから，色調の変化に乏しい病変であろうと想定した．

噴門部癌の早期発見を南風病院消化器内科のグループ全員で行うためには，一定の検査体系の確立が必要であった．粘膜面の形態変化の乏しい病変をX線検査で拾い上げるには，噴門部を正面像として描出できる撮影体位が必要であり，また色調の変化の乏しい癌を内視鏡で拾い上げ正確に生検するには，食道胃接合部を含めて噴門部を正面から近接撮影することが必要であると考えた．また切除標本上の癌の肉眼形態とX線像，内視鏡像，病理組織像を対比するために，X線像上で病変の存在する部位を，切除標本上の小彎および食道胃接合部を座標軸にして同定する方法を検討した(西俣寛人，他：噴門部癌のX線診断に関する研究―陥凹型早期胃癌を中心に．胃と腸 17：1035－1043, 1982)．

このように，わが国で開発された早期胃癌の診断法は癌の肉眼形態をもとにX線像，内視鏡像，病理組織像を対比することで発展してきたといえる．形態的変化の乏しい噴門部早期胃癌も，症例が増えるに従い，その診断学が進歩してきたことは疑いをいれないが，しかし未だ完成されたものではない．

臨床病理学的検討の結果，癌の発育・進展に関する新しい知識が得られると，癌の診断能が飛躍的に向上することがある．1978年の噴門部のⅡc症例の発見以来，約30年を経過し，多くの噴門部早期癌，早期類似進行癌を発見し，多くの知識を得た．これらの検討を通じて得られた事項，すなわち噴門部早期癌を拾い上げるための検査体系，また，臨床病理学的検討によって得られた噴門部癌の発育・進展に関する知識，さらに診断理論を作り上げるために必要と考えた事項をこれまで数多く報告してきた．本アトラスは上述の努力の集積の結果生まれたものである．「はじめに」の項で，各症例の診断の基礎になっているこれらの検査体系，診断理論を紹介した．本書に提示した各症例の読影の手助けになる事項を学んでいただければ幸いである．

本書は長い時間をかけて南風病院消化器内科のグループ全員で作りあげたものである．日々の臨床の中で気づいたことを話し合い，論文にまとめる中で疑問に思ったことを皆で議論し，新しい事実に気づき，皆の知識にして診断能を向上させてきた．全員で臨床研究を行って１つの結論をだしていく息遣いを感じながら，本書を一読，御利用いただければ幸甚である．

2010 年夏

西俣寛人

謝辞

本書を上梓できたことをまず，故政信太郎先生に報告します．

政先生が他界して約20年が経ちます．佐藤八郎教授の御指示で，政先生が千葉大学の白壁彦夫先生のもとで早期胃癌の診断を学んで，鹿児島大学第2内科に帰学後にわれわれのグループはできました．昭和41年に佐藤教授と南風病院理事長・川井田多喜氏との話し合いで，南風病院に消化器の専門クリニック，南風クリニックを併設してもらい，政先生を中心にした若い医師たちで運営されてきました．夜になると10数名の若い医師たちが政先生を中心に切除標本の肉眼像とX線所見・内視鏡所見・病理所見を対比して，皆で診断学を作り上げてきました．政先生は病床にあっても若いグループの先生たちに“皆ちゃんとやることをやっているね，ペーパーを書いているね”と声をかけてくれていました．病状が悪化すると，“あとを頼む”といい続けていました．その声が耳から離れません．

政先生から預かったグループの先生たちも消化器の立派な専門医として，社会に評価されるようになり，今回，南風病院に残った政先生の弟子たちと，「噴門部癌アトラス」を上梓することができました．消化器病の臨床研究の方法から，楽しさまで教えていただいた故政信太郎先生に改めて感謝申し上げます．

噴門部癌に関しては，1982年「噴門部癌のX線診断に関する研究」を「胃と腸」の研究欄に投稿した際に，白壁先生に食道開口部のX線的形態にumbrella shaped shadowと名称を付けていただきました．高木国夫先生には，“噴門部の小さくて浅いⅡcで大きな手術をしてはだめだ，内視鏡的切除を考えろ”と何回も御指摘をいただきましたが，最近になってESDができるようになるまでは，自分たちで内視鏡的切除はできませんでした．

噴門部癌の術前の診断に必要な事項は鹿児島大学第1外科の故西満正教授，故島津久明教授，愛甲孝前教授，夏越祥次教授に御指導・御協力を得，心から感謝申し上げます．

特に西教授には公私ともに厳しく御指導いただきました．“噴門部早期癌は隆起型が多いと報告されているのに君の所の症例は陥凹型が多いが本当か，食道・胃接合部を粘膜下層より食道側へ浸潤している症例はどんな形態をした症例か，癌の浸潤によって，食道・胃接合部が内視鏡で判定できない症例の食道側への浸潤の長さはどう判断すればよいのか”等々，外科の立場からわれわれ診断する者に対する厳しい御下問がありました．

西教授が会長をされた第30回(1978年)胃癌研究会(主題，食道・胃境界領域の胃癌)でも発表させていただきました．西教授が，癌研究会附属病院の院長になられてからも，西先生が班長をされた噴門部癌の班員にも入れていただき，西先生と一緒に噴門部癌の研究をさせていただく機会を得ました．西先生には政先生他界の後も，グループのこと，研究のことなどでいろいろと相談させていただきました．今回上梓する本書も，西先生御存命中に書き上げられなかったことが残念でなりません．

また政先生，白壁先生との御縁で，多くの先生方の御指導をいただいてきました．西澤護先生，八尾恒良先生，病理の中村恭一先生，また肝胆膵の竹原靖明先生，有山襄先生，各先生方に御指導いただき，心から感謝申し上げます．

南風病院においては，肝付兼達前外科部長，末永豊邦外科主任部長，有留邦明外科部長の御指導，御協力に感謝申し上げます．本書を上梓できたのは南風病院の大きな御理解があってのことと思っています．医師として，また人として最も尊敬してきた故桜井之一院長，現在も御支援いただいています川井田多喜会長，貞方洋子理事長，故貞方雅彦会長に深甚なる感謝を申し上げます．また政先生御存命中から鹿児島消化器研究会としてともに消化器病を学び御指導いただいた中原信昭先生，瀬戸山史郎先生をはじめ，多くの政グループの先生たちに感謝いたします．

いつも多くの症例を御紹介いただいている関連病院の先生方にも感謝申し上げます．御紹介いただいた症例も今回提示いたしました症例の中にあります．多くの先生方，多くの患者さんたちのおかげで本書を上梓できました．編集者を代表して深く感謝申し上げます．

医学書院の窪田宏氏には，10 数年前より噴門部癌の診断と発育・進展に関する書を上梓することを相談してきました．ここにようやく「噴門部癌アトラス」という形で上梓することができました．これも南風病院の若い消化器内科の先生たちの努力と窪田氏の御指導によるものと感謝しております．

最後に，本書の制作に当たり，病理部の臨床検査技師の久留奈津子さん，三宅奏子さん，市野真央さん，事務の山元まち子さん，消化器研究所事務の石踊芳枝さん，放射線部の石本裕二さん，淵脇崇史さん等の臨床放射線技師さん，池端文子さん等の消化器内視鏡技師さんより多大なる御協力をいただきましたことに感謝いたします．さらに，毎日消化器病センターで一緒に頑張っていただいている非常勤医の川端拓也，今村誠子，小牧沙織，永田優子の各医師，多くの看護師さん，臨床放射線技師さん，消化器内視鏡技師さん，ほかのスタッフの方々に感謝いたします．

2010 年夏

編集者を代表して

西俣寛人

目次

はじめに

X 線二重造影法の開発と内視鏡機器の進歩により，日本の早期胃癌診断学は世界をリードする発展を遂げ，すでに完成の域に達したといっても過言ではないが，硬性癌と噴門部に関しては必ずしもそうとは言い切れない．われわれは，このうち噴門部癌について，この 30 年間，臨床研究を積み重ねてきた．その一端をここに紹介しよう．

1982 年，噴門部Ⅱc 型早期癌 8 例，早期類似進行癌 1 例を検討対象に噴門部癌診断のための基礎的事項を発表した(西俣寛人，他：噴門部癌の X 線診断に関する研究―陥凹型早期胃癌を中心に．胃と腸 17：1035-1043, 1982)．以下の噴門部癌の X 線診断のための基礎的事項は，30 年経た現在も変える必要はないと考えている．

1. スクリーニング検査時に必要な撮影体位(**図 1**)．
2. 半立位腹臥位第 1 斜位で描写される食道開口部の形態を分類し，その X 線像上の小彎と食道胃接合部の位置を明らかにした(**図 2**)．
3. 噴門部の陥凹性早期癌は浅く，不整形で，周囲に隆起を伴わないために病変を正面像として描写する必要がある．

1986 年には噴門部早期癌 30 症例を検討対象として X 線診断，内視鏡診断について報告した(西俣寛人，政　信太郎：胃癌の診断―噴門部癌の診断：とくに早期噴門部癌について．癌の臨床 32：1157-1161, 1986)．その主要な論点は以下の 2 点である．

1. X 線診断については，前記の検査体系の有効性の報告(**図 1，2**)．
2. 内視鏡診断については，側視鏡の見下ろし観察が有効で，前壁側は時計方向と逆方向にカメラ軸を回転させることによって，小彎は分水嶺を正面より観察する方向，後壁側はカメラ軸を時計方向に回転させることによって，全症例観察と生検が可能であった．直視鏡は前壁，小彎は J ターンで，後壁側は穹窿部内の U ターンで観察は可能であったが，正確な生検が困難な症例があった．内視鏡所見では境界は不鮮明で発赤と褪色が混在するものが多かった(**図 3a，b**)．

1989 年には，35 例を検討対象にして噴門部早期癌の診断および病巣の占拠部位について，食道胃接合部から 1.1～2.0 cm に存在する症例が 66%，0～1.0 cm に 34%，小彎に 51% , 後壁に 40% , 前壁に 9%が存在したと報告した．また，新鮮切除標本と術前の X 線像の対比を提示した(**図 4a～e, 5a～e**)(西俣寛人，他：噴門部陥凹型早期癌の見つけ出し診断．胃と腸 24：33-43, 1989)．

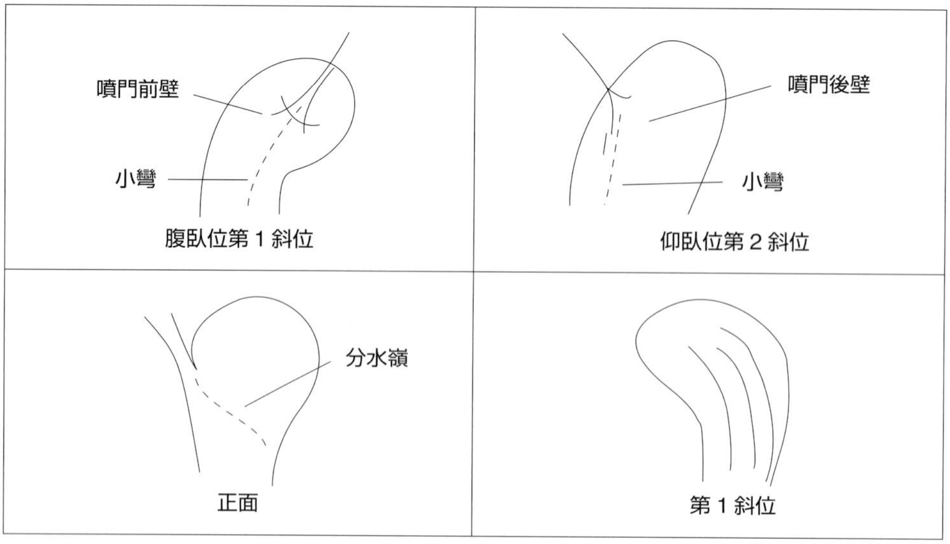

図1　半立位のX線像（四分割撮影）.

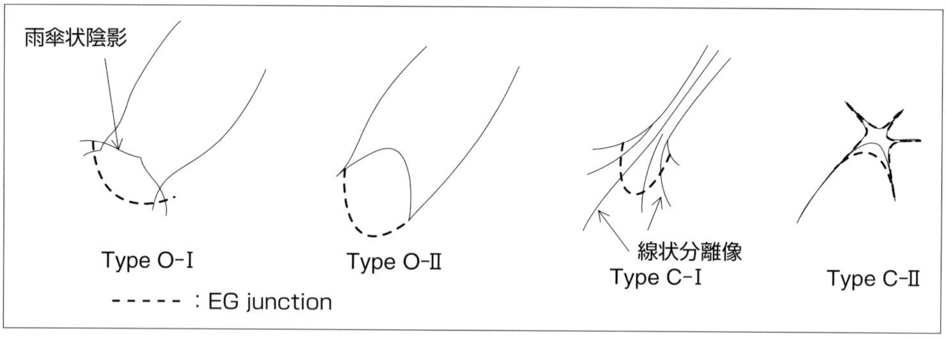

図2　食道開口部近傍のX線像上の食道胃接合部の位置．食道開口部近傍のX線像の形態を4つの型に分けた．まず食道開口部が開大している型をopen type（O型）として，O型をさらに2つに分けた．
O-Ⅰ型：His角側に雨傘状陰影（umbrella shaped shadow）がみられる型.
O-Ⅱ型：His角側にアーチ型の陰影（arch shaped shadow）がみられる型.
　食道開口部が閉鎖し線状分離線がみられる型をclose type（C型）として，C型をさらに2つに分けた.
C-Ⅰ型：開口部に扇型の線状分離像がみられ，扇の要（fan pivot shaped shadow）がみられる型.
C-Ⅱ型：噴門部側に短い線状分離像とHis角側に短い放射状の線がみられる型.

噴門部癌の大半は2cm以内でSMに浸潤し潰瘍を形成せずにSM以深にmassiveに浸潤する．噴門部の早期類似進行癌の1例を提示した（**図6a〜f**）．また大きな早期癌がSM以深に広範囲に浸潤しても粘膜面の変化に乏しく，MP以深に浸潤して癌性潰瘍を形成して突然巨大な2型，3型に変化する症例があることを，X線検査で経時観察した症例を提示して示した（**図7a〜i**）．この症例は噴門部癌の発育・進展形式を知るうえで重要な症例であると考えている（西俣寛人，他：胃癌の自然史—噴門部癌の発育進展形式．胃と腸 27：25-38, 1992）.

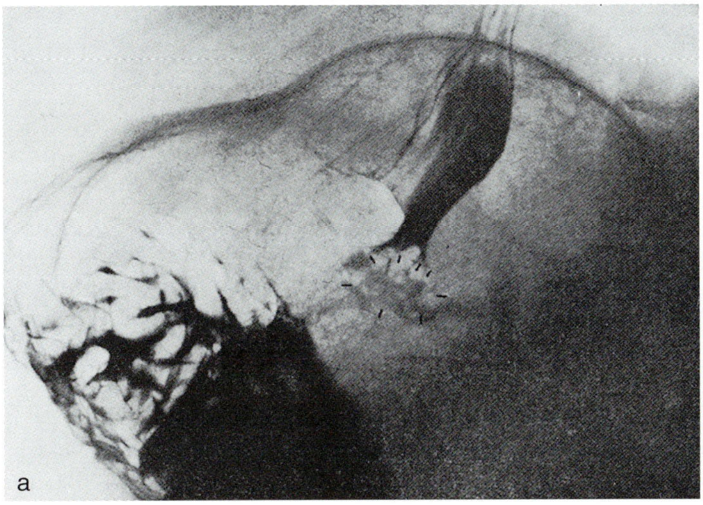

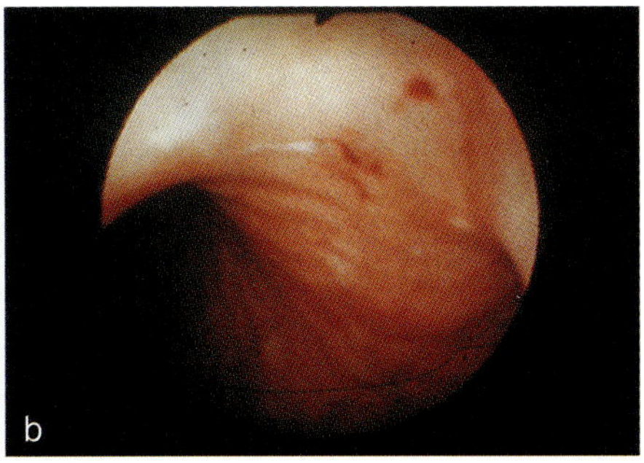

図 3　a：半立位腹臥位第 1 斜位二重造影像．口側の雨傘状陰影の対側噴門部後壁に淡いバリウム斑の中に大小不同の顆粒状陰影が描写されている．Ⅱc の部位にあたる．
b：側視鏡による見下ろし観察像で分水嶺噴門側にやや褪色調の粘膜の中に不整な発赤が観察される．この部位の生検より分化型癌と診断される．
（西俣寛人，政　信太郎：6．胃癌の診断―噴門部癌の診断：とくに早期噴門部癌について．癌の臨床 32：1157－1161，1986 より許可を得て転載）

1997 年，仁王は噴門部癌における早期癌の比率は前期 37％（29/78 例），後期 63％（54/86 例）で診断能は向上していると報告した．さらに仁王は全噴門部癌を大きさ別に深達度を検討し，噴門部には 2 cm を中心とした群と 4 cm 以上を中心とした群が存在し，大きな進行癌の初期病変は大きな早期癌が大半ではないかと推論している．大きな早期癌の存在を推定し，この大きな早期癌の診断能は向上していないと述べている．仁王の論文から 10 年を経た現在では，仁王が推定したように，大きな早期癌が多く発見され，ESD の対象症例になっている（仁王辰幸，他：噴門部早期癌診断の実態．胃と腸 32：1063-1071, 1997）．

2001 年には，食道胃接合部癌の中で病巣の中心が食道胃接合部より 1 cm 以内に存在する 72 病変を対象に検討した．X 線診断において食道胃接合部早期癌は半立位腹臥位第 1 斜位像で境界不明な淡いバリウム斑として描出されていることが多く，内視鏡診断においては側視鏡または斜視鏡の見下ろし観察が有効で，食道胃接合部早期癌は正色調，褪色調の病変が多かった．深達度は 2 cm 以内の癌は 62％が M 癌，2～3 cm では 61％が SM 癌，3 cm 以上では 70％が SS 以深の癌であった．癌粘液形質からみた分類では胃型が 28％，不完全腸型が 58％で，この両者の 3 cm 以下の病変は形態的変化の乏しい病変が多かった（西俣寛人，他：食道胃接合部癌の診断．胃と腸 36：671-682, 2001）．

2009 年，島岡は食道胃接合部腺癌 112 病変を対象に X 線診断について，また臨床病理学的検討により食道側への浸潤について報告している．X 線検査は管腔の狭い食道胃接合部において腫瘍の全体像を客観的に捉えることが可能で，SM 癌の食道浸

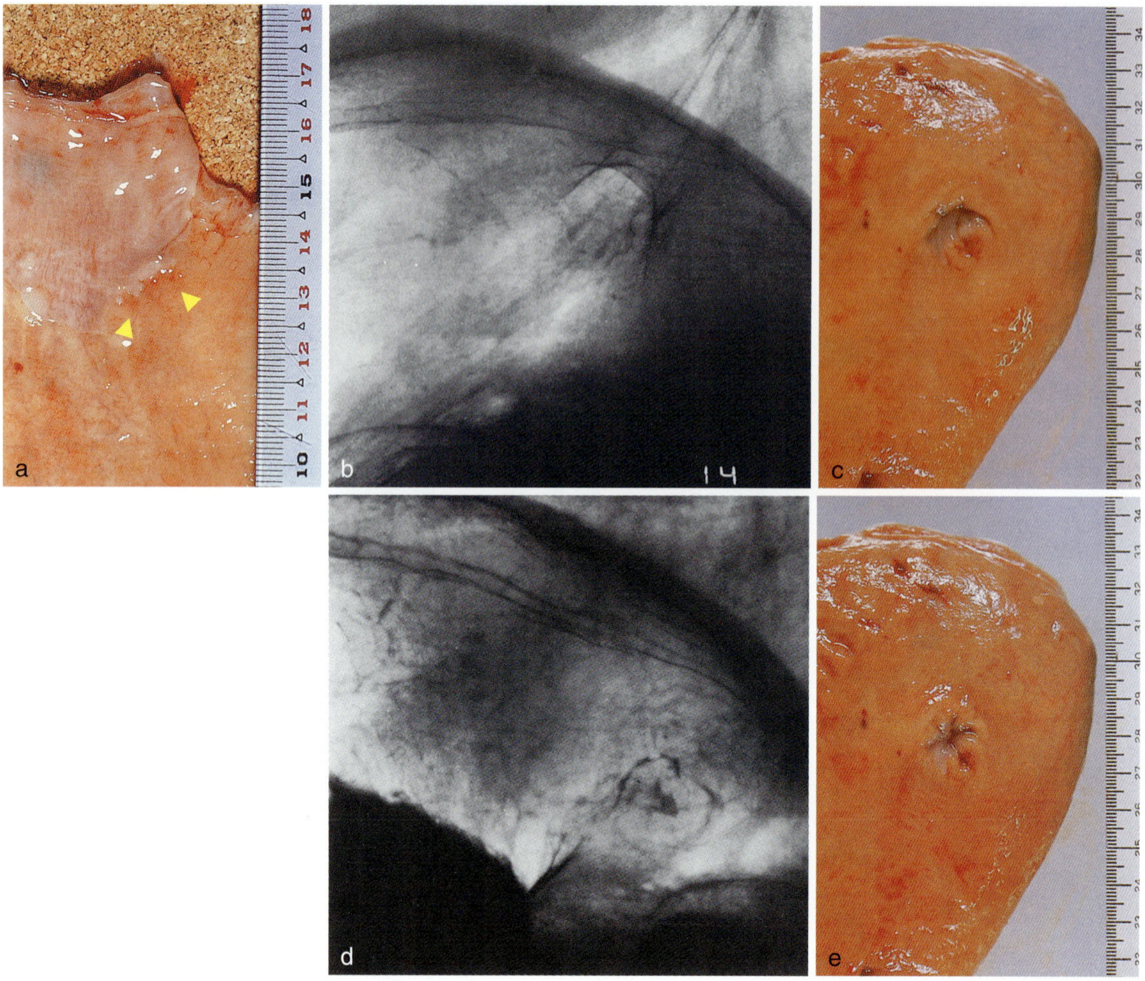

図4　a：新鮮標本．噴門部後壁で食道胃接合部に接したⅡc, SM 癌（13×10 cm）．噴門部後壁にわずかに発赤したⅡc とそれに接した EGJ 食道粘膜側に表面平滑な小結節がみられる（粘膜下で浸潤している）．
b：半立位腹臥位第 1 斜位の X 線像．食道開口部の形態は図 2 の O-Ⅰ型で，雨傘状陰影の噴門側後壁に淡いバリウム斑とその中に微細な結節が描写されている．雨傘状陰影内の右側に結節が描出されている．粘膜下で食道側へ浸潤している所見である．
c：切除新鮮標本を翻転して b と類似の形態を作り，術前 X 線像と対比した．
d：半立位腹臥位第 1 斜位の X 線像．食道開口部の形態は図 2 の C-Ⅱ型．食道開口部はアサガオの花のようにみえ，中心に不整なバリウム斑が描出されている．
e：切除新鮮標本を翻転して d と類似の形態を作り，術前 X 線像と対比した．
（西俣寛人，政　信太郎，西俣嘉人，他：噴門部陥凹型早期胃癌の見つけ出し診断―X 線の立場から．胃と腸 24：33－43, 1989 より転載）

潤の診断は線状分離線の不整や食道胃接合部より口側の粘膜不整像を読み取ることが可能であったと報告している．食道浸潤は表在癌の 15.3％にみられ，M 癌の浸潤距離は平均 2 mm（1～3 mm），SM 癌では平均 3.8 mm（1～8 mm）であった．進行癌では食道浸潤が 34 病変中 64.7％にみられ，浸潤距離は平均 11.6 mm（1～39 mm）であったと報告している．また食道胃接合部腺癌の ESD 症例も呈示している（島岡俊治，他：食道胃接合部腺癌の診断．胃と腸 49：1111-1126, 2009）．

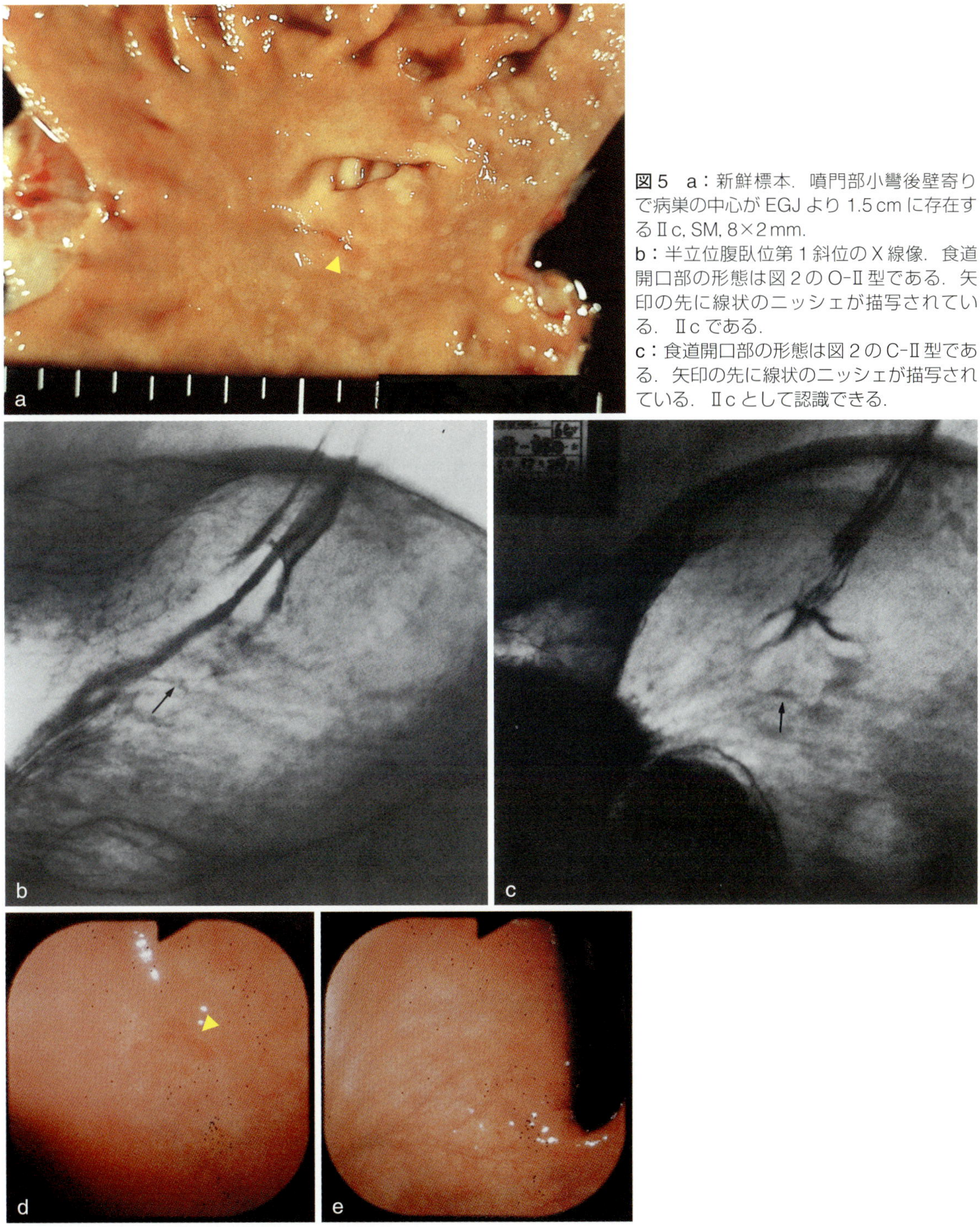

図 5　a：新鮮標本．噴門部小彎後壁寄りで病巣の中心が EGJ より 1.5 cm に存在するⅡc, SM, 8×2 mm.

b：半立位腹臥位第 1 斜位の X 線像．食道開口部の形態は図 2 の O-Ⅱ型である．矢印の先に線状のニッシェが描写されている．Ⅱc である．

c：食道開口部の形態は図 2 の C-Ⅱ型である．矢印の先に線状のニッシェが描写されている．Ⅱc として認識できる．

d：側視鏡の見下ろし観察像で噴門部の小彎後壁寄りに線状の発赤がある．Ⅱc として認識できる．

e：側視鏡により反転観察像で噴門部の小彎後壁を観察しているが，Ⅱc に気づいていない．

（西俣寛人，政　信太郎，西俣嘉人，他：噴門部陥凹型早期胃癌の見つけ出し診断—X 線の立場から．胃と腸 24：33−43，1989 より転載）

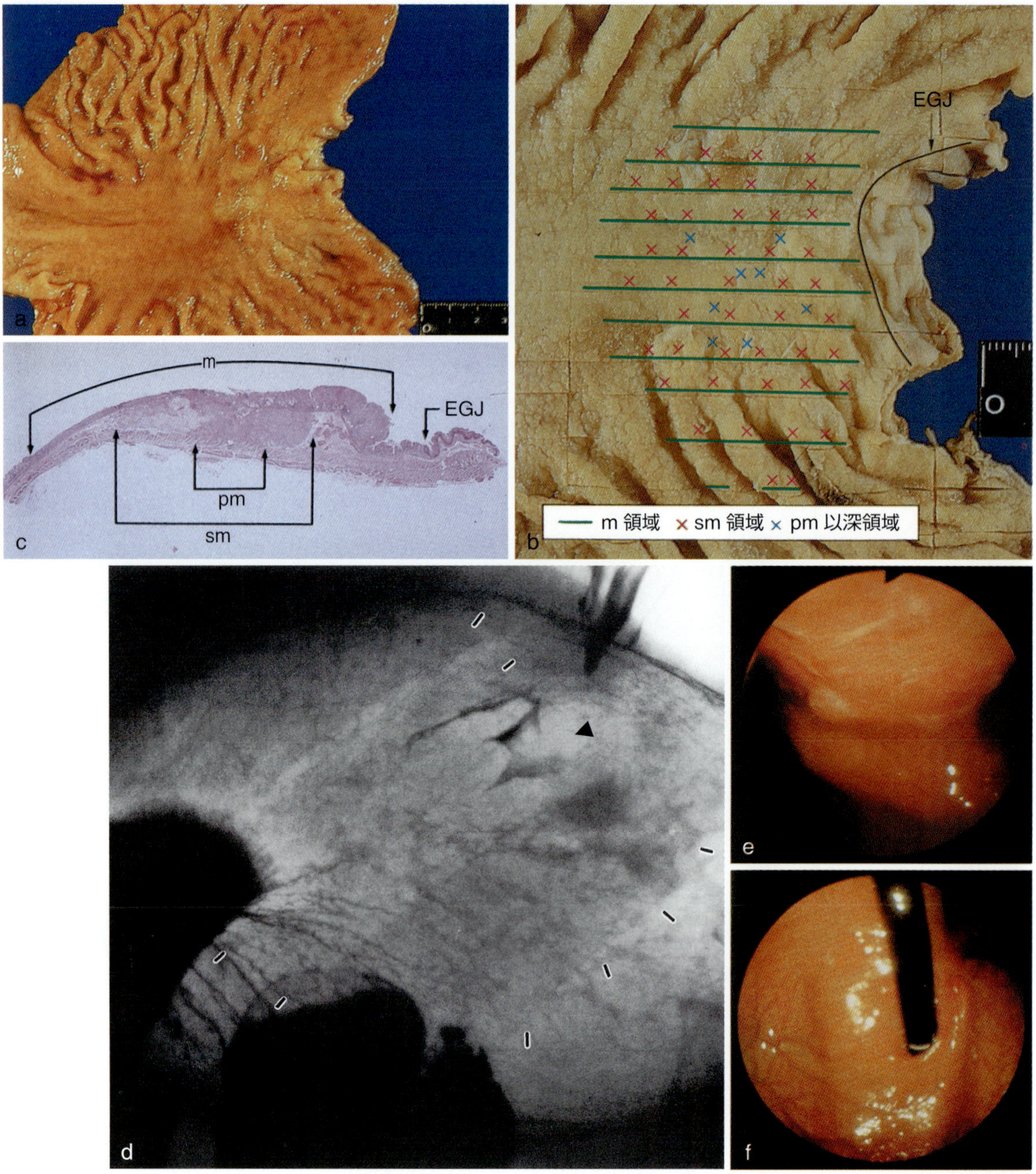

図 6　a：新鮮標本．Ⅱc＋Ⅱb 型の 4 型進行癌，60 X 36 mm．噴門部前壁に発赤したポリープ状の隆起がみられる．噴門部全体に薄い膜状の粘膜が付着しているようにみえる．色調の変化，凹凸の変化はみられない．

b：固定標本上に癌の浸潤範囲と深達度を記入した．

c：病変中心部の割面，粘膜表面は凹凸なく，EGJ の近くの割面は厚くなり X 線像で透亮像として描写されていた原因と考える．

d：半立位腹臥位第 1 斜位 X 線像．食道開口部近傍，特に後壁側には透亮像がみられ，噴門部小彎後壁に微細な顆粒状陰影が描写されている．また後壁の点線で囲んだ領域の胃小区間溝に毛羽立ちがみられる．X 線像では広い範囲の粘膜面の異常は指摘可能で，食道開口部近傍は SM 以深に massive に浸潤していると診断できる．

e：側視鏡による見下ろし観察で，噴門部後壁から分水嶺を観察している．分水嶺の噴門側がやや腫大してみえ，粘膜面は褪色調の粘膜の表面に薄い乳白色調の白苔が観察される．

f：側視鏡による反転観察像で，噴門部前壁側に発赤したポリープ様の隆起を認めるだけで病変の存在を指摘できない．

（西俣寛人，瀬戸山史郎，西俣嘉人，他：胃癌の自然史―噴門部癌の発育進展形式．胃と腸 27：25－38，1992 より転載）

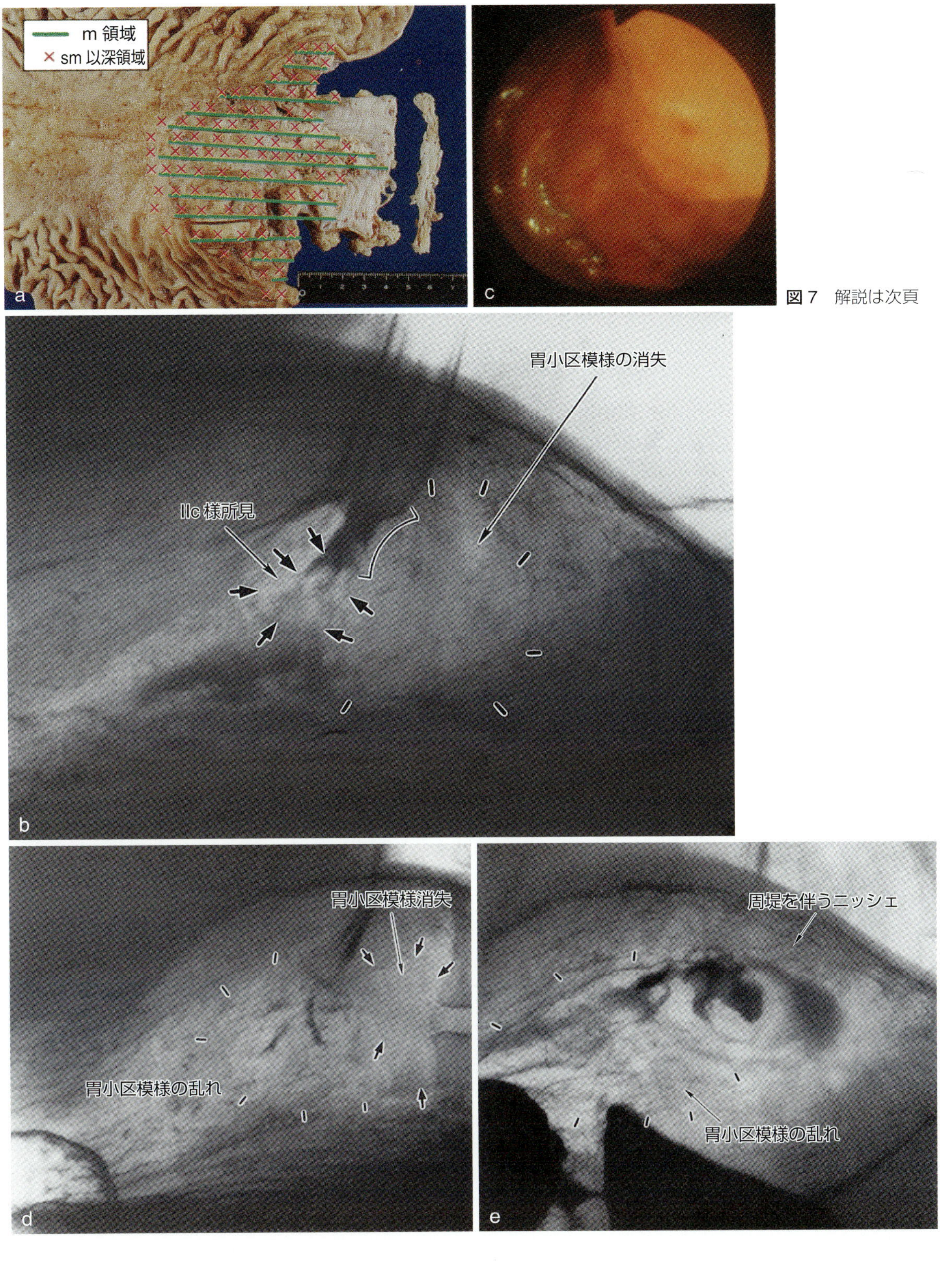
m 領域
sm 以深領域
a
c
胃小区模様の消失
IIc 様所見
b
胃小区模様消失
胃小区模様の乱れ
d
周堤を伴うニッシェ
胃小区模様の乱れ
e

図 7　解説は次頁

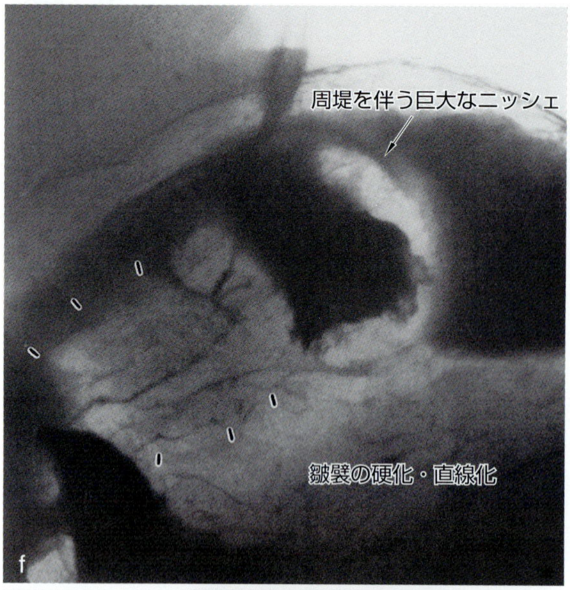

図７　a：固定標本．Ⅱc＋Ⅱb 型の早期類似進行癌の一部に癌性潰瘍を形成した症例．固定標本上に癌の範囲と深達度を記入してある．M 領域の浸潤範囲と SM 以深の浸潤範囲がほぼ一致している．噴門後壁に癌性潰瘍が存在する．
b：半立位腹臥位第１斜位Ｘ線像（術前４年前）．食道開口部の形態より噴門部後壁側にⅡc が存在し，SM 以深より食道側まで浸潤していると診断した．retorospective に検討してみると，Ｘ線像で手術時に巨大な癌性潰瘍を形成した噴門部から穹窿部後壁にかかる領域に胃小区模様の消失した領域があった．
c：側視鏡による見下ろし観察像で噴門部後壁に易出血性領域を認めたが，嘔吐反射のために正確な生検がなされていななかった．

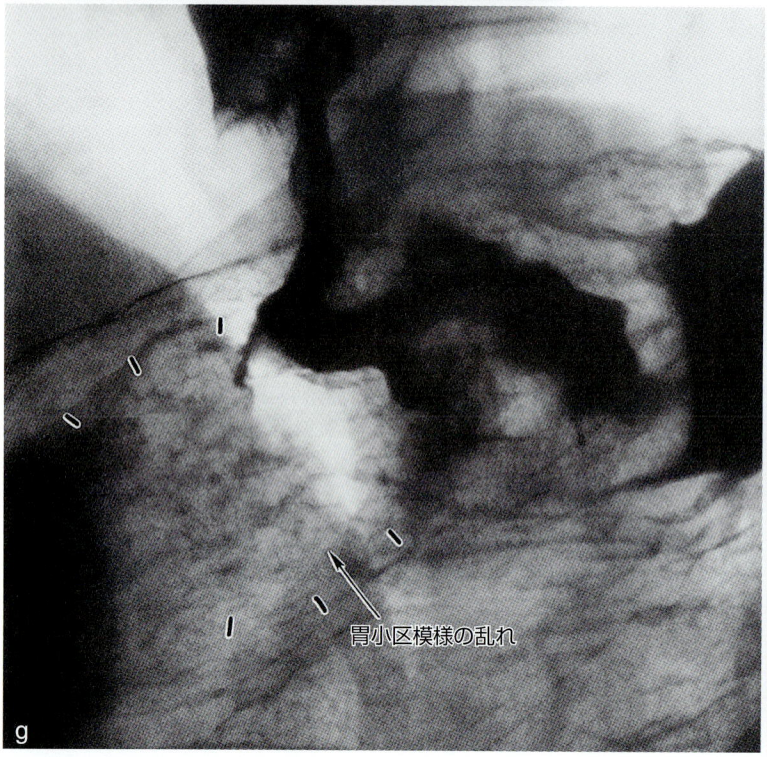

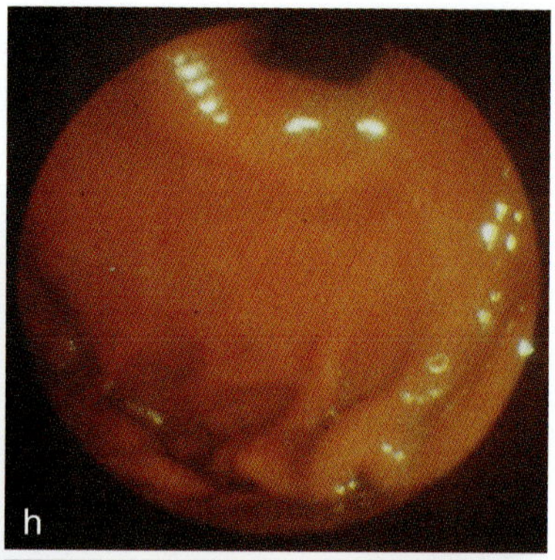

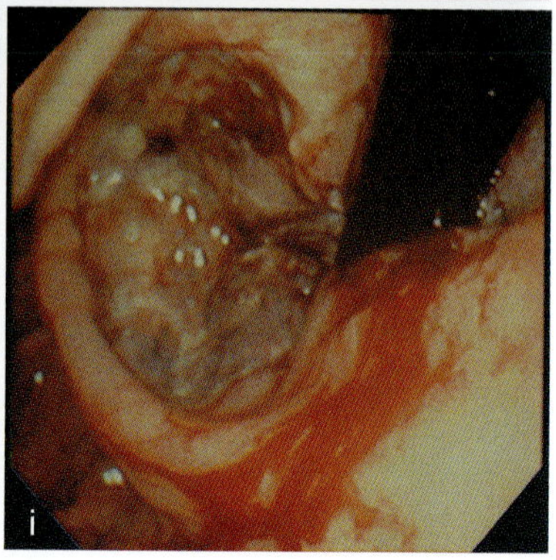

d：手術３年前のＸ線像．食道開口部のＸ線像は図２の C-Ⅱ型で，食道胃接合部のみられる線状分離像の辺縁はノコギリ状で，SM 以深で食道側へ浸潤しているものと読影できる．また噴門部は微細顆粒状陰影が密に存在し，穹窿部後壁には胃小区模様の消失した領域が存在する．
e：手術２年前のＸ線像．噴門部後壁から穹窿部にかけて癌性潰瘍を形成している．
f：手術１年前のＸ線像．癌性潰瘍は巨大化し，噴門部小彎後壁の粘膜に皺襞の硬化，直線化がみられる．
g：術前のＸ線像．癌性潰瘍とそれに連なる噴門部は胃小区の乱れがはっきりしてきた．
h，i：術前の内視鏡像．噴門部後壁の癌性潰瘍とそれに連続する穹窿部の内視鏡像．
（西俣寛人，瀬戸山史郎，西俣嘉人，他：胃癌の自然史—噴門部癌の発育進展形式．胃と腸 27：25－38，1992 より転載）

以上に述べたわれわれの臨床研究の到達点として，噴門部癌診断に必要な事項を以下にまとめる．

1．X 線検査

①半立位の X 線像，分割撮影(四分割)(**図 1**)．

②食道開口部近傍の X 線学的形態(食道胃接合線の判定)(**図 2**)．

③ X 線検査の拾い上げ所見：限局したバリウム斑，限局した粘膜模様に乱れ．

2．内視鏡検査(側視鏡，斜視鏡による)

①見下ろし観察で食道胃接合部を含めて観察：前壁側はカメラ軸を時計と逆方向に回転，小彎は分水嶺の方向を後壁はカメラ軸を時計方向に回転．

②反転観察(J ターン，U ターン)．

(i) 食道胃接合部より距離のある小彎側の病変の観察．

(ii) 大きな噴門部早期癌の観察に有効である．

(iii) スクリーニング検査時は見下ろし観察と反転観察を必ず併用する．

③内視鏡検査の拾い上げ所見：境界不明瞭なわずかな発赤，褪色と発赤の混在した粘膜．

症例 1　存在診断が困難な正色調の噴門部早期癌（71 歳, 女性）

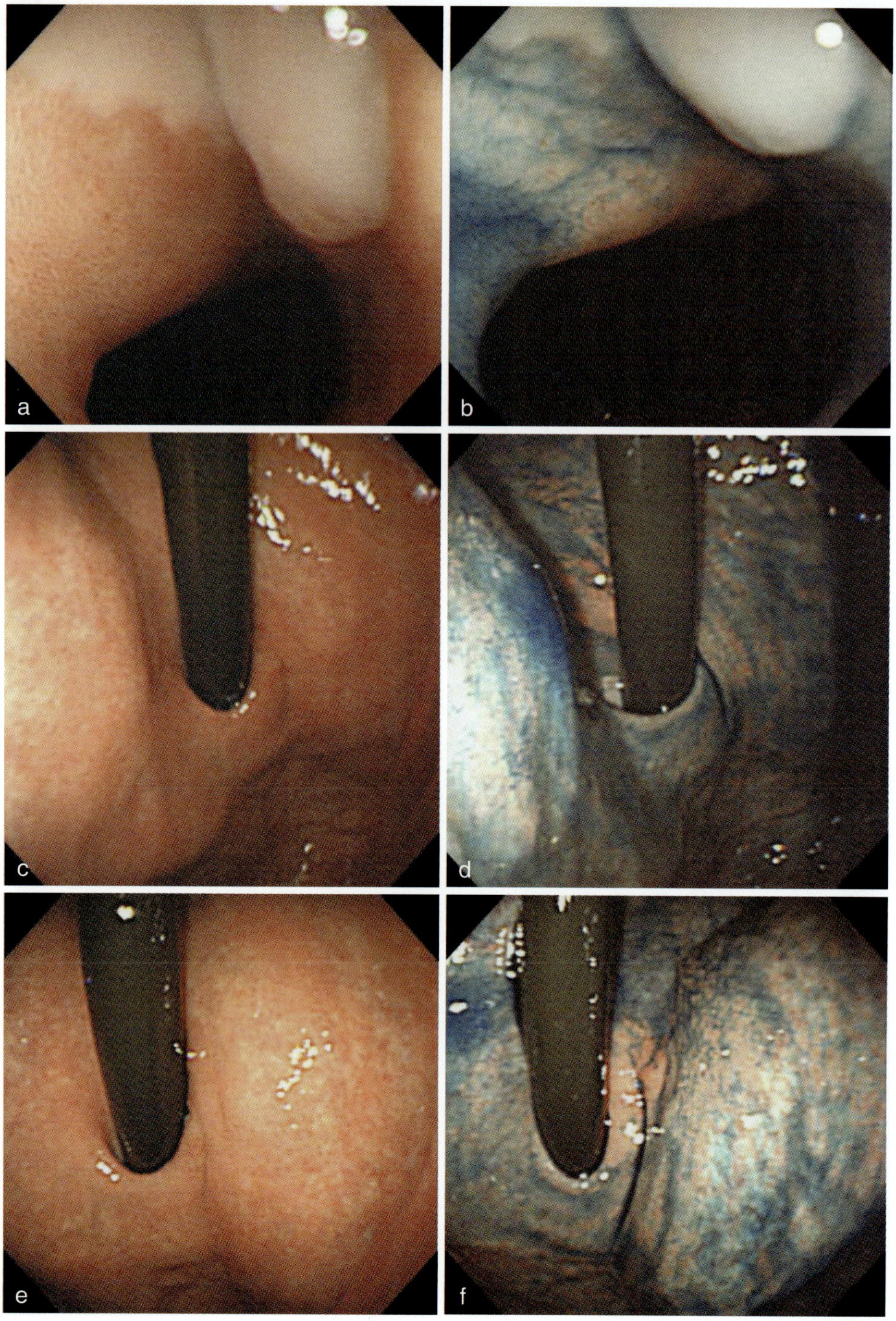

図 1　内視鏡所見　斜視鏡による噴門部領域の内視鏡像である．通常観察のみでは病変の指摘は困難である（a, c, e）．色素撒布で噴門部小彎前壁に色素の付着の差，粘膜模様の差として病変が描出されている（b, d, f）．2 cm をこえる正色調の浅い陥凹性病変であるが，色素撒布像がないと診断困難な症例である．

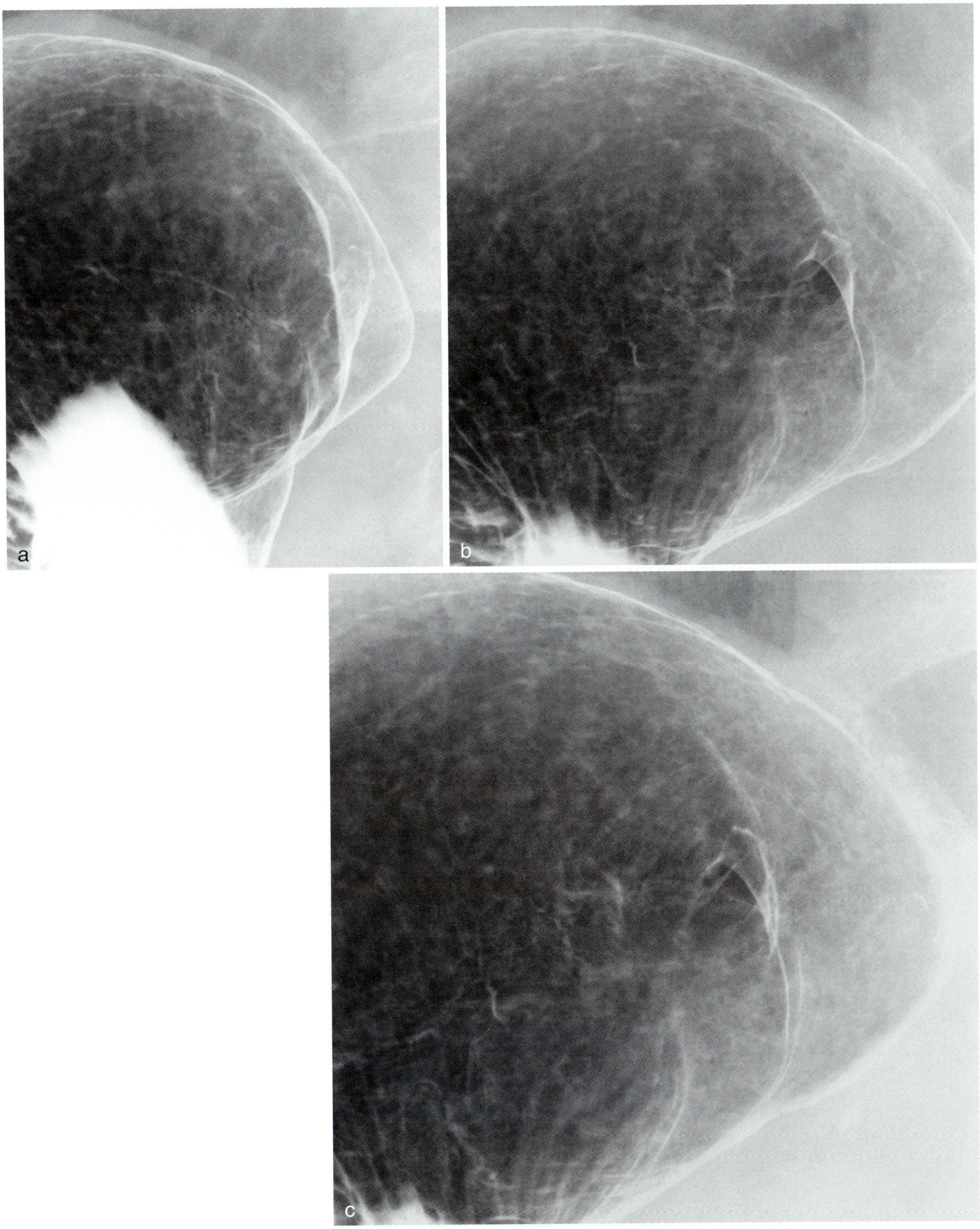

図2　X線所見　半立位腹臥位第1斜位のX線像である．噴門部小彎から前壁に限局したバリウム付着異常，淡いバリウム陰影，微細な顆粒状陰影を認める．噴門部前壁側の病変は腹臥位第1斜位で正面像として捉えることができる（a〜c）．

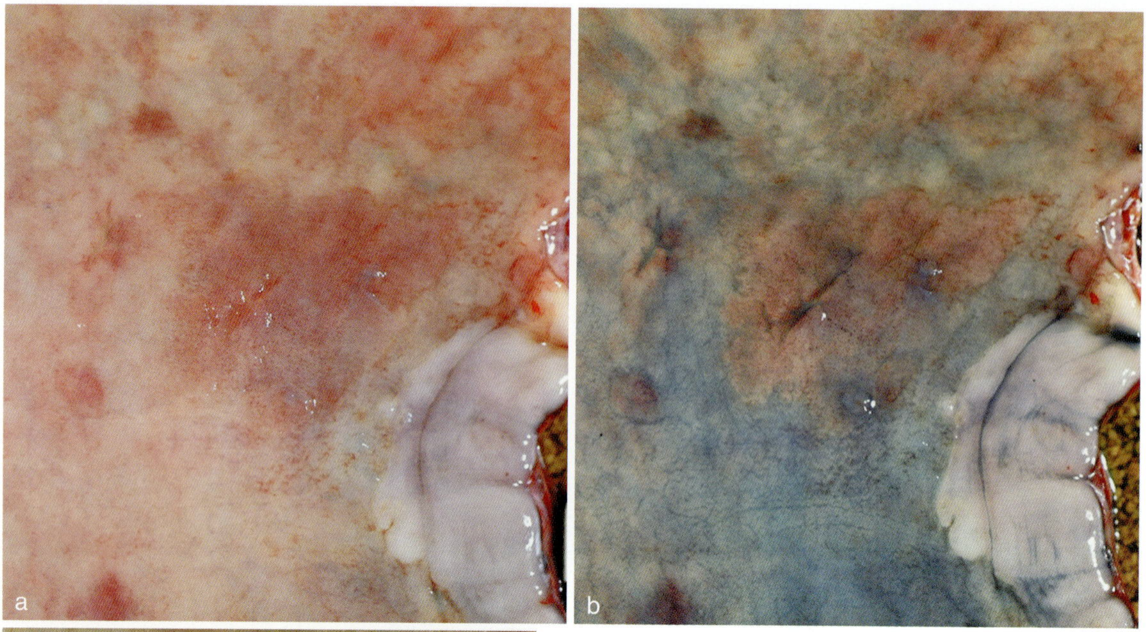

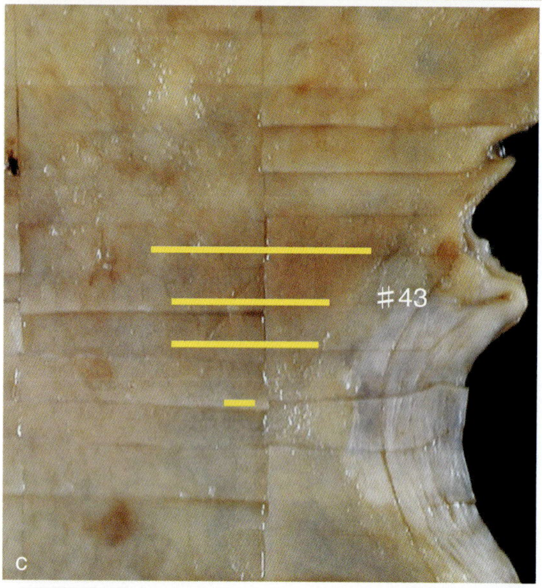

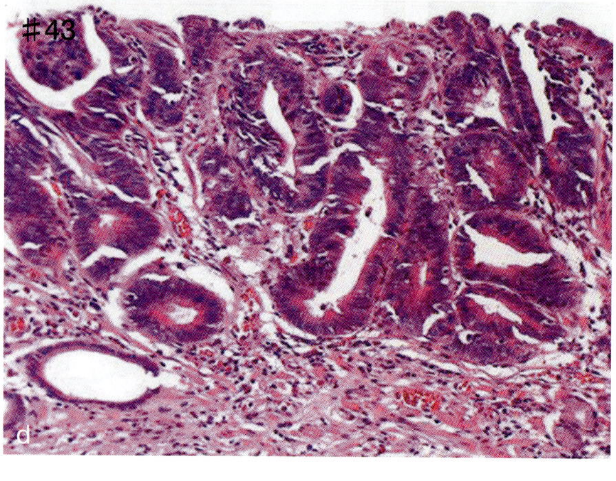

図 3　病理所見　切除標本肉眼所見(a, b)，組織学的再構築図(c)，♯ 43 の組織像(d).
最終病理診断は type 0-Ⅱc, M, tub 1, 25×20 mm であった.

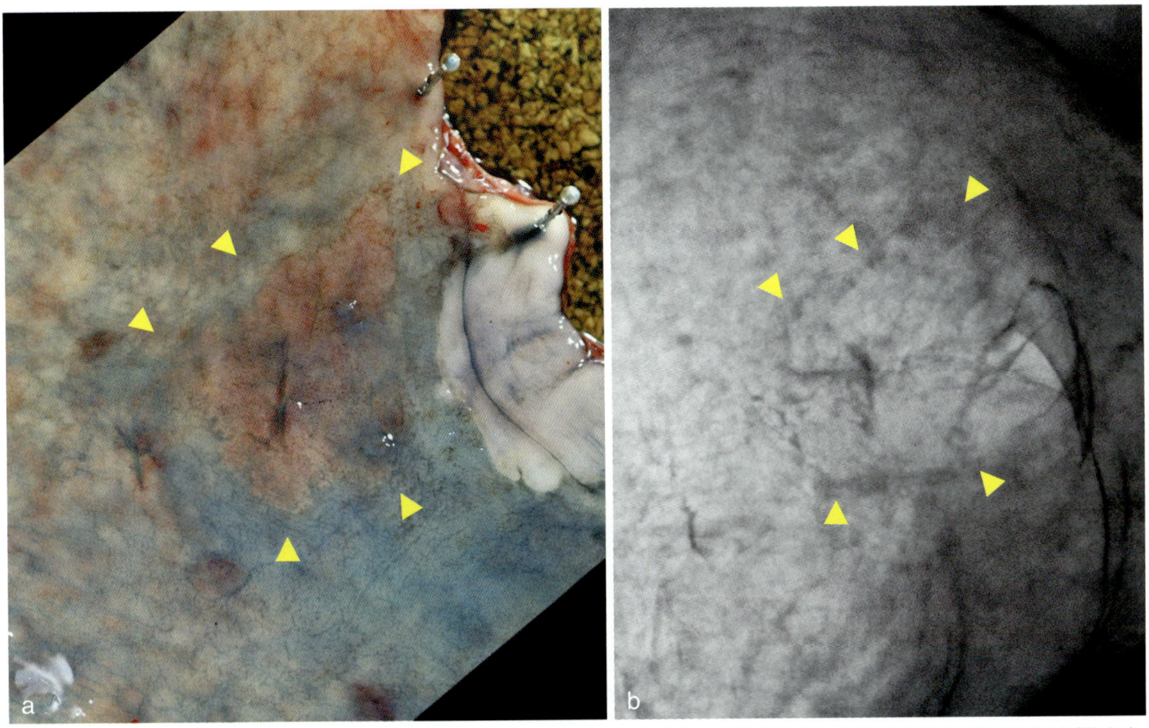

図 4　画像所見のまとめ　病変の再構築図をもとに切除標本肉眼像(a)，X 線像(b)における病変の範囲を示す(黄色矢頭)．X 線像は病変の境界に不規則な溝状陰影，病変内部に不整なバリウム陰影，顆粒状陰影を認める(b)．

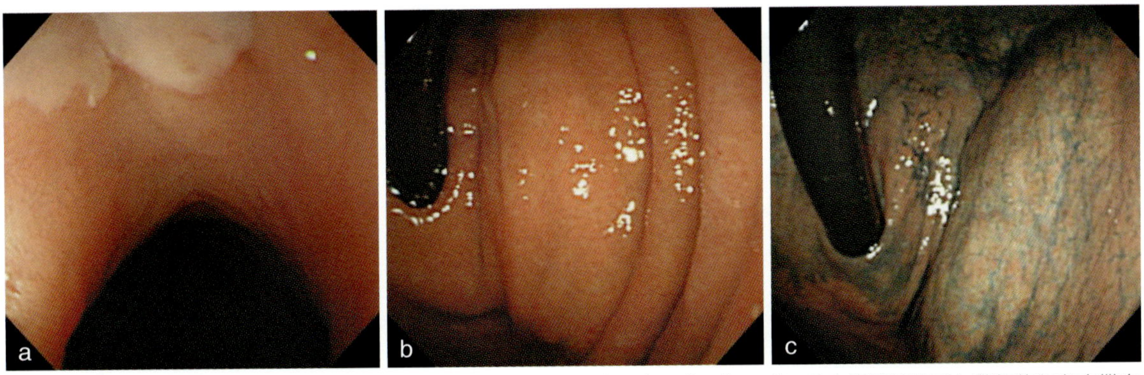

図 5　発見時の内視鏡所見　通常観察では病変は指摘されていない(a, b)．ルーチンの内視鏡検査でも積極的な色素撒布の併用が病変の発見に重要である(c)．

コメント

内視鏡検査の通常観察では正色調の噴門部癌の存在診断は困難である．
分化型癌は正色調の病変でも色素の付着の差として描出されやすいため，少しでも病変を疑った時には色素撒布を併用する必要がある．

症例 2　進行癌に併存した存在診断が困難な噴門部早期癌（50 歳, 男性）

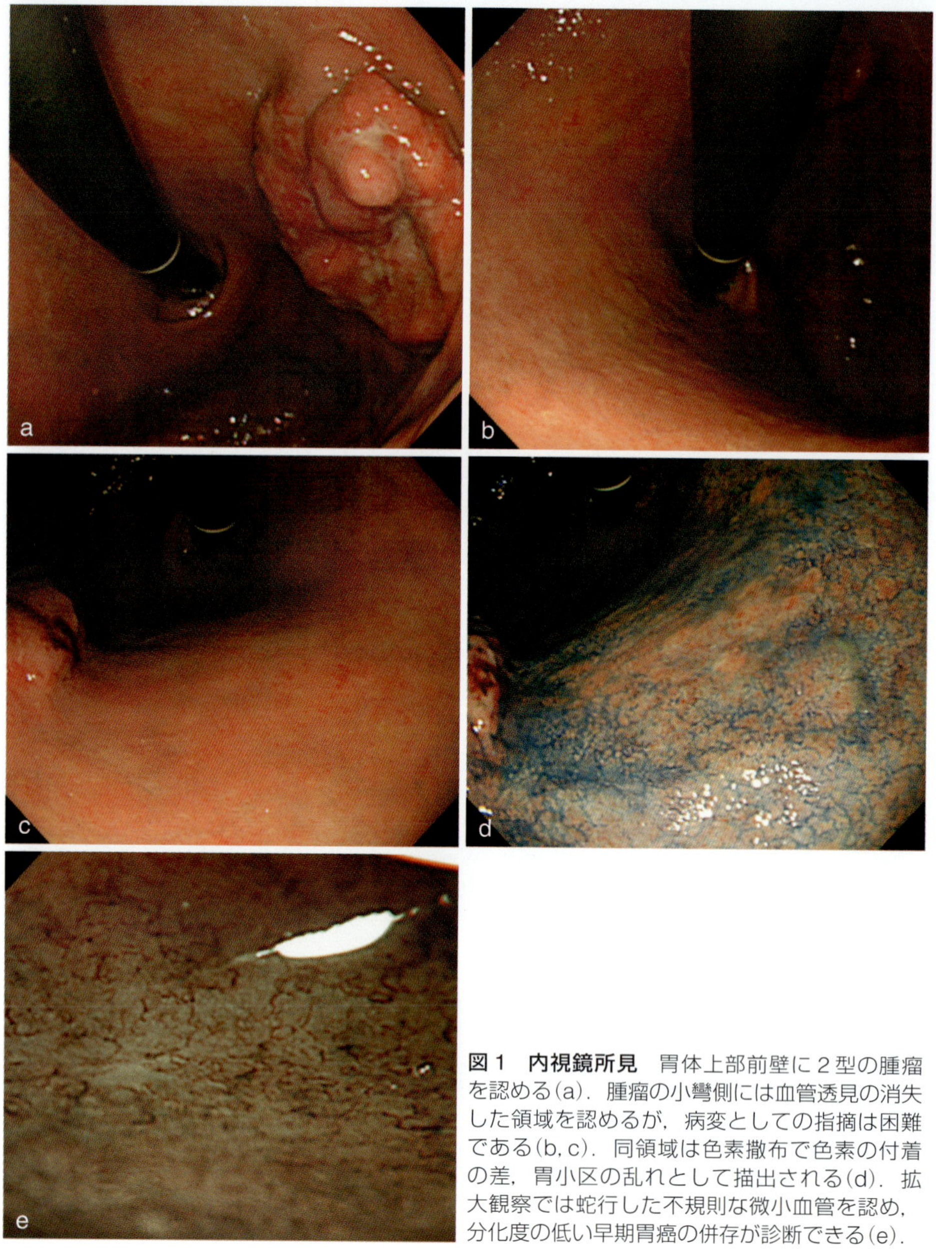

図 1　内視鏡所見　胃体上部前壁に 2 型の腫瘤を認める（a）．腫瘤の小彎側には血管透見の消失した領域を認めるが，病変としての指摘は困難である（b, c）．同領域は色素撒布で色素の付着の差，胃小区の乱れとして描出される（d）．拡大観察では蛇行した不規則な微小血管を認め，分化度の低い早期胃癌の併存が診断できる（e）．

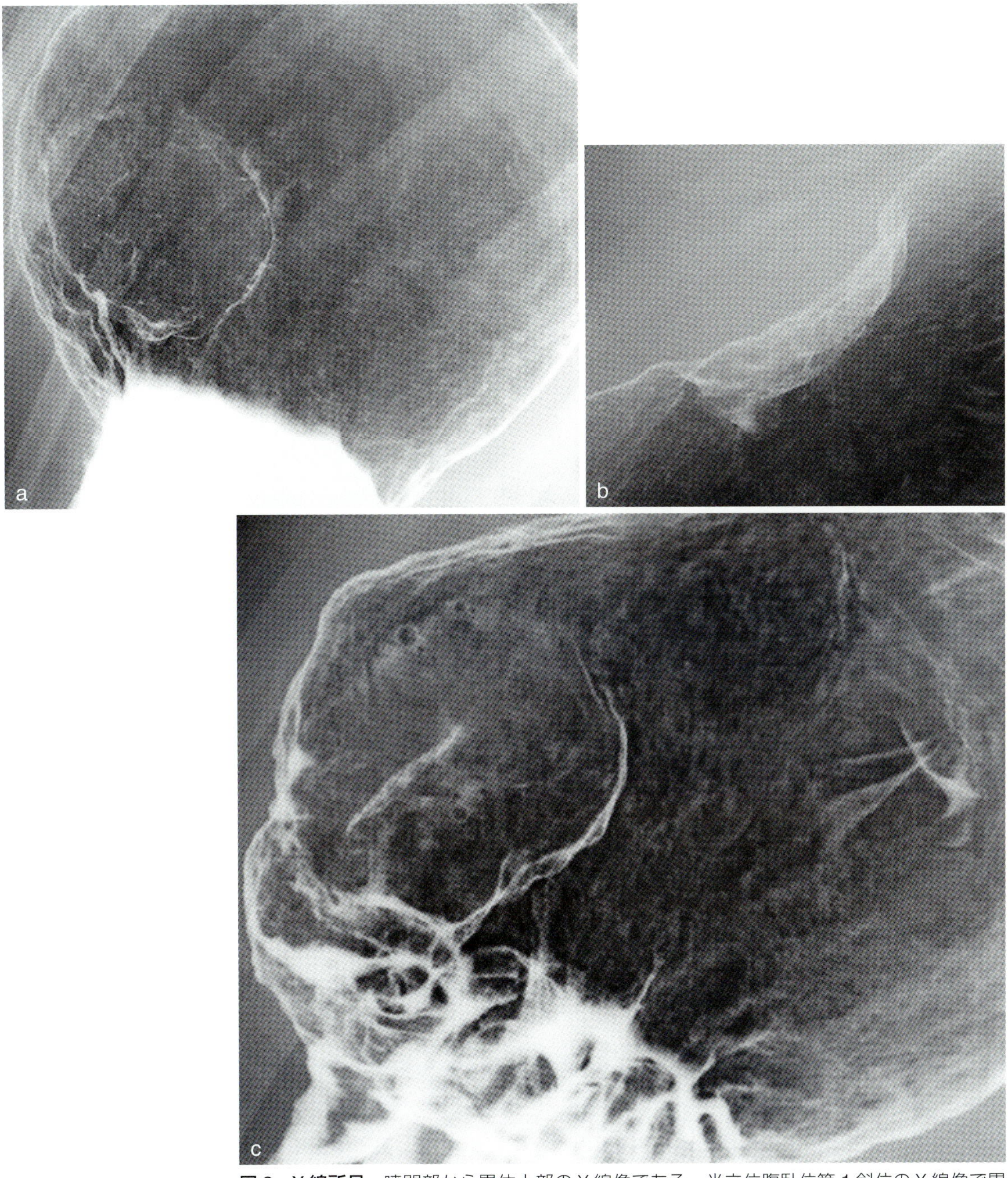

図2　X線所見　噴門部から胃体上部のX線像である．半立位腹臥位第1斜位のX線像で胃体上部前壁に不均一なバリウム陰影を伴う腫瘤陰影を認める(a)．同病変の側面像では胃辺縁の明瞭な陰影欠損像として描出されている(b)．cのX線像で腫瘤陰影の小彎側に胃小区の乱れ，バリウム付着異常を認めるが，注意深い読影が必要である．

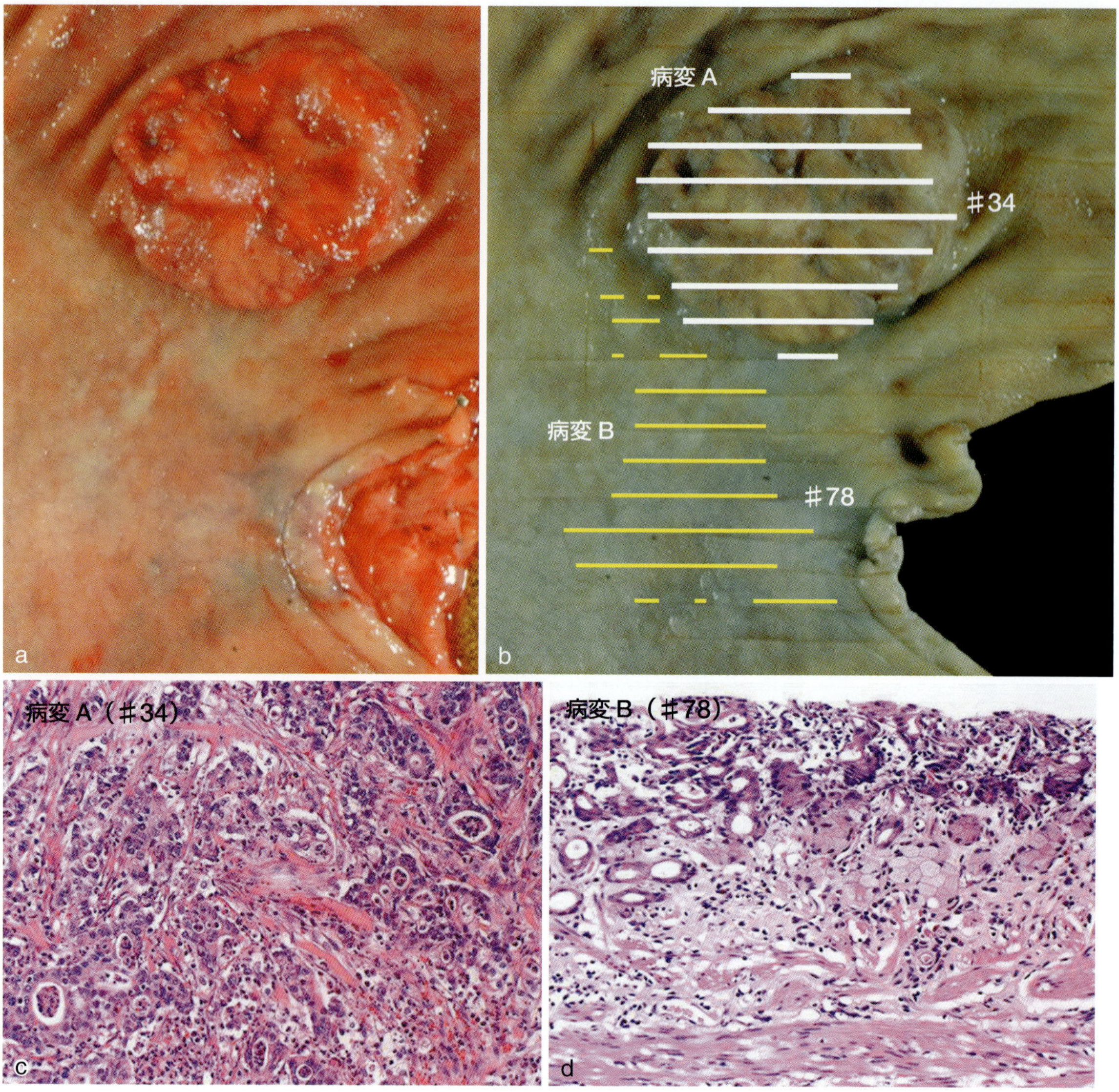

図 3　病理所見　切除標本肉眼所見（a），組織学的再構築図（b），♯ 34 の組織像（c），♯ 78 の組織像（d）．
最終病理診断は**病変** A：type 2, MP, tub 2, 45×45 mm, **病変** B：type 0-Ⅱc, M, sig ＋ tub 2, 60×35 mm であった．

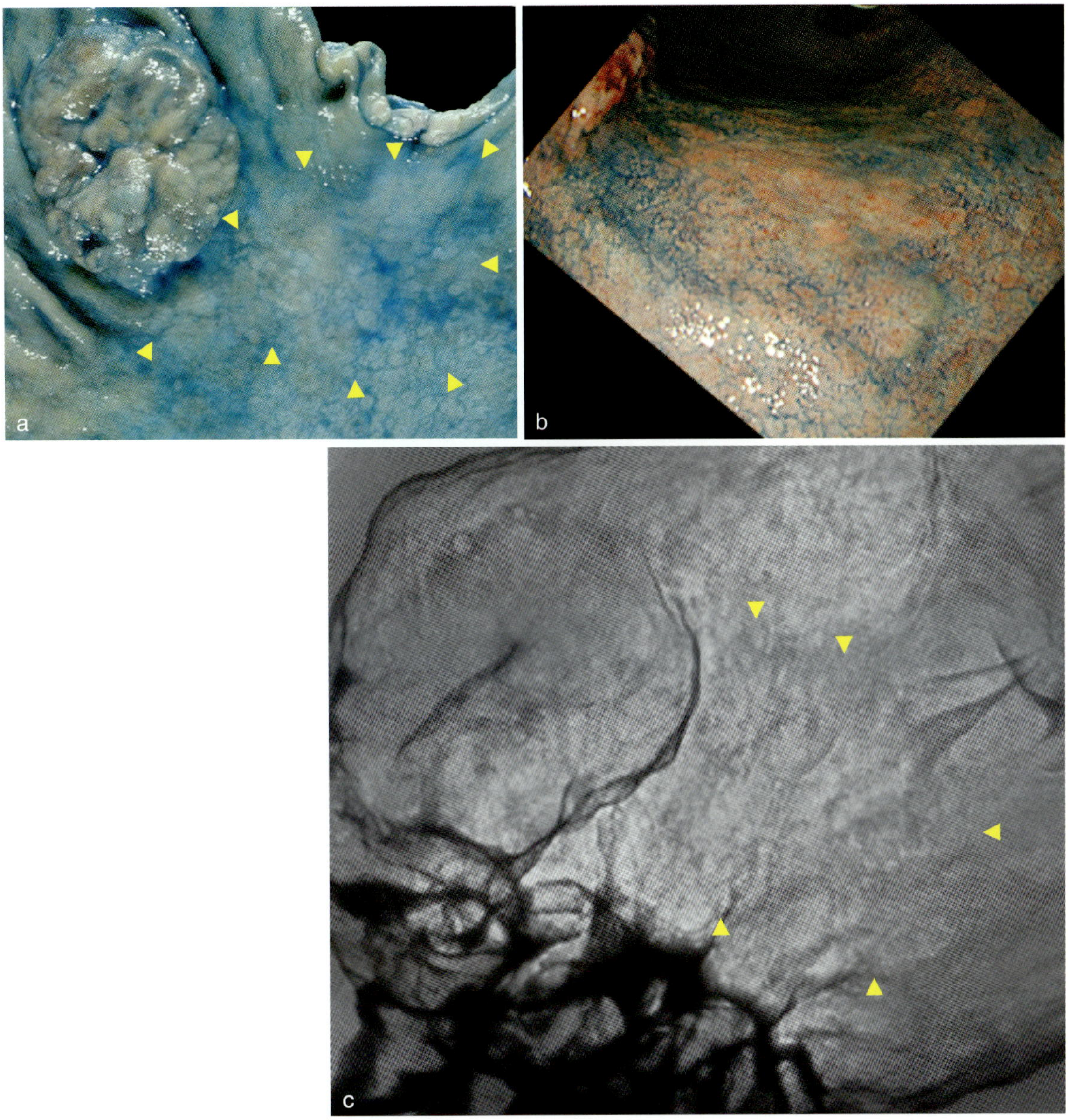

図 4　画像所見のまとめ　胃体上部前壁の進行癌に接して噴門部から胃体上部に平坦な早期癌が存在している．病変の再構築図をもとに切除標本肉眼像(a)，X 線像(c)における早期胃癌の範囲を示す(黄色矢頭)．X 線像ではその病変の範囲と思われる領域に限局した胃小区の乱れ，バリウム付着異常を認める．

コメント

進行癌の症例であっても，肉眼所見に乏しい副病変や随伴病変に注意する必要がある．本症例は進行癌が存在していなければ，長径 6 cm の粘膜内癌は見逃されていた可能性もあり，教訓的な症例である．

症例 3　慢性胃炎の影響で診断が難しかった噴門部早期癌（75 歳, 男性）

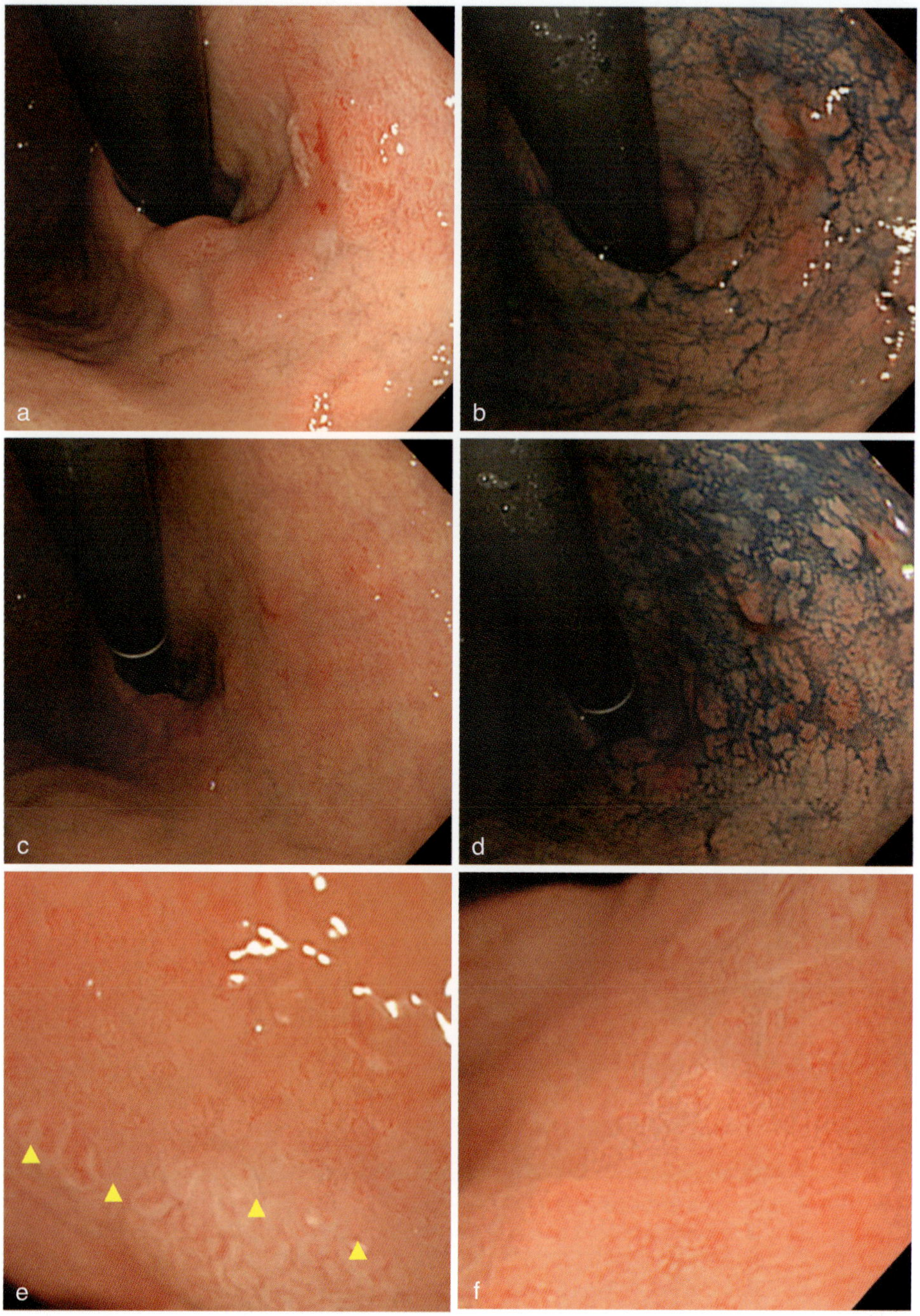

図 1　内視鏡所見　噴門部から胃体上部の反転観察である．噴門部小彎に発赤調の浅い陥凹性病変を認める（a, b）．背景粘膜は発赤を伴った萎縮粘膜であり，遠景からの観察では病変の指摘は困難である（c, d）．拡大観察では陥凹部に不規則な微小血管の増生像の所見を認める（e, f）．

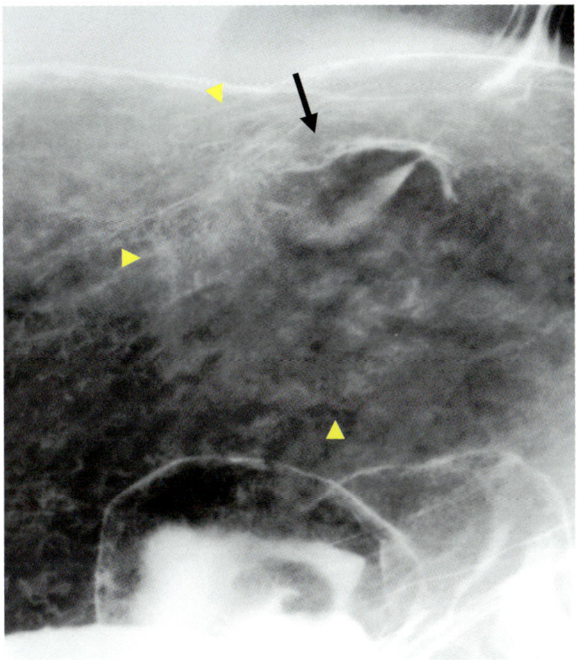

図2　X線所見　右側臥位のX線像である．噴門部小彎を中心に濃淡差のある淡いバリウム陰影，不規則な顆粒状陰影を認める(黄色矢頭)．また，前壁のヒス角を示すアーチ状の陰影に凹凸がみられ，同部に病変が及んでいることがわかる(黒矢印)(唐仁原　寛先生の御好意による)．

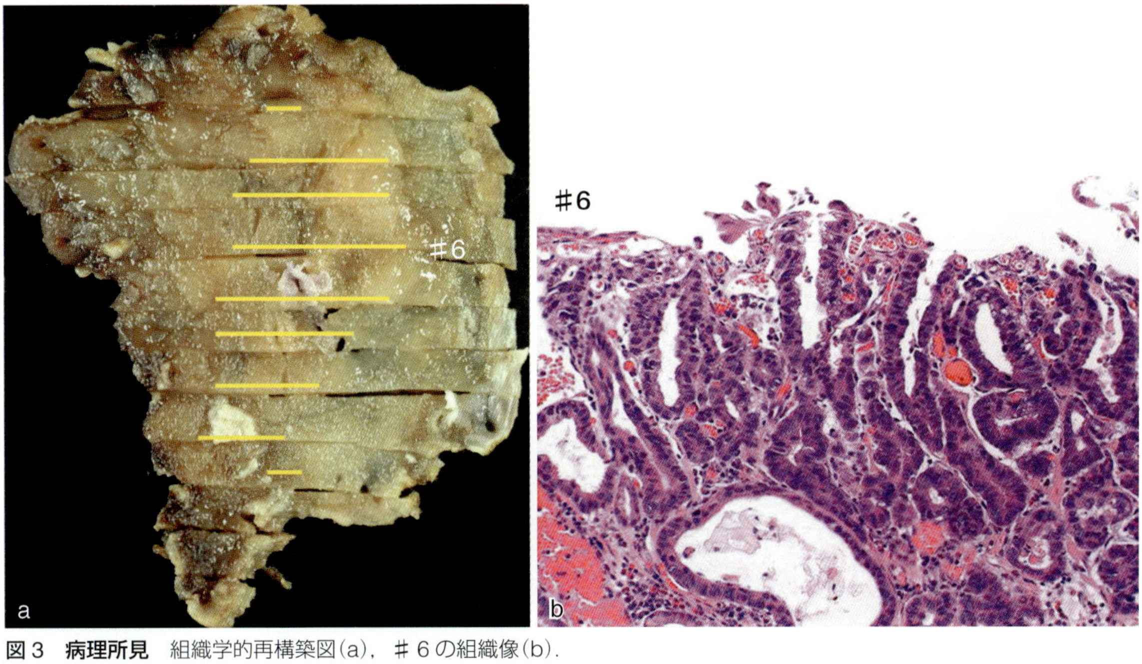

図3　病理所見　組織学的再構築図(a)，♯6の組織像(b)．
最終病理診断は type 0-Ⅱc, M, tub 1, 25×10 mm であった．

コメント

発赤調の陥凹性病変は内視鏡検査で診断が比較的容易であるが，背景粘膜に慢性胃炎の所見が目立つ場合には遠景観察のみでは見逃される可能性がある．噴門部領域は遠景，近接などさまざまな観察が必要である．

症例 4　斜視鏡の見下ろし観察が有用だった噴門部の小胃癌（68 歳, 男性）

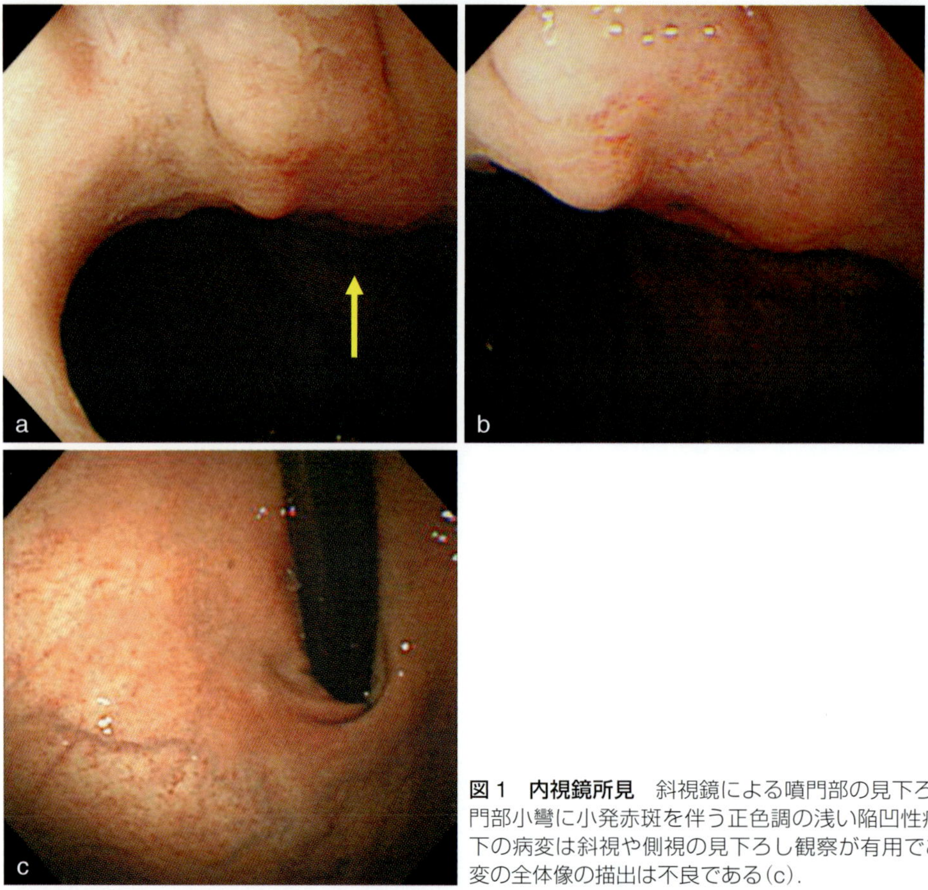

図 1　内視鏡所見　斜視鏡による噴門部の見下ろし像である（a, b）．噴門部小彎に小発赤斑を伴う正色調の浅い陥凹性病変を認める．EGJ 直下の病変は斜視や側視の見下ろし観察が有用である．反転観察では病変の全体像の描出は不良である（c）．

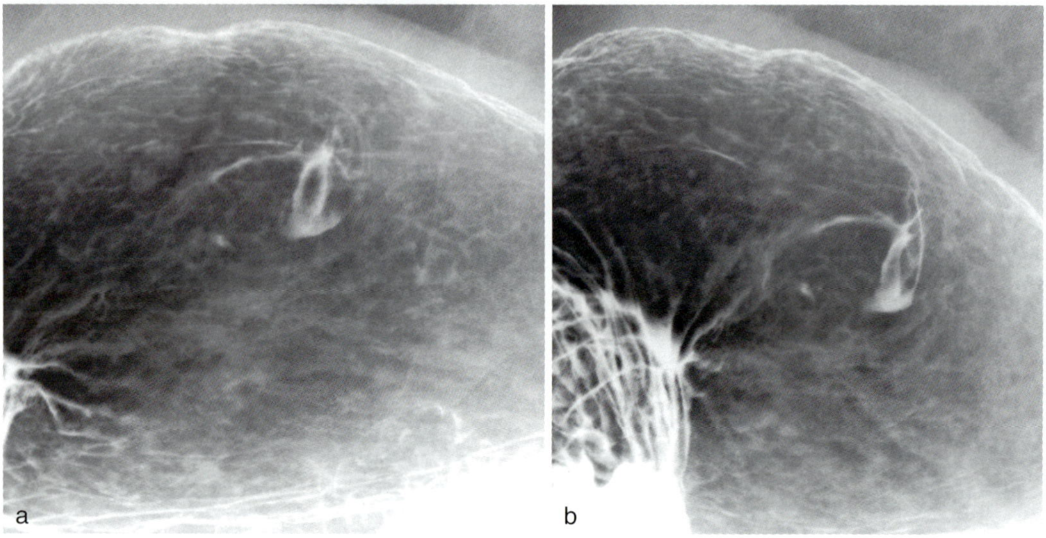

図 2　X 線所見　右側臥位（a）から腹臥位第 1 斜位（b）の X 線像である．噴門部小彎に線状分離線の不整像，不規則な顆粒状陰影，溝状のバリウム陰影を認める．線状分離線の不整像は病変の発見に有用な所見である．

コメント

食道胃接合部直下の病変は内視鏡の反転観察ではスコープの死角になることがあり注意が必要である．本症例は斜視鏡による見下ろし観察で病変が発見されている．

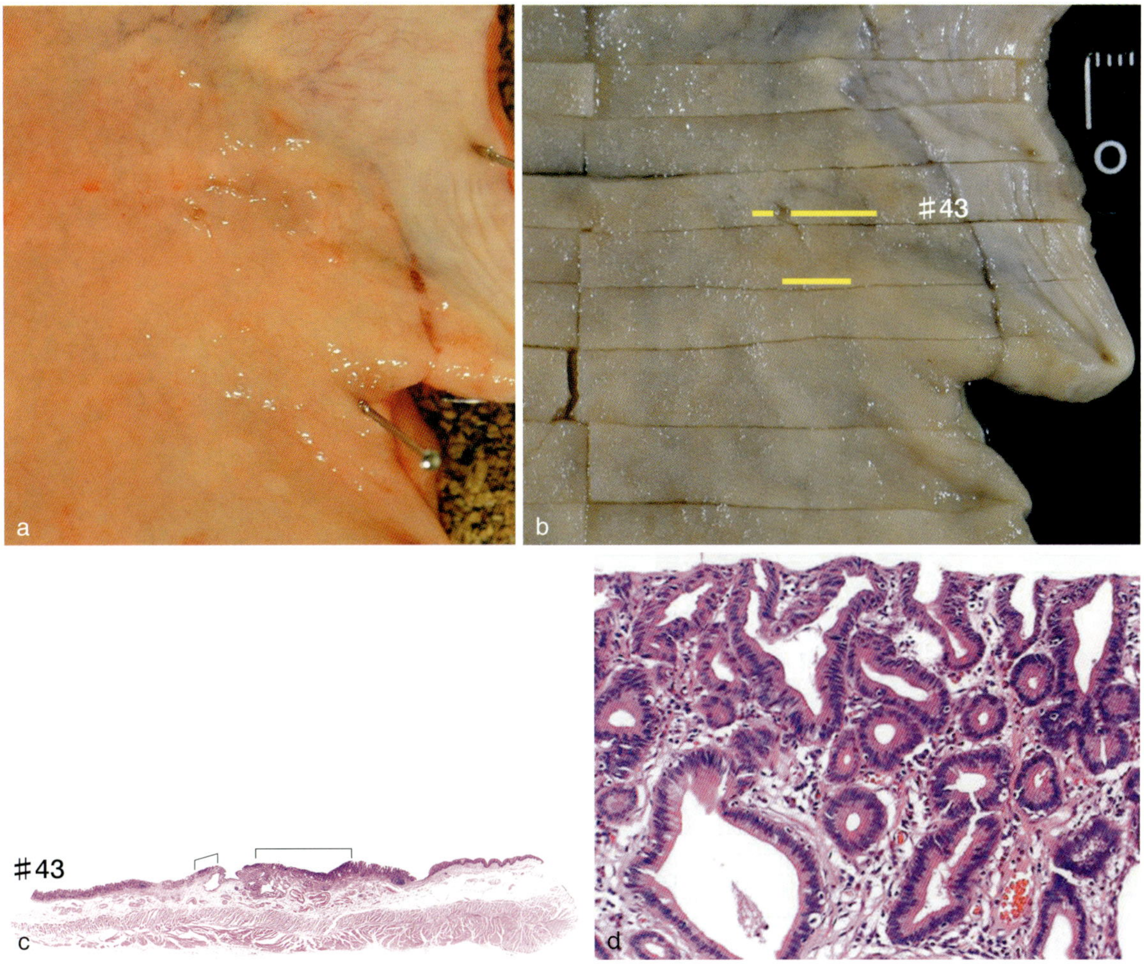

図 3　病理所見　切除標本肉眼所見（a），組織学的再構築図（b），♯ 43 のルーペ像（c），♯ 43 の組織像（d）．
最終病理診断は type 0-Ⅱc, M, tub 1, 10×10 mm であった．

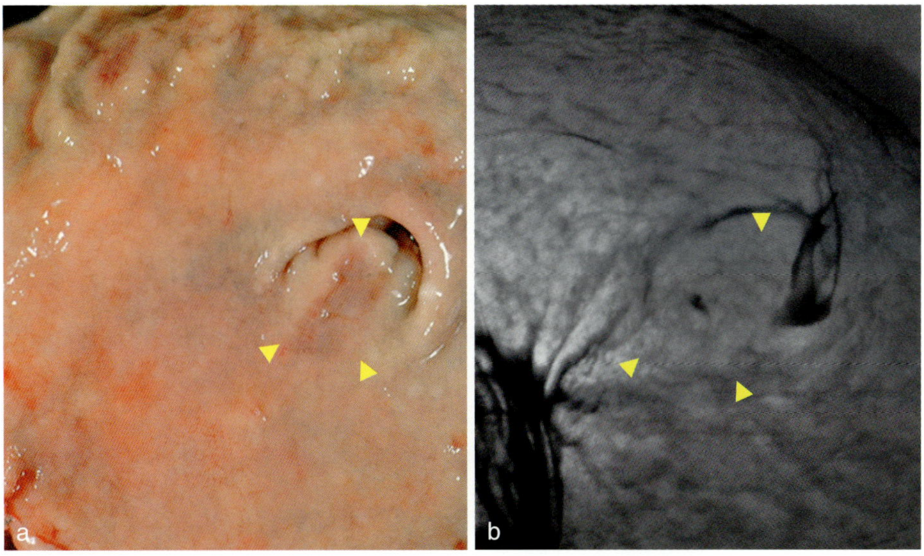

図 4　画像所見のまとめ　病変の範囲を黄色矢頭で示す（a：切除標本翻転像，b：X 線像）．

症例 5　側視鏡の見下ろし観察が有用だった噴門部早期癌（67 歳，男性）

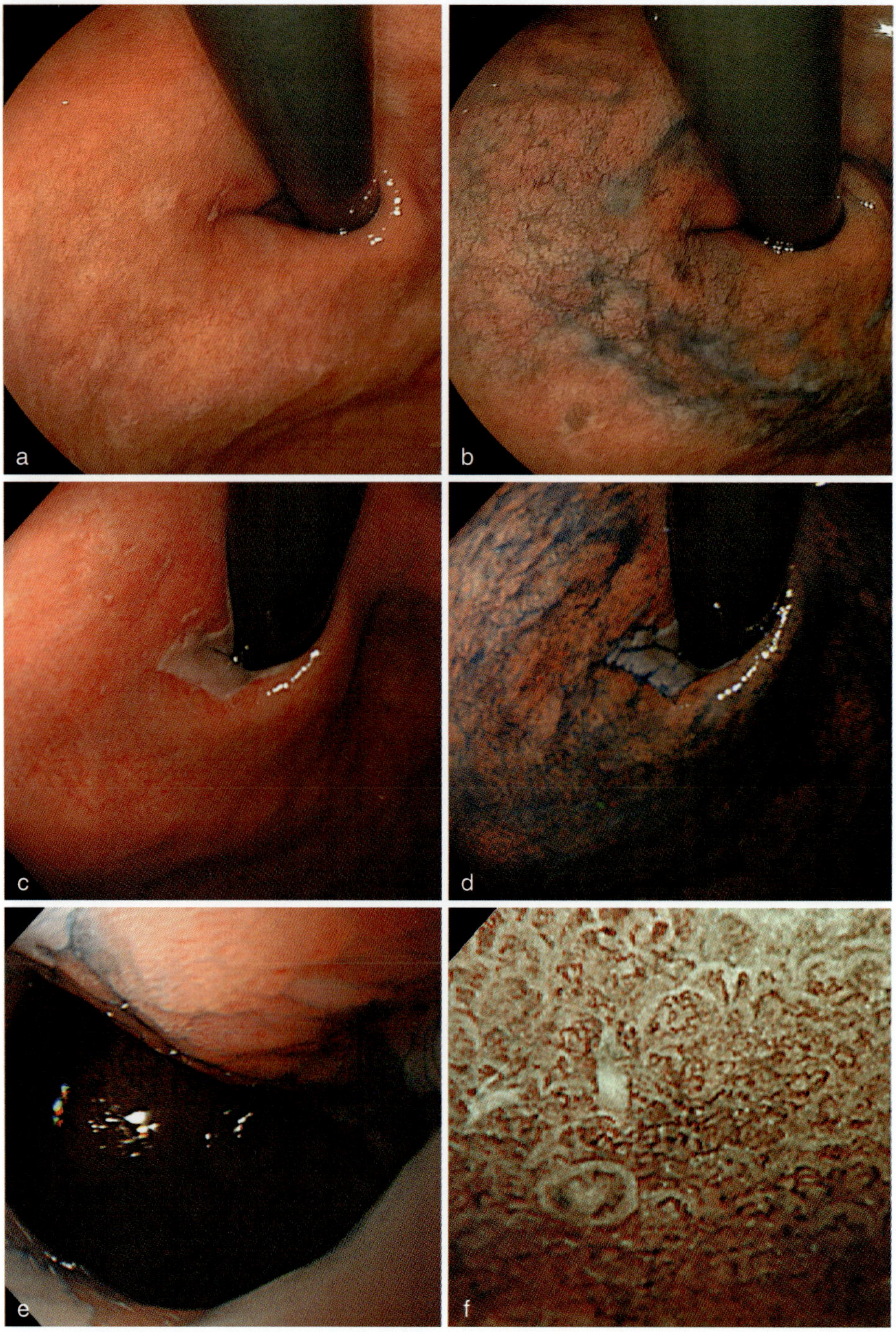

図 1　内視鏡所見　a, b は発見時の内視鏡像である（寺田芳一先生の御好意による）．直視鏡の反転観察で噴門部小彎後壁に正色調から淡い発赤調の粘膜を認める（a, c）. 色調変化や凹凸変化に乏しいため通常観察のみでは病変の指摘は困難である．色素撒布で浅い陥凹，胃小区の乱れを認める（b, d）．直視鏡の見下ろし観察は接線方向のため病変の指摘は困難である（e）．拡大観察では病変部に形状不均一な微小血管，粘膜微細模様の不整像を認める（f）．

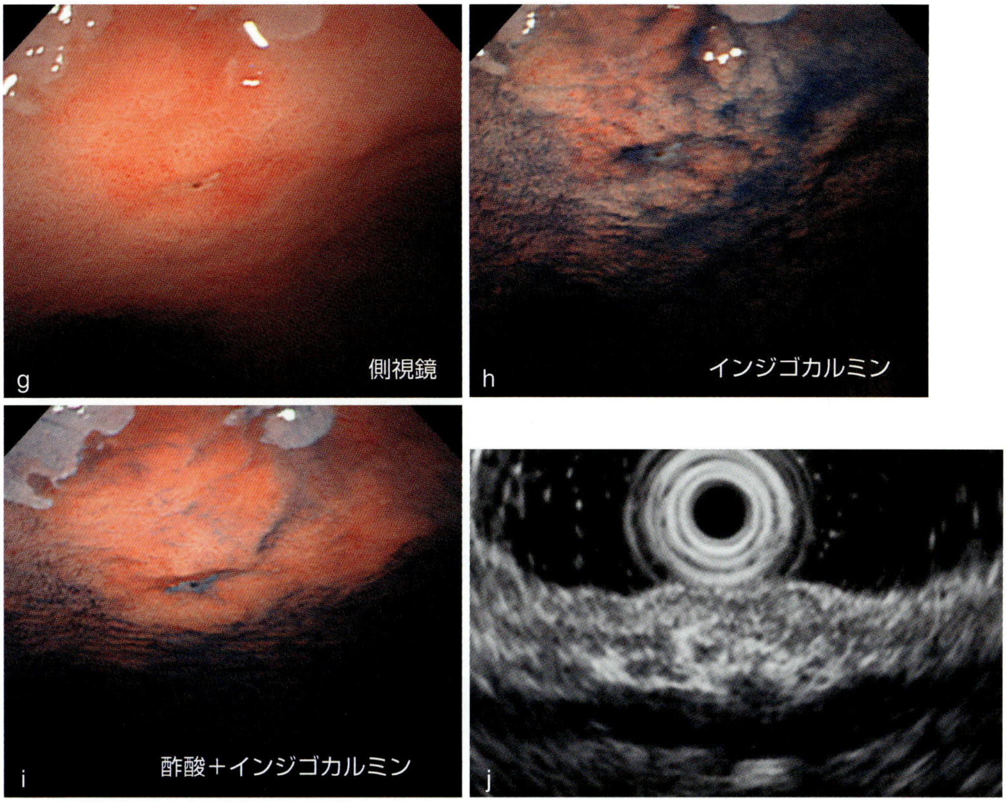

図 1　内視鏡所見・超音波内視鏡所見　側視鏡の見下ろし観察では病変の全体像の把握が可能である（g ～ i）．通常観察では発赤調の浅い陥凹を認める（g）．酢酸＋インジゴカルミンの撒布像（i）では，インジゴカルミン単独の撒布像（h）より広い範囲に色素をはじく領域がみられる（特に病変の後壁側）．EUS 像では明らかな SM 浸潤の所見を認めない（j）．

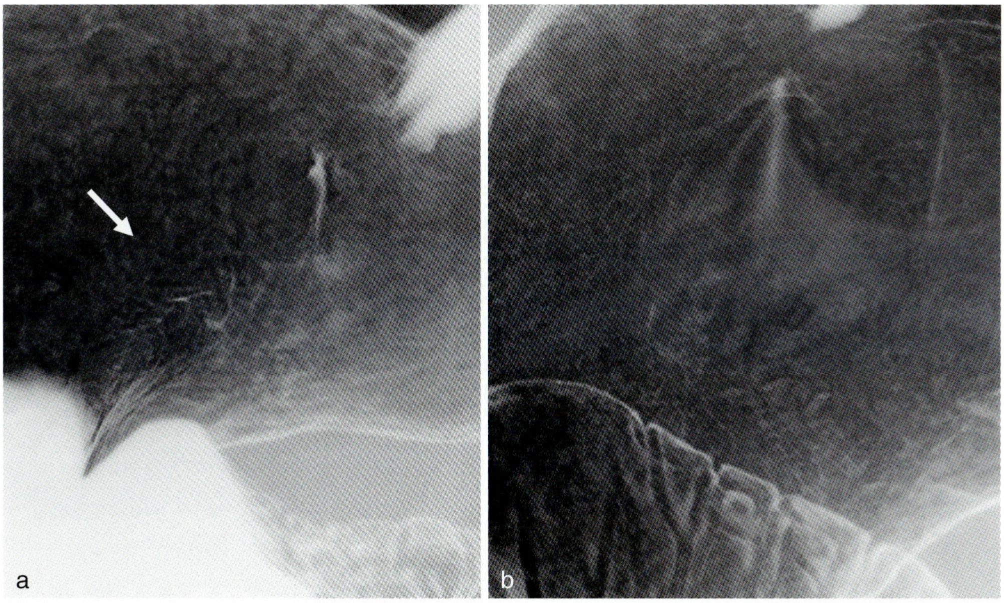

図 2　X 線所見　腹臥位第 1 斜位（a）から右側臥位（b）の X 線像である．噴門部小彎後壁に限局したバリウム付着異常を認める．

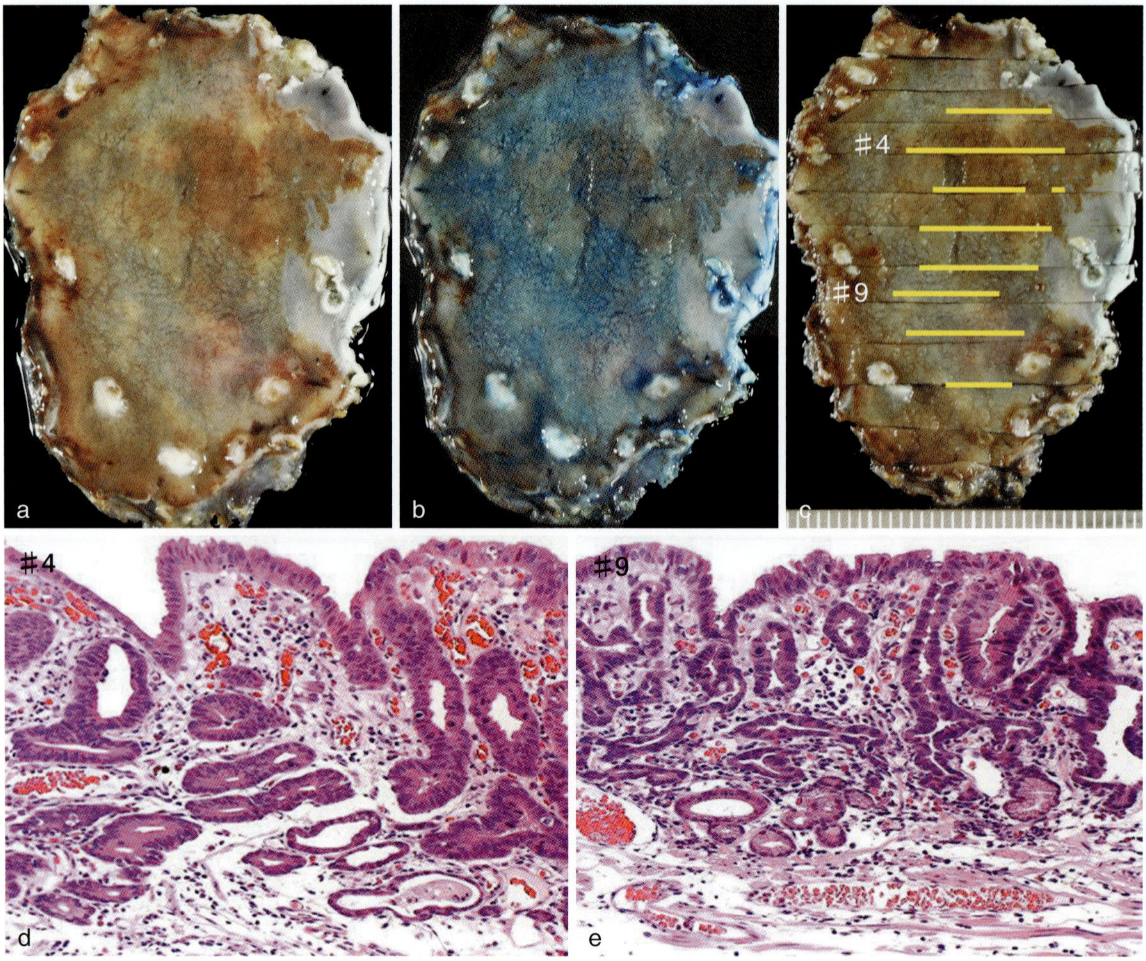

図 3　病理所見　切除標本肉眼所見(a, b)，組織学的再構築図(c)，＃４の組織像(d)，＃９の組織像(e).
最終病理診断は type 0-Ⅱc, M, tub 1＋tub 2, 29×15 mm であった.

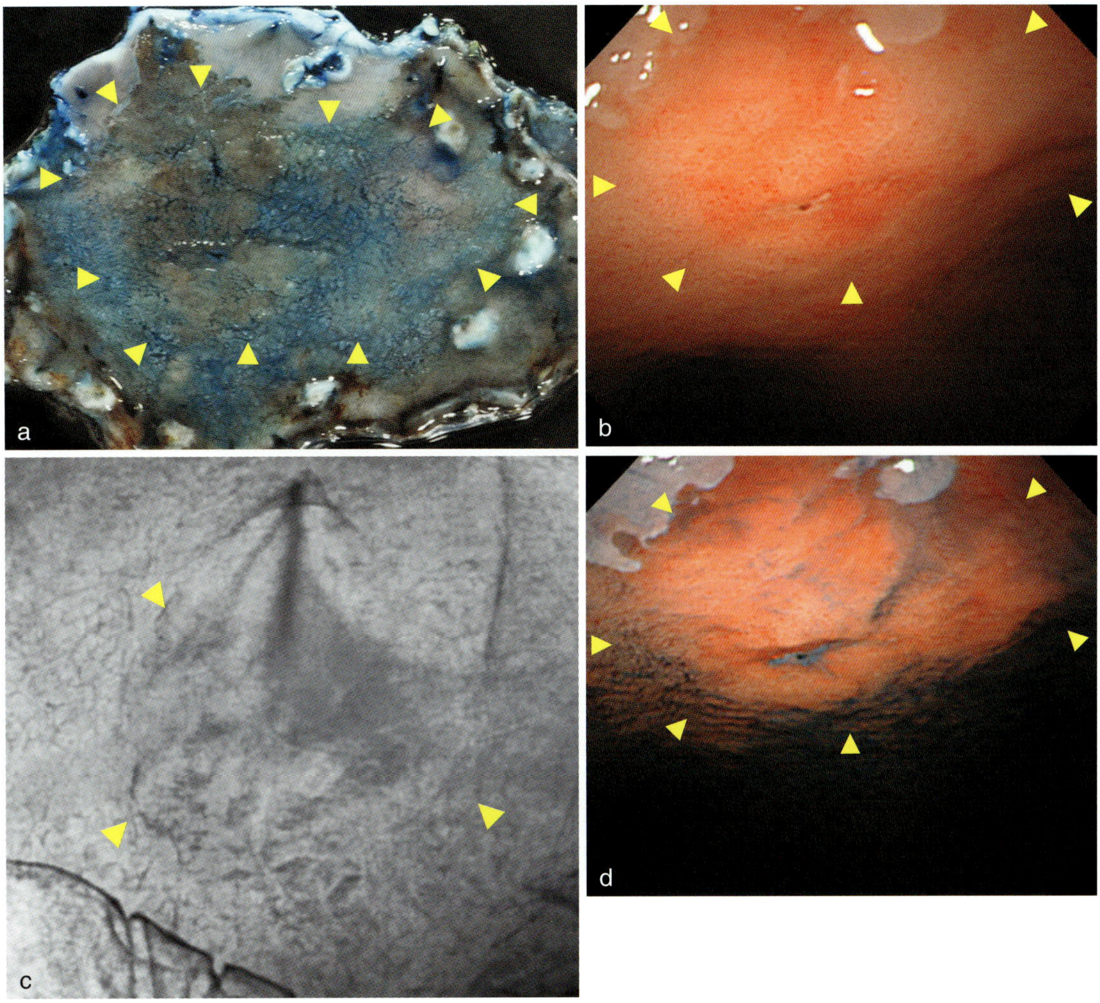

図 4　画像所見のまとめ　組織学的再構築図をもとに切除標本肉眼像(a)，X 線像(c)，内視鏡像(b, d)における病変の範囲と思われる領域を黄色矢頭で示す．

コメント

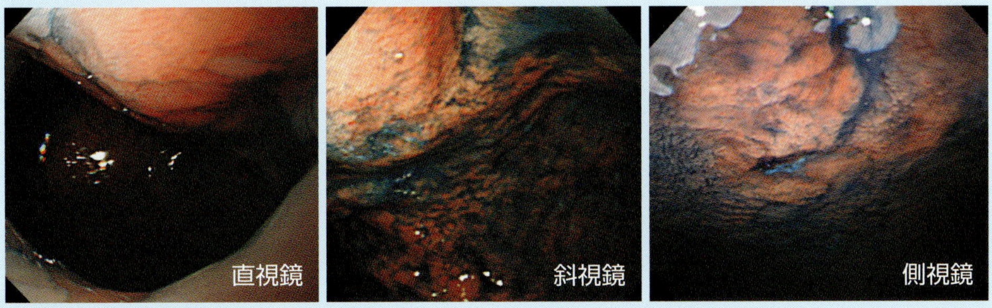

直視鏡，斜視鏡，側視鏡の見下ろし観察における病変の見え方の違いを示す．
直視鏡の噴門部領域の見下ろし観察では病変が接線方向となる．
斜視鏡による見下ろし観察では，病変の正面視は可能であるが，病変の口側の観察が不十分である．
側視鏡の見下ろし観察では病変の全体像が捉えられている．

症例 6　肉眼所見に乏しい 0-Ⅱc 型噴門部癌（69 歳, 男性）

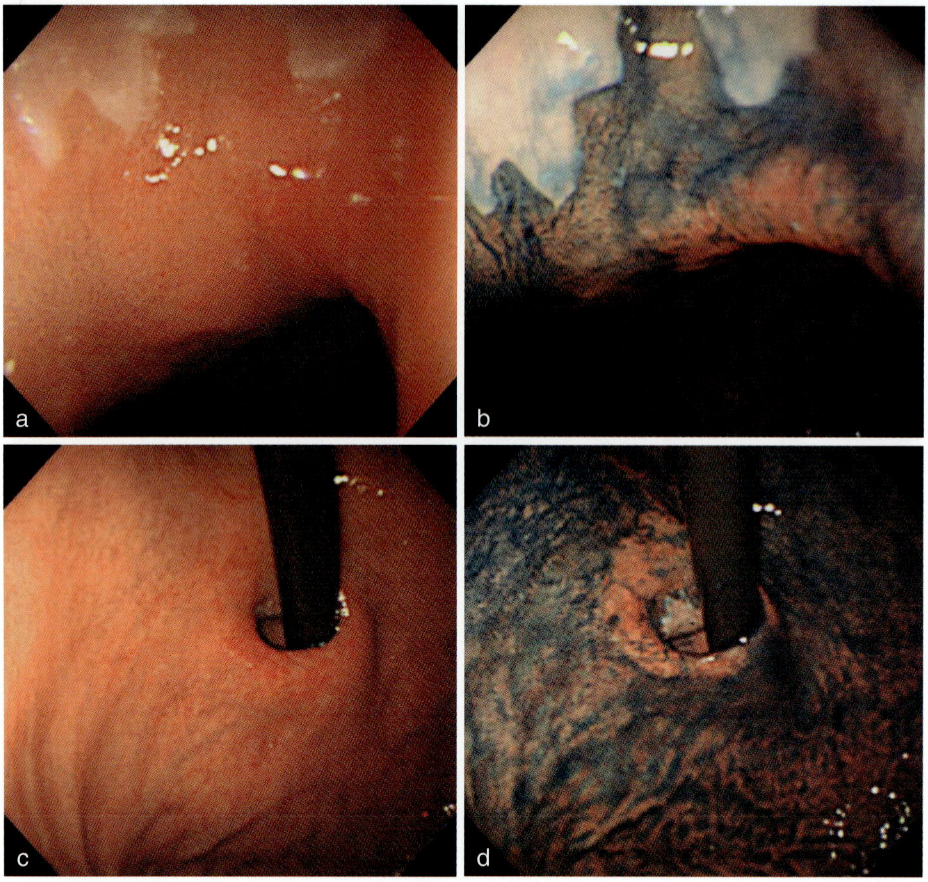

図 1　内視鏡所見　内視鏡検査では噴門部小彎に淡い発赤部がみられる．周囲との境界は不明瞭である（見下ろし観察像 a, 反転観察像 c）．同部は色素撒布後，色素をはじく局面として認識できる（見下ろし観察像 b, 反転観察像 d）．

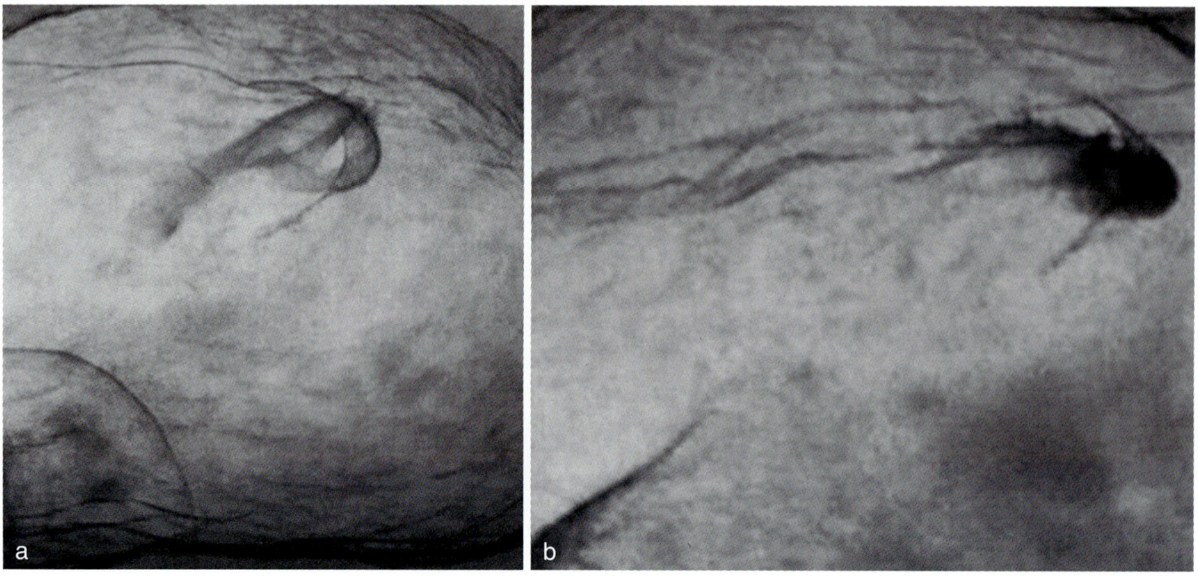

図 2　X 線所見　腹臥位第 1 斜位像（a, b）．噴門部小彎を中心に不均一な淡いバリウム陰影がみられる．線状分離線は保たれている．

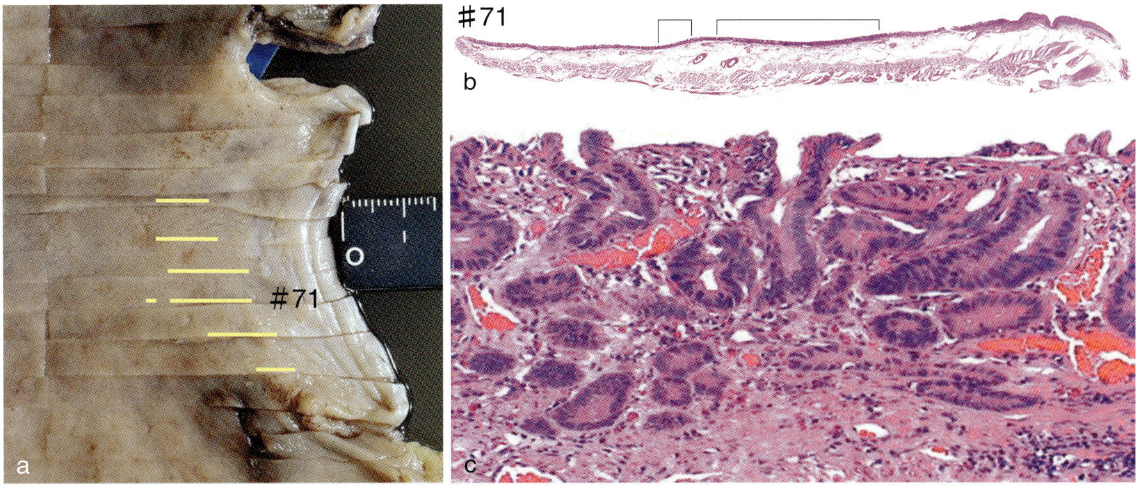

図 3　病理所見　組織学的再構築図(a)，♯ 71 のルーペ像(b)，♯ 71 の組織像(c).
最終病理診断は type 0-Ⅱc, M, tub1, 35×15 mm であった.

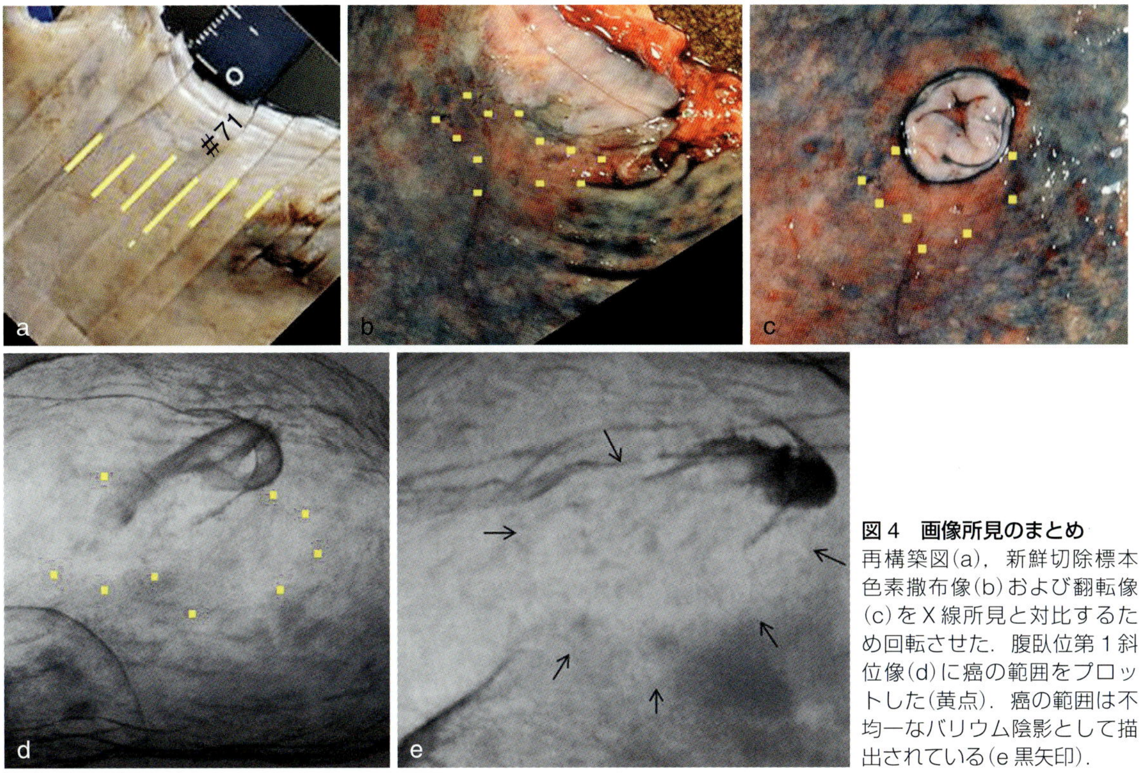

図 4　画像所見のまとめ
再構築図(a)，新鮮切除標本色素撒布像(b)および翻転像(c)をX線所見と対比するため回転させた．腹臥位第 1 斜位像(d)に癌の範囲をプロットした(黄点)．癌の範囲は不均一なバリウム陰影として描出されている(e 黒矢印).

コメント

ほぼ平坦な 0-Ⅱc 病変．通常内視鏡では病変はごくわずかな発赤として，X 線検査では淡いバリウム陰影として描出された．スクリーニング時に淡い発赤を拾い上げ，異常所見があれば積極的に色素撒布を行うことが重要である．

症例 7　斜視鏡の見下ろし観察が有用だった 0-IIc 型 M 癌（77 歳，男性）

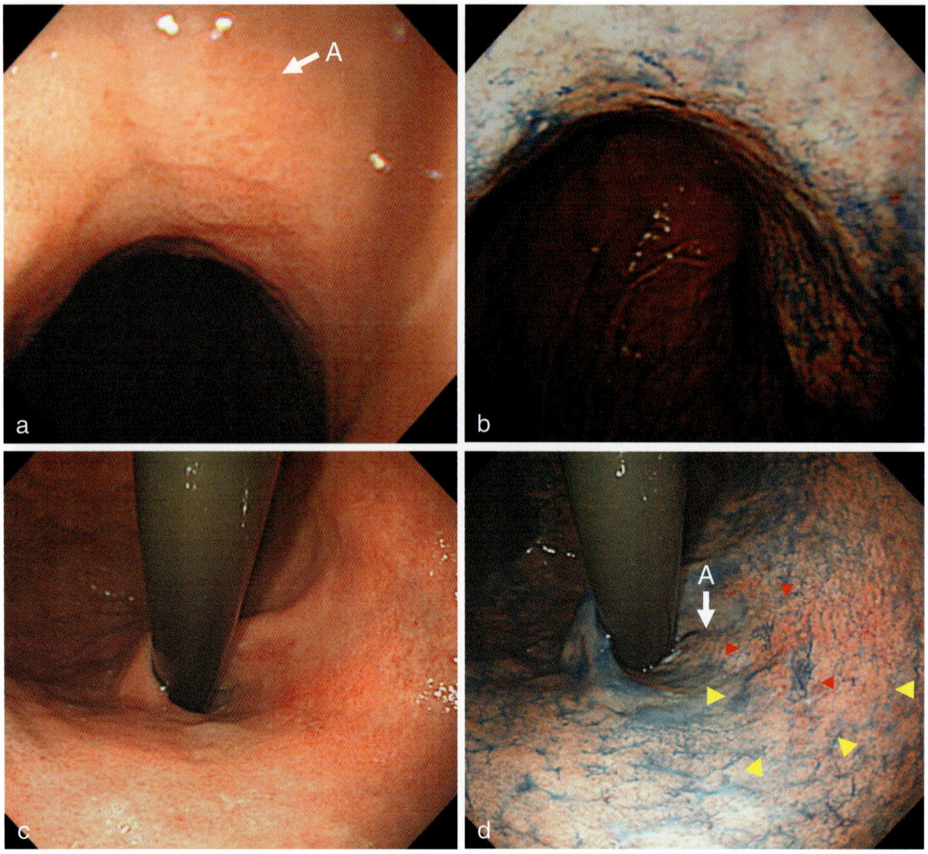

図 1　内視鏡所見　a, b は斜視鏡による見下ろし観察像である．EGJ から伸びる縦ヒダ状の隆起（A）の先端部に step down を認め，浅い陥凹性病変の存在が認識できる．陥凹内の前壁側は正色調，平滑で，陥凹内の後壁側はやや発赤調，凹凸不整であり，その肛門側に横軸方向の溝状陥凹がある．通常観察で口側の境界が明瞭であるのに対し，色素観察では逆に境界が不明瞭となる．
c, d は反転観察であるが，口側・肛門側ともに境界の step down が不明瞭である．後壁側では縦ヒダ（A）の先端の発赤部と肛門側の溝状陥凹が癌の範囲であることが，見下ろし観察との対比でわかる（赤矢頭）．前壁側は境界不明瞭であるが，area 模様の乱れた領域として認識できる（黄矢頭）．

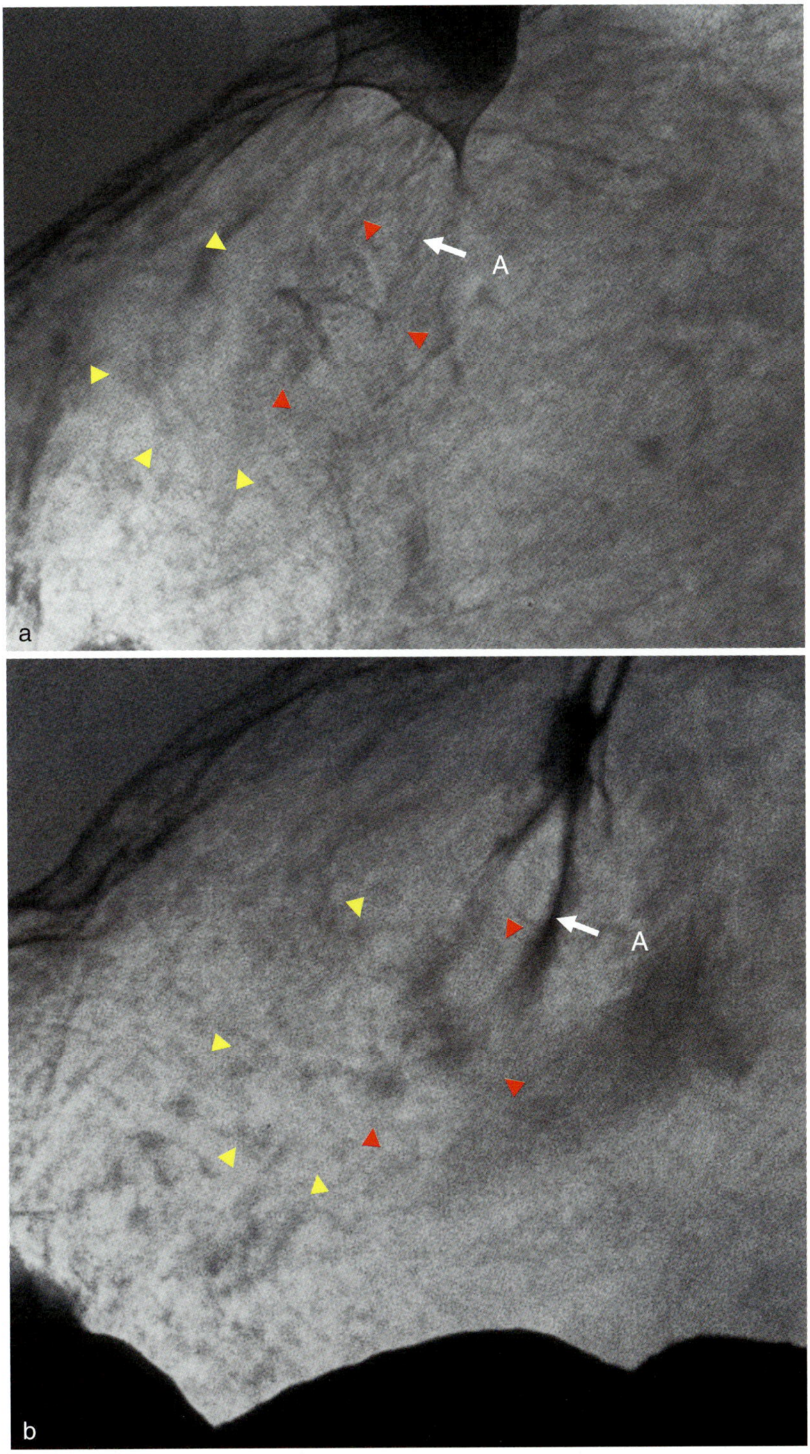

図2　X線所見　a は EGJ の開いた像で明瞭なバリウム斑を認めるが，この部は内視鏡像における病変後壁側の発赤部に一致している（赤矢頭）．内視鏡における前壁側の正色調の部は濃淡差のあるバリウム付着異常として認識できる（黄矢頭）．
b は EGJ の閉じた像であるが，EGJ から伸びる縦ヒダの先端部の口側境界部とその肛門側の溝状陥凹部のみにバリウム斑がみられ，内視鏡における前壁側の正色調の部は淡い透亮像様のバリウム付着異常の領域として認識できる（黄矢頭）．

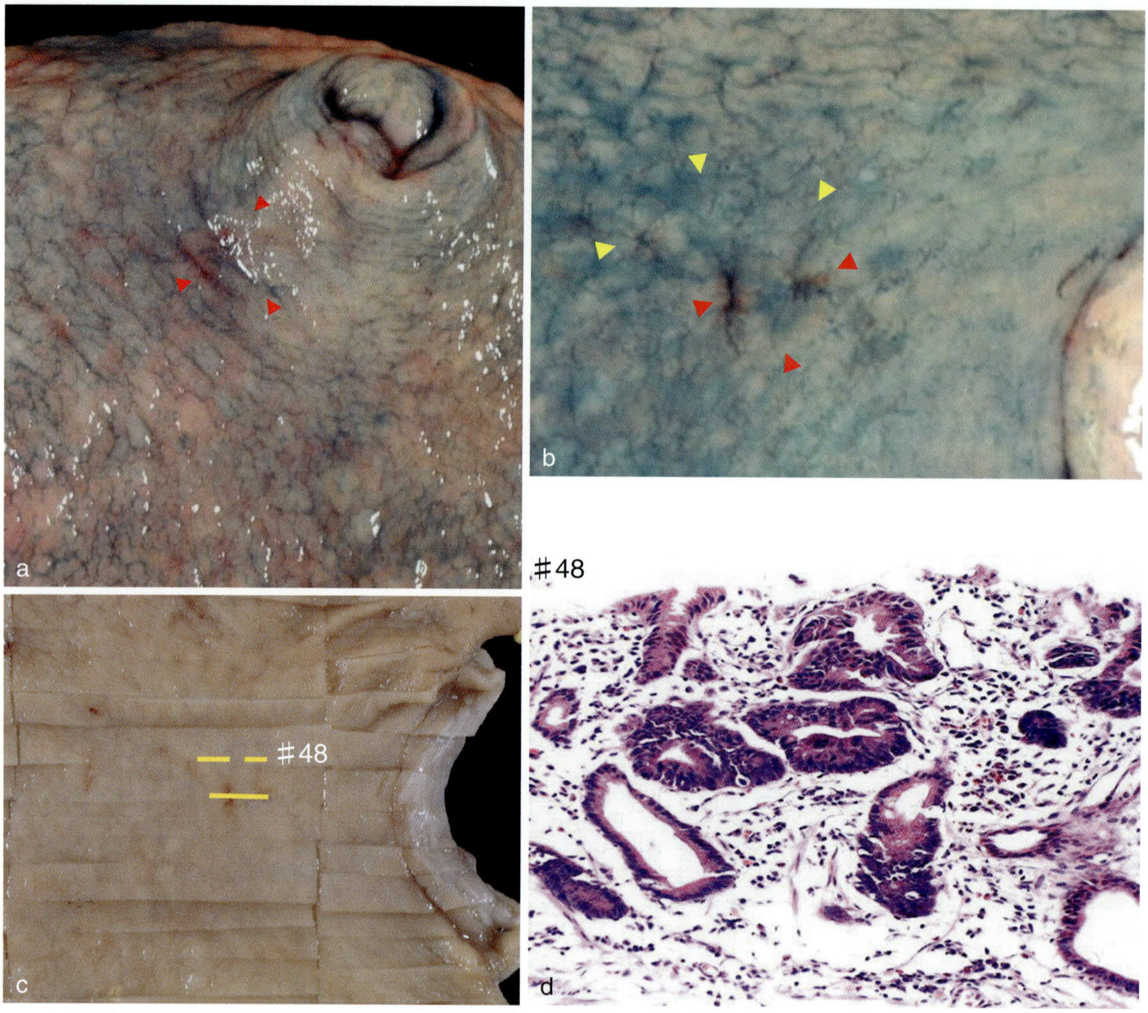

図 3　病理所見　切除標本翻転像（a，色素撒布）では，内視鏡像における後壁側発赤部に相当する部は浅い陥凹として認識できるが（赤矢頭），前壁側は肉眼的には病変を認識できない．b は切除標本展開像（色素撒布）であるが，組織学的再構築図（c）と対比すると，周囲粘膜と比べ area 模様が乱れた領域として認識できる（黄矢頭）．♯ 48 の組織像（d）．
最終病理診断は type 0-Ⅱc, M, tub 1, 10×10 mm であった．

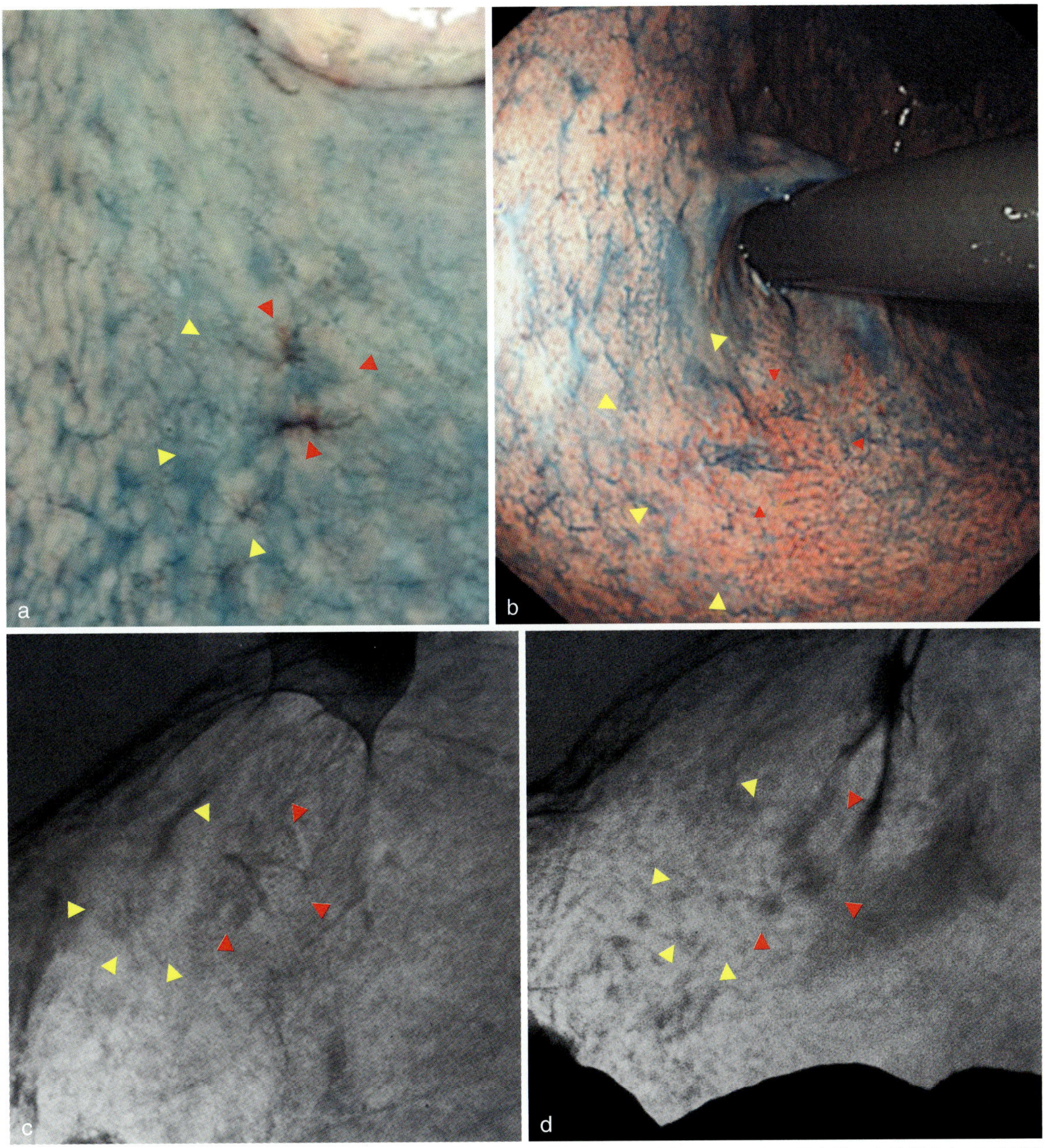

図 4　画像所見のまとめ　本症例は，肉眼所見(a)においても，色素内視鏡(b)においても，面を持った陥凹としての所見に乏しく，見逃しの可能性がある．X 線像では，黄矢頭の病変部前壁側は癌の所見が不明瞭であるが，赤矢頭で示す後壁側の病変部でみられるバリウム斑は，明らかな Ⅱc として認識できる．幸いに通常観察見下ろし像におけるわずかな step down で発見できたが，拾い上げとしては X 線が有用な病変と考えられる．

コメント

噴門部 M 癌は所見に乏しい症例が多く，スクリーニングとして用いられることの多い内視鏡(直視鏡)では見逃しの可能性がある．斜視鏡による見下ろし観察が，そのような病変の発見には有用である．

症例 8　線状分離線の変形を認めた EGJ 直下の噴門部癌（79 歳，男性）

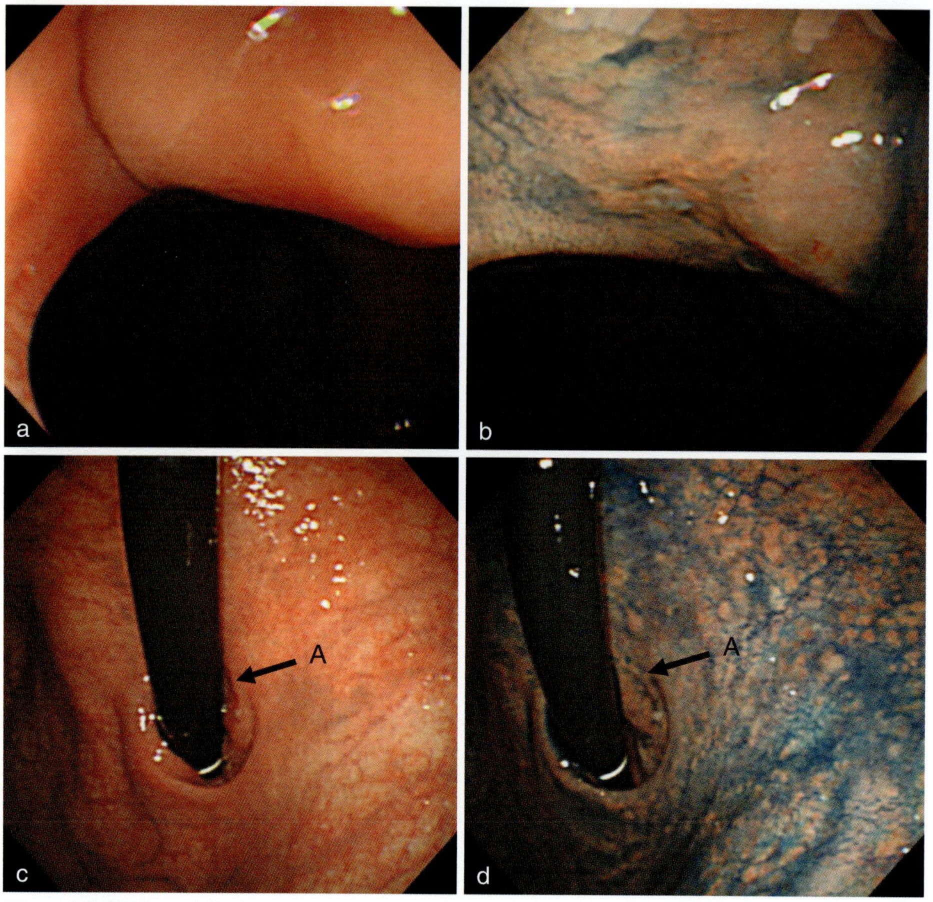

図 1　内視鏡所見　斜視鏡による見下ろし通常観察（a）で，噴門小彎側粘膜が浮腫状になり，同部に境界明瞭な発赤調の陥凹性病変を認め，その肛門側は確認できない．色素撒布（b）では，肛門側の白苔を伴う不整なびらんが認められる．色素撒布ではかえって境界が不明瞭であるが，発赤の領域はかすかに色素をはじき area 模様の消失した領域と考えられる．反転観察（c，d）では，遠景観察しかできなかったが，病変の肛門側は縁取り様の幅の狭い辺縁隆起（A）隆起を伴う境界明瞭な陥凹であることがわかる．

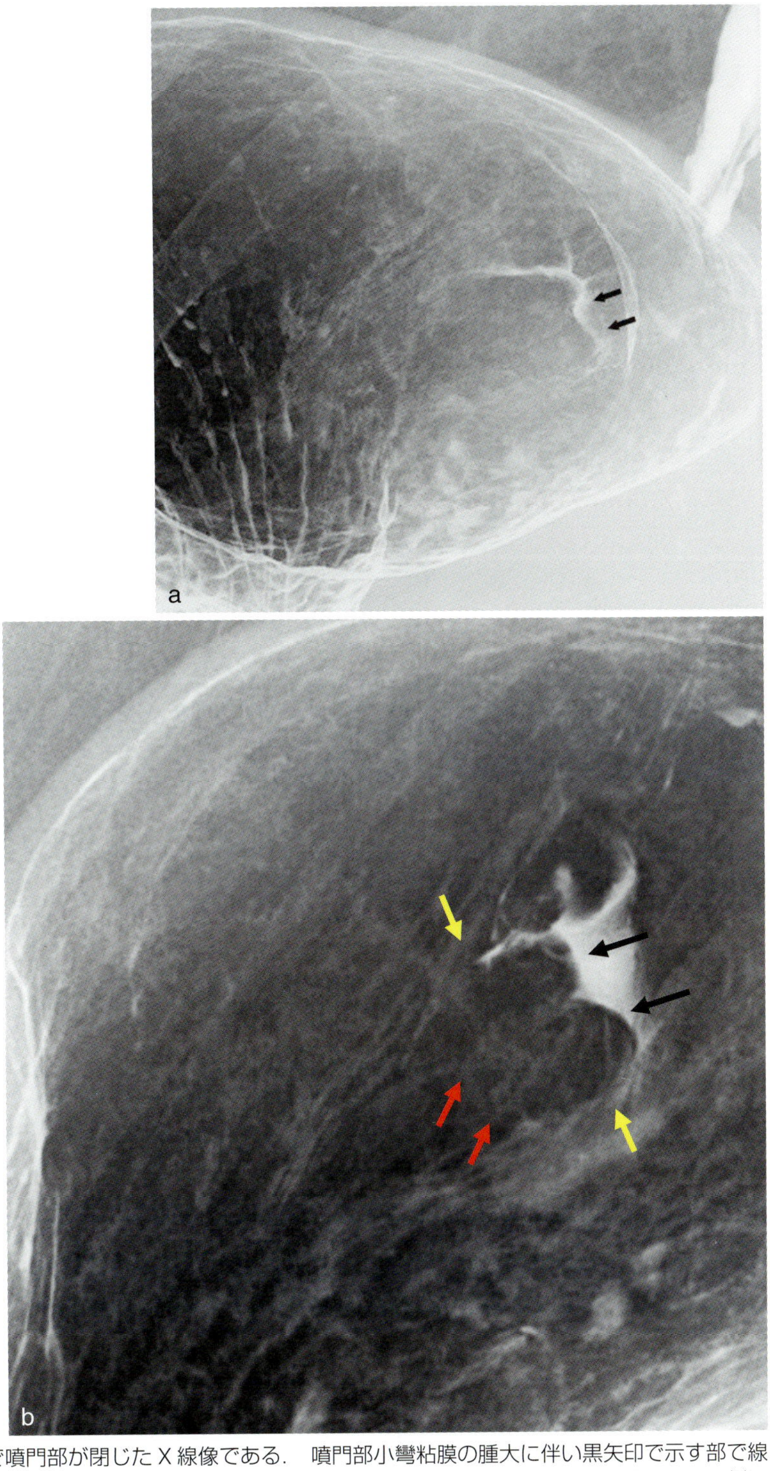

図2　X線所見　aは腹臥位第1斜位で噴門部が閉じたX線像である．噴門部小彎粘膜の腫大に伴い黒矢印で示す部で線状分離線の変形を認める．bは半立位右側臥位で病変を正面に描出したX線像である．変形した線状分離線から肛門側にかけて縦走する浮腫状粘膜が，前後壁側への膨らみを持つ透亮像として描出されている（黄矢印）．また，その透亮像の中に縦走傾向の不整形のバリウム斑（赤矢印）とそれを取り囲む淡いバリウム付着異常が認められる．その淡いバリウム付着異常とその周囲の透亮像に一致して0-Ⅱc型胃癌があると診断した．

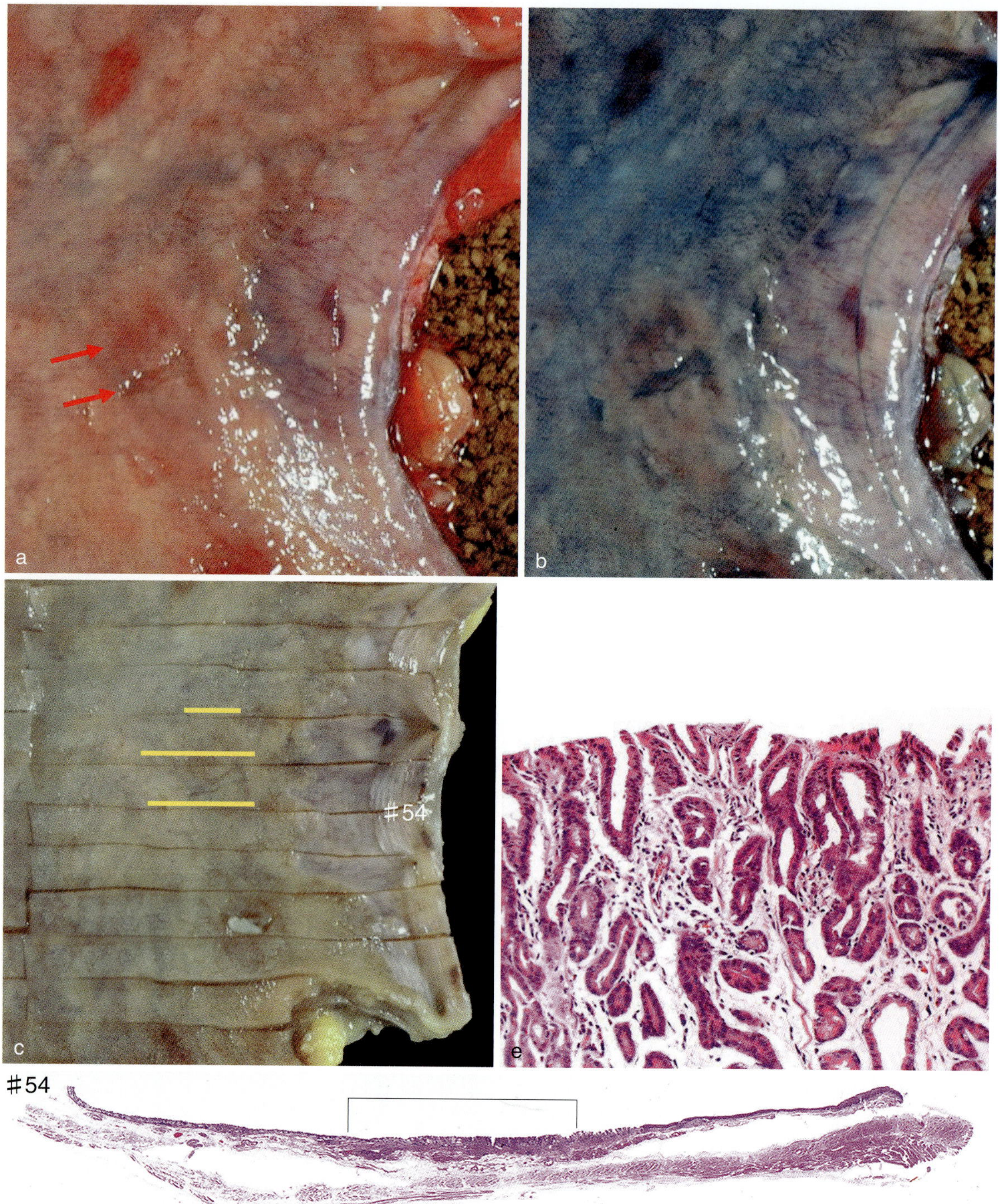

図 3　病理所見　新鮮切除標本肉眼像(a, b)で，矢印部分に明瞭な縦走傾向の陥凹と縦走傾向のびらんを認める．色素撒布で，上記の陥凹部周囲に色素をはじく領域が認められるが，内視鏡見下ろし観察で発赤調で色素をかすかにはじく粘膜領域に相当すると思われる．組織学的再構築図(c)で，病変の範囲は，縦走する 2 つの陥凹だけでなく，その周囲の色素をはじく領域まで含まれた．#54 のルーペ像(d)で，縦走する陥凹周囲の色素をはじく領域も正常部に比べわずかに陥凹しており，全体として 0-Ⅱc の形態である．♯ 54 の組織像(e)．
最終病理診断は，type 0-Ⅱc, M, tub 1, 15×12 mm であった．

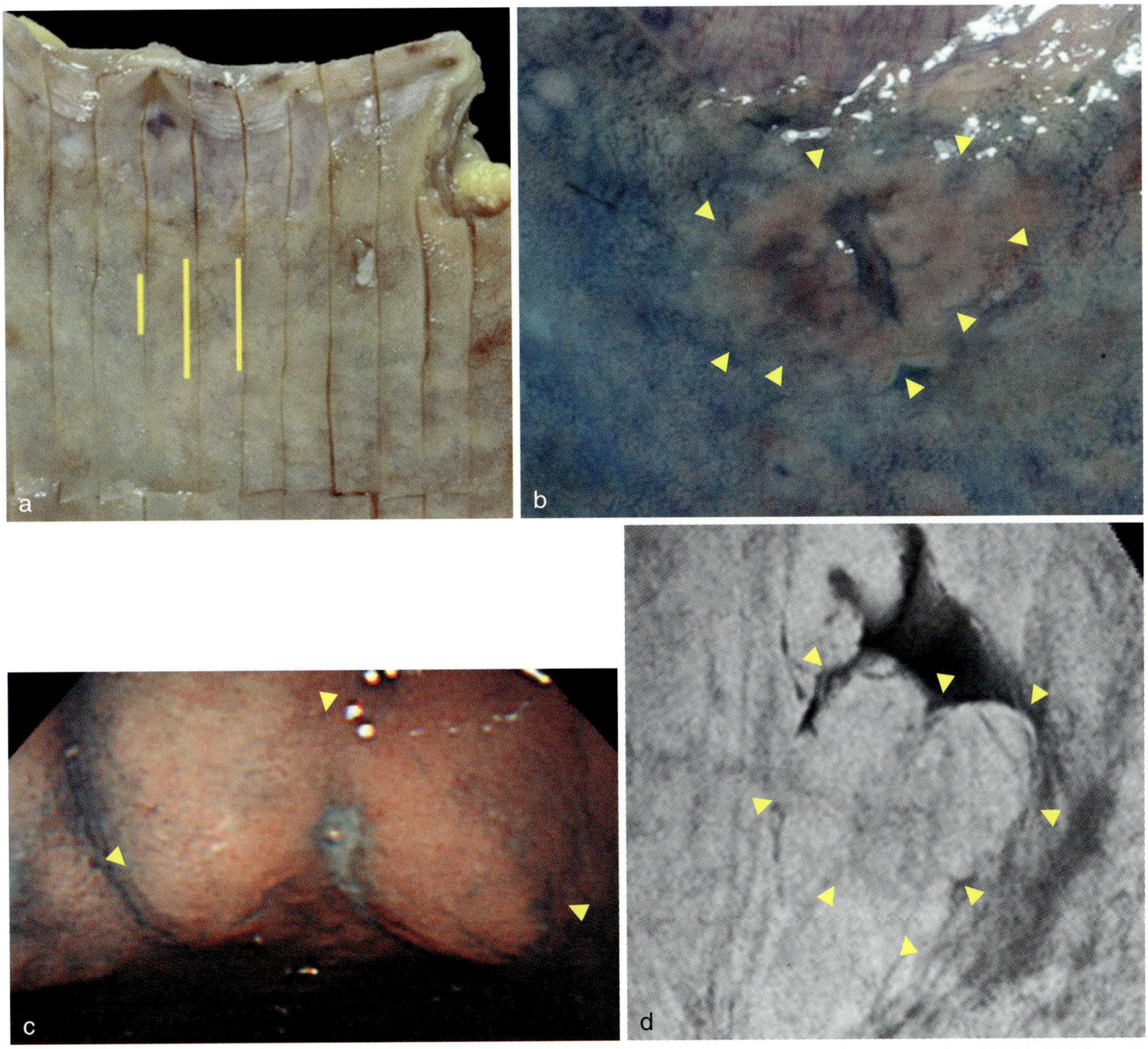

図 4　画像所見のまとめ　組織学的再構築図(a)から新鮮切除標本の肉眼像(b，色素撒布)における癌の範囲を同定し，それを内視鏡(c)およびＸ線像(d)と対比した．各画像における病変を囲む黄色矢頭は，それぞれ対応している．本症例は，癌の存在により噴門部粘膜が浮腫状となり，特徴的な内視鏡・Ｘ線像をきたした．

コメント

Ｘ線像における線状分離線の変形は，EGJ 近傍の癌を拾い上げるうえで重要な所見である．

症例 9　正色調の噴門部 0-IIc 型早期癌（72 歳, 男性）

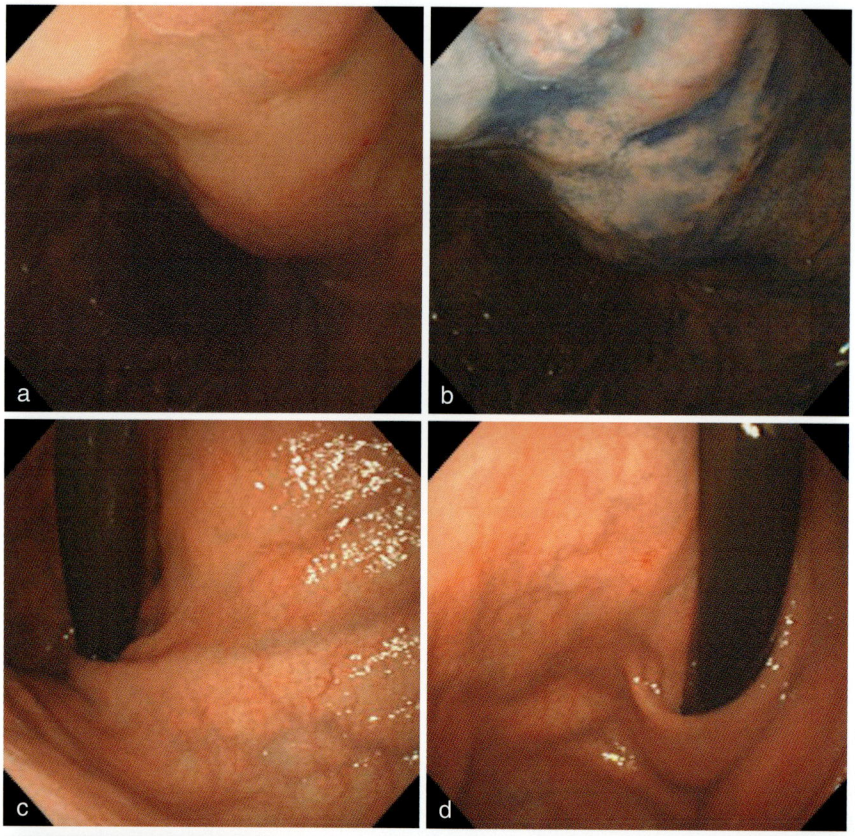

図 1　内視鏡所見　a，b は斜視鏡による見下ろし観察で，噴門部小彎に正色調の浅い陥凹性病変を認める．色素撒布で陥凹面に微細な顆粒状の模様がみられる．
反転観察（c, d）では正色調の病変は見逃される可能性があり，注意が必要である．

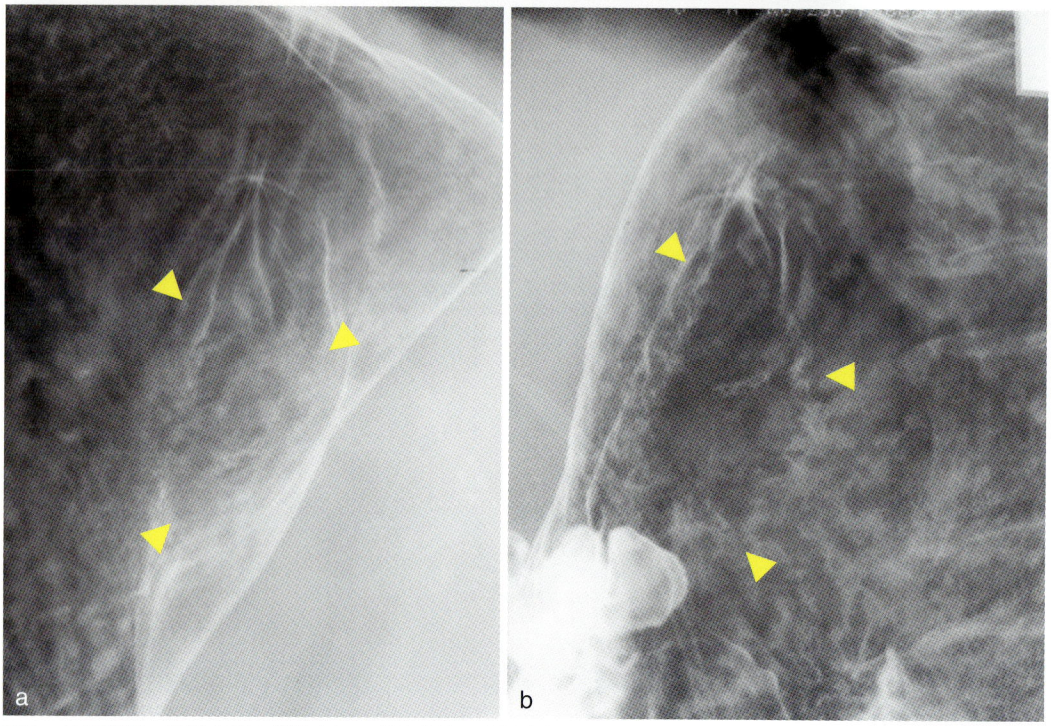

図 2　X 線所見　腹臥位第 1 斜位（a），背臥位第 2 斜位（b）の X 線像である．病変は不整な輪郭のバリウムの付着不良として描出されており（黄色矢頭），内部には淡いバリウム陰影を伴っている．中央部の濃いバリウム陰影は生検痕である．

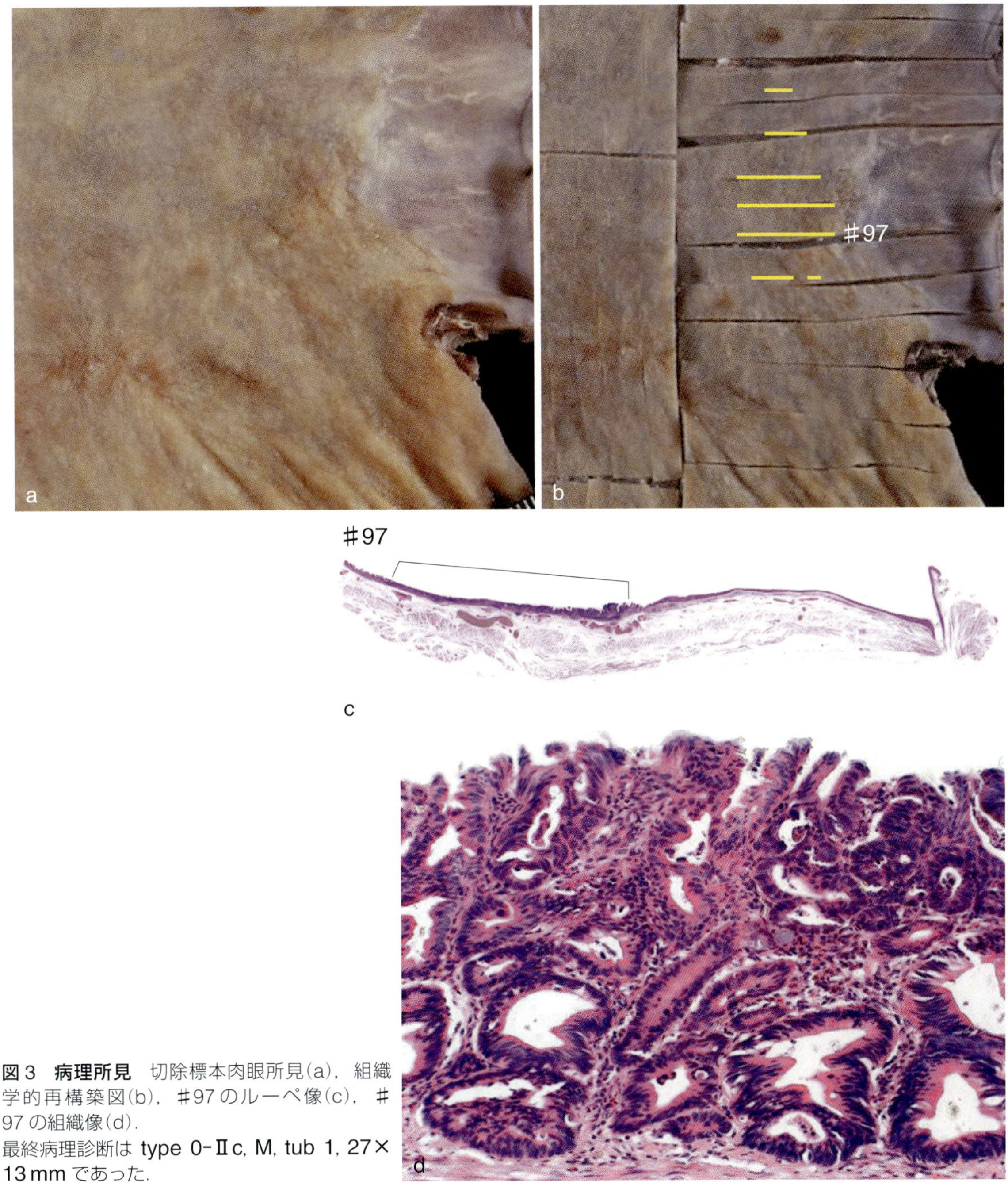

図3 病理所見 切除標本肉眼所見(a)，組織学的再構築図(b)，♯97のルーペ像(c)，♯97の組織像(d).
最終病理診断は type 0-Ⅱc, M, tub 1, 27×13 mm であった.

コメント

噴門部の早期胃癌は発赤調の陥凹主体の病変が多いと報告されている.
褪色調～正色調の病変は見逃されやすく，病変の進展に伴って発赤調を呈した状態で発見されている可能性もある.
噴門部領域の内視鏡観察は見下ろし，反転など多方向からの観察が必要である.

症例 10　広範な粘膜内浸潤を呈した噴門部早期癌（53 歳, 男性）

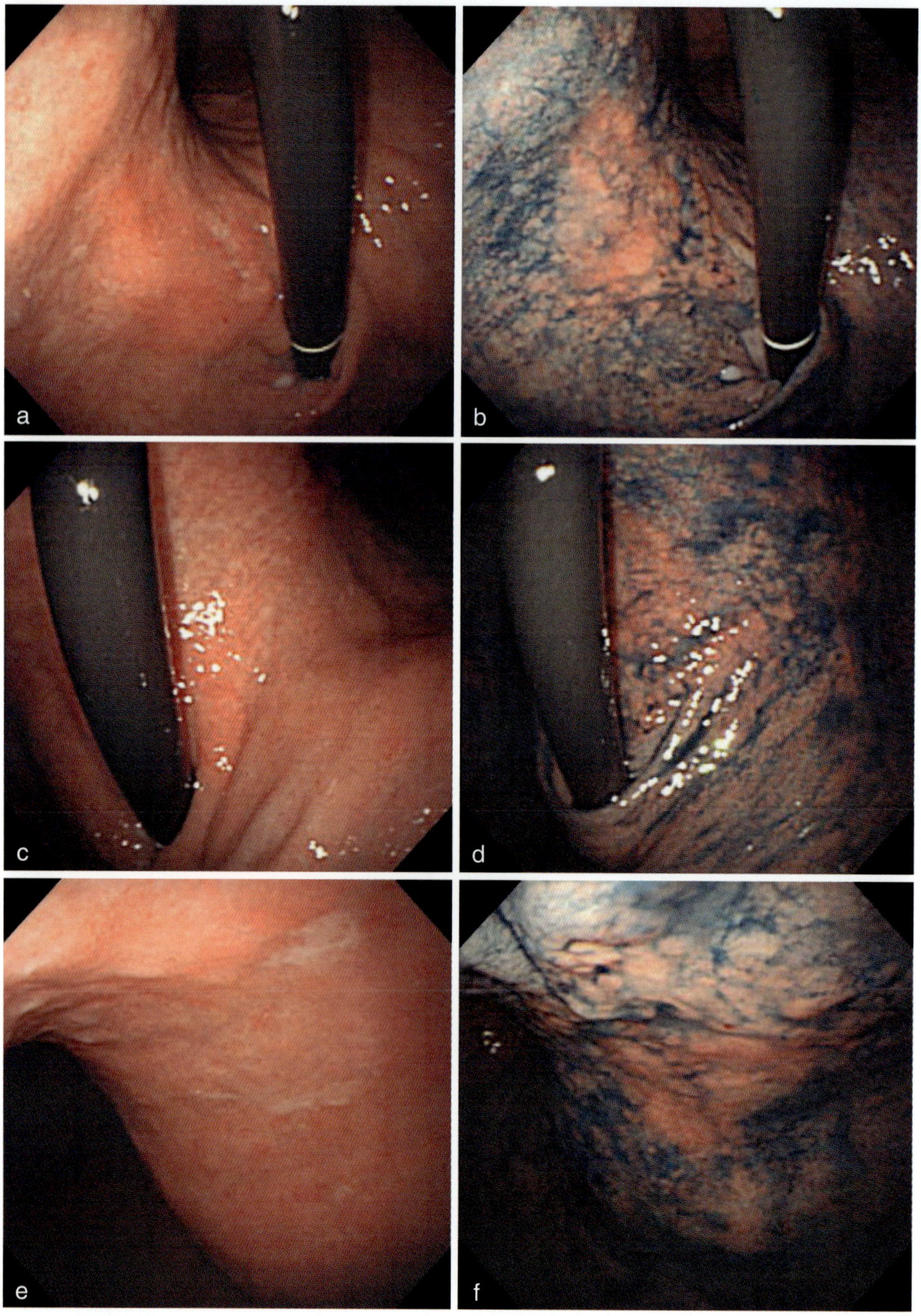

図 1　内視鏡所見　遠景からの反転観察（a）で噴門部から胃体上部の小彎後壁に正色調から淡い発赤調の粘膜を認める．通常観察（c, e）のみでは病変の指摘は容易ではない．広範な病変は近接観察では異常として捉えることが困難なこともある．色素撒布では色素の付着の差，粘膜模様の差として病変が描出されている（b, d, f）．

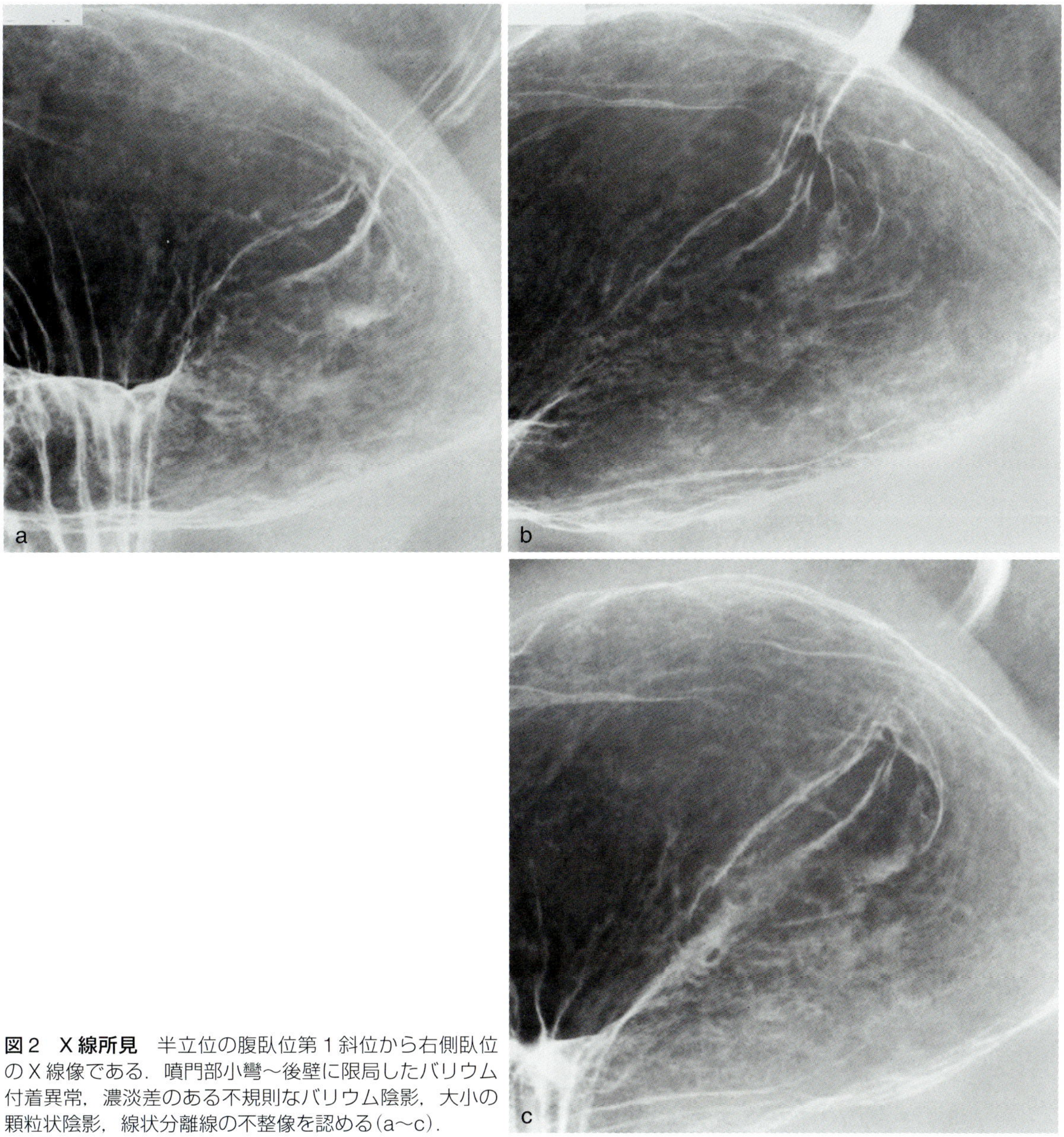

図2　X線所見　半立位の腹臥位第1斜位から右側臥位のX線像である．噴門部小彎〜後壁に限局したバリウム付着異常，濃淡差のある不規則なバリウム陰影，大小の顆粒状陰影，線状分離線の不整像を認める(a〜c)．

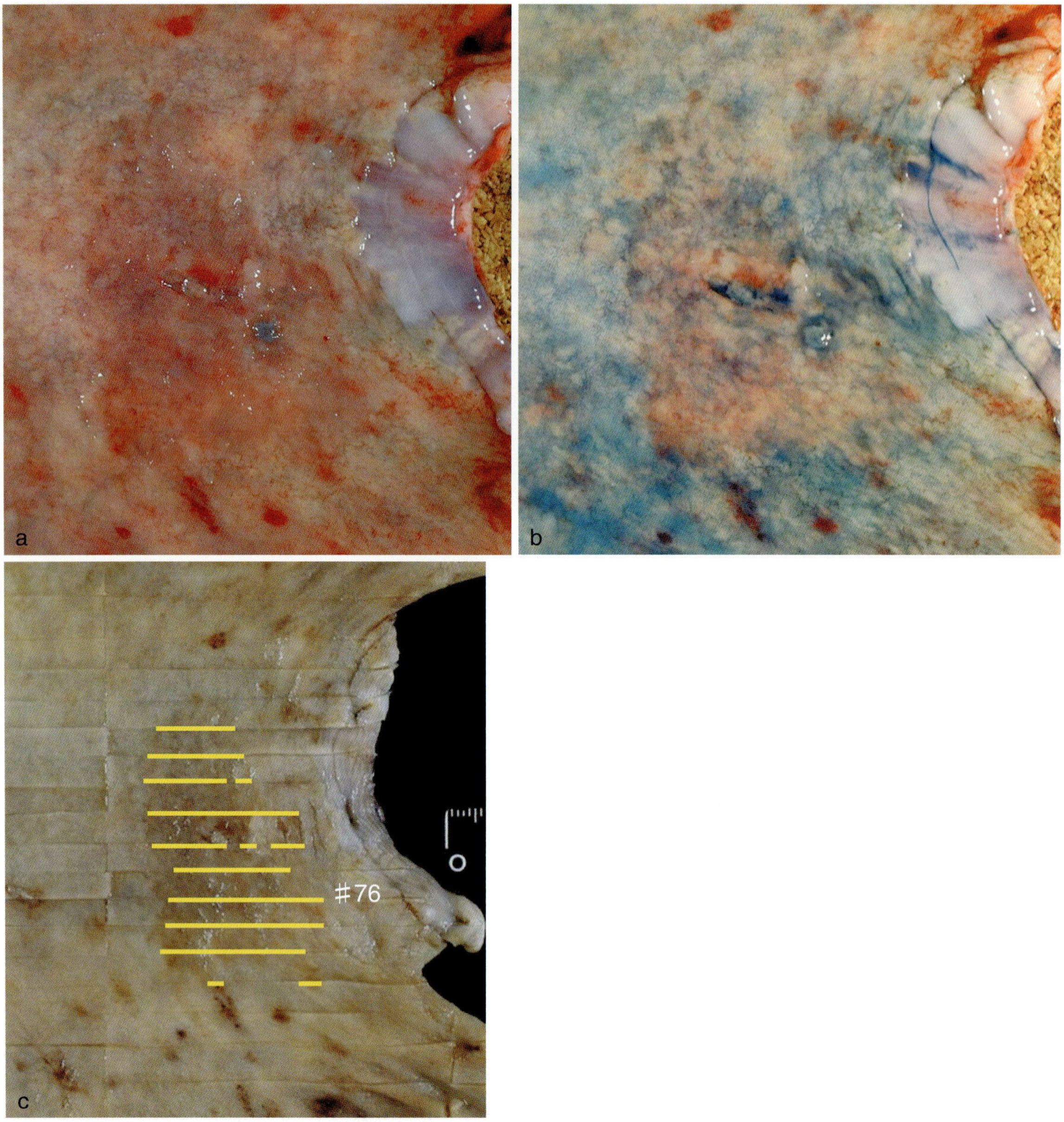

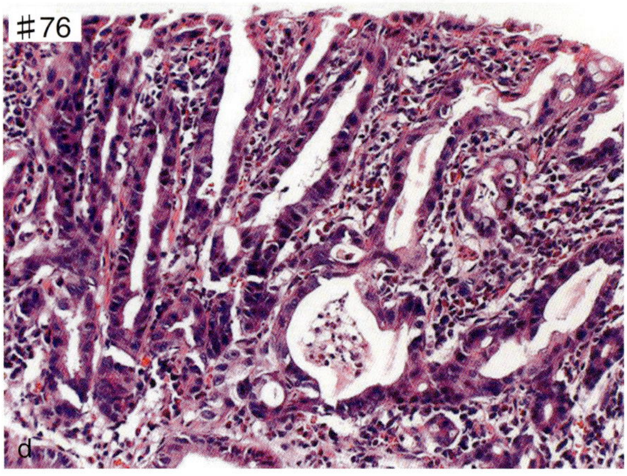

図 3　病理所見　切除標本肉眼所見(a,b)，組織学的再構築図(c)，♯ 76 の組織像(d).
最終病理診断は type 0-Ⅱc, M, tub 1, 56×30 mm であった.

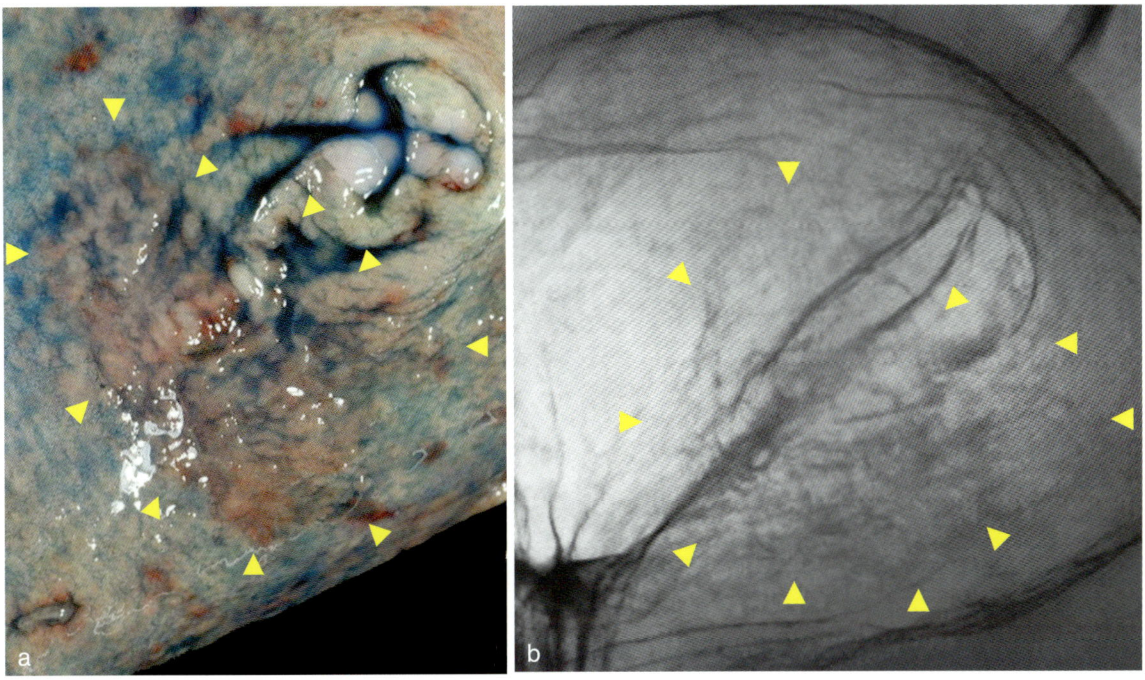

図 4　画像所見のまとめ　病変の再構築図をもとに切除標本色素撒布翻転像(a), X 線像(b)における病変の範囲を示す(黄色矢頭). X 線像では癌の範囲に限局した不規則なバリウム陰影, 大小の顆粒状陰影を認める(b).

コメント

噴門部領域の内視鏡検査ではさまざまな方向, 距離からの観察が必要である. 病変の全体像が描出された内視鏡観察では病変の指摘は容易であるが, そうでない場合には比較的大きな病変でも見逃される可能性がある(図 1c, e). 病変の存在を疑った時には積極的に色素撒布を行う必要がある.
噴門部領域の X 線検査は, 右回転による十分なバリウムの付着を得た後に半臥位から半立位の腹臥位第 1 斜位～背臥位第 2 斜位の撮影が重要である. 体位変換後のバリウムの流れが止まった直後に撮影した画像が読影しやすい.

症例 11　噴門部の多発早期癌 (88 歳, 男性)

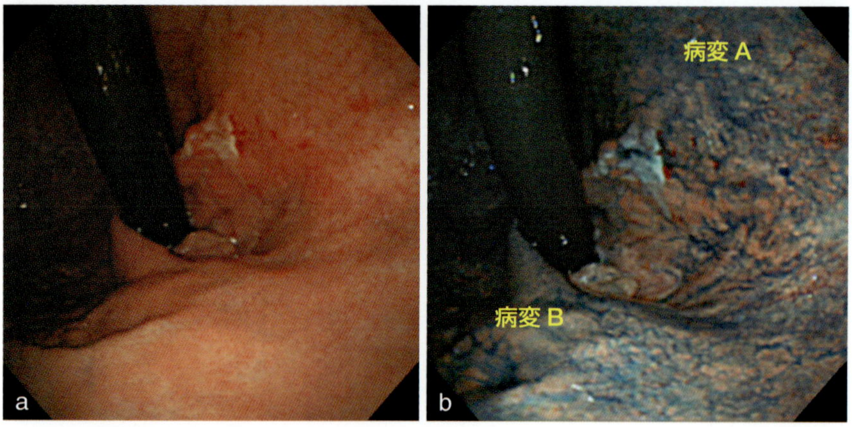

図 1　内視鏡所見　噴門部の後壁と前壁に凹凸不整な粘膜を認める(a, b). 後壁(病変 A)と前壁(病変 B)に別々の病変が存在している(後述).

病変 A

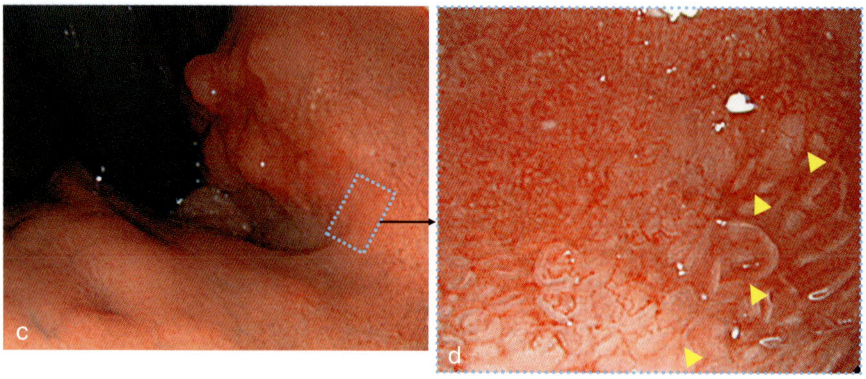

噴門部後壁の内視鏡像(c)では, 発赤調の凹凸不整な陥凹性病変を認める. 拡大観察(d)で不規則な微小血管の増生像を認める(黄色矢頭は demarcation line).

病変 B

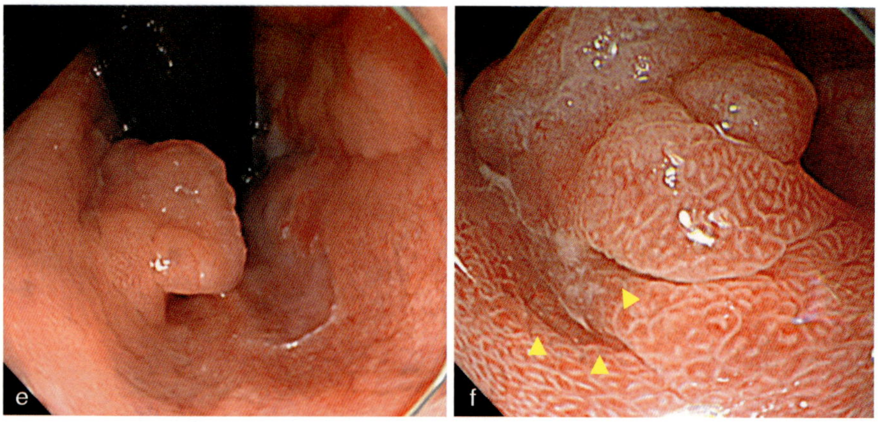

噴門部前壁の内視鏡像(e)では不整なびらんを伴った結節状の隆起性病変を認める. 拡大観察(f)では隆起の周囲粘膜にも不整な微細粘膜模様が拡がっているのがわかる(黄色矢印).

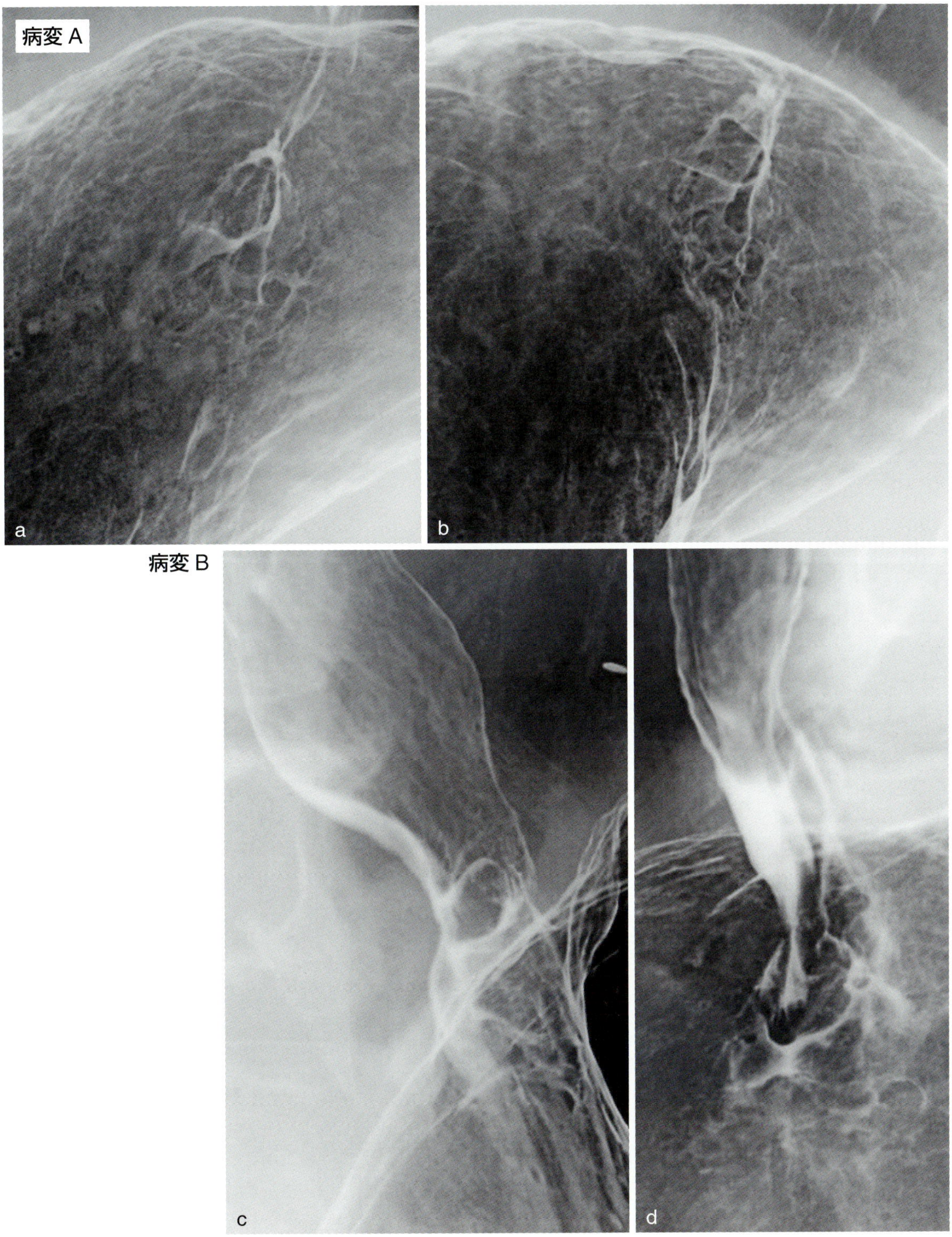

図 2　X 線所見　噴門部後壁に限局した粘膜異常(濃淡差のあるバリウム陰影，大小不揃いの顆粒状陰影)を認める(a, b)．噴門部前壁には不整な輪郭の結節状の透亮像を認める．その表面には境界が不整なバリウム陰影を伴っている．また透亮像の肛門側にも濃淡差のある不整形のバリウム陰影や淡い透亮像がみられる(c, d)．食道胃接合部の病変は体位や空気量によって見かけ上，食道側に描出されることがある(c)．

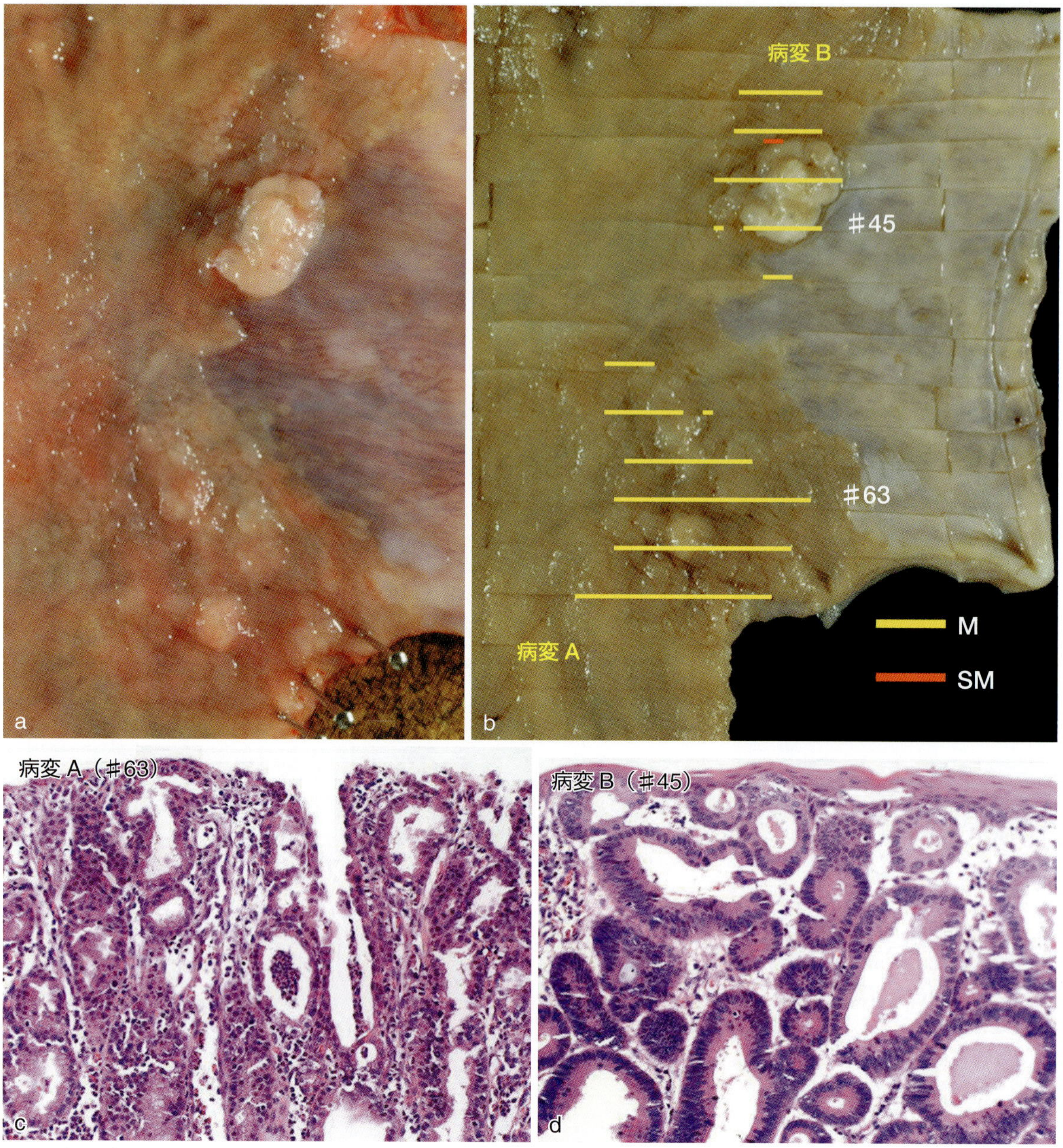

図3　病理所見　切除標本肉眼所見(a)，組織学的再構築図(b)，＃63の組織像(c)，＃45の組織像(d)．
最終病理診断は**病変 A**：type 0 Ⅱa, M, tub 1, 30×20 mm, **病変 B**：type 0 Ⅱa＋Ⅱc, M, tub 1, 30×15 mmであった．

病変 A

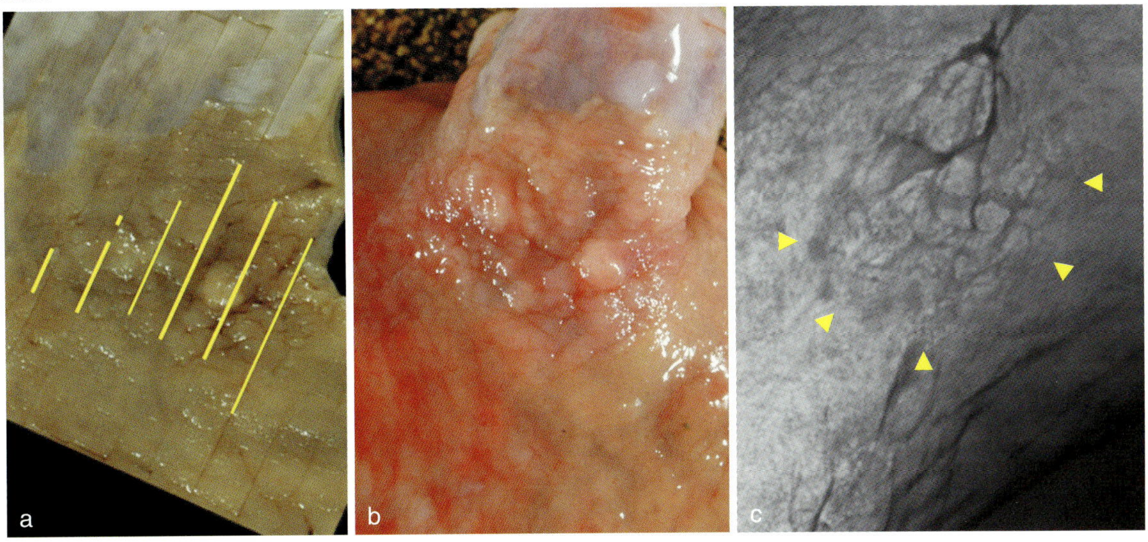

図 4　画像所見のまとめ
病変 A の組織学的再構築図(a)と切除標本翻転像(b)，X 線像(c)の対比を示す．X 線像では病変の領域に限局した濃淡差のあるバリウム陰影，大小の顆粒状陰影を認める(c：黄色矢印)．

病変 B

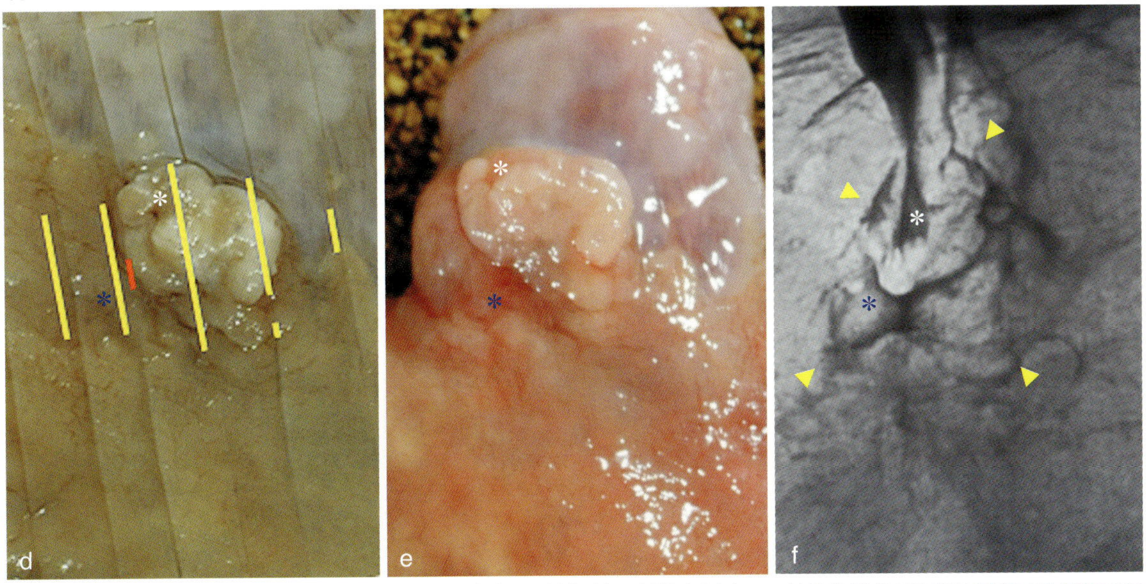

病変 B の組織学的再構築図(d)と切除標本翻転像(e)，X 線像(f)の対比を示す．＊はそれぞれの画像に対応する部位である．X 線像では病変の領域に不整な輪郭の透亮像やバリウム陰影を認める(f：黄色矢印)．

コメント

噴門部に早期胃癌が多発した稀な症例である．

症例 12　扁平上皮下に進展した噴門部早期癌（37 歳, 男性）

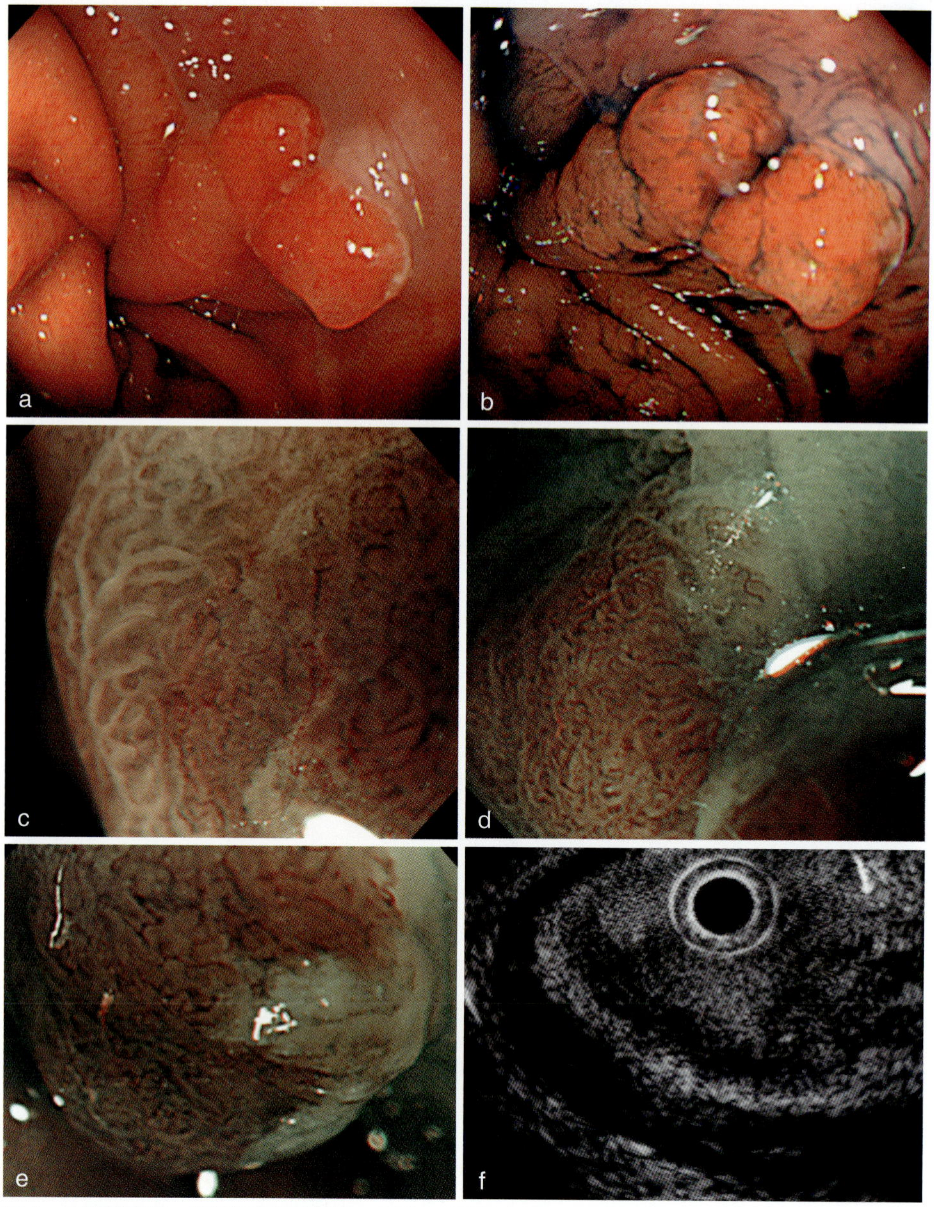

図 1　内視鏡所見・超音波内視鏡所見　食道胃粘膜接合部に淡い発赤調の隆起性病変を認める．隆起表面は凹凸不整である（a：通常観察，b：色素撒布像）．拡大観察では隆起部に不規則な微小血管の増生像を認める（c〜e）．口側の隆起は扁平上皮に一部覆われているが扁平上皮下にも異常血管像が透見されている．病変が扁平上皮下に浸潤している所見である（d, e）．超音波内視鏡像では明らかな SM 浸潤の所見はみられない（f）．

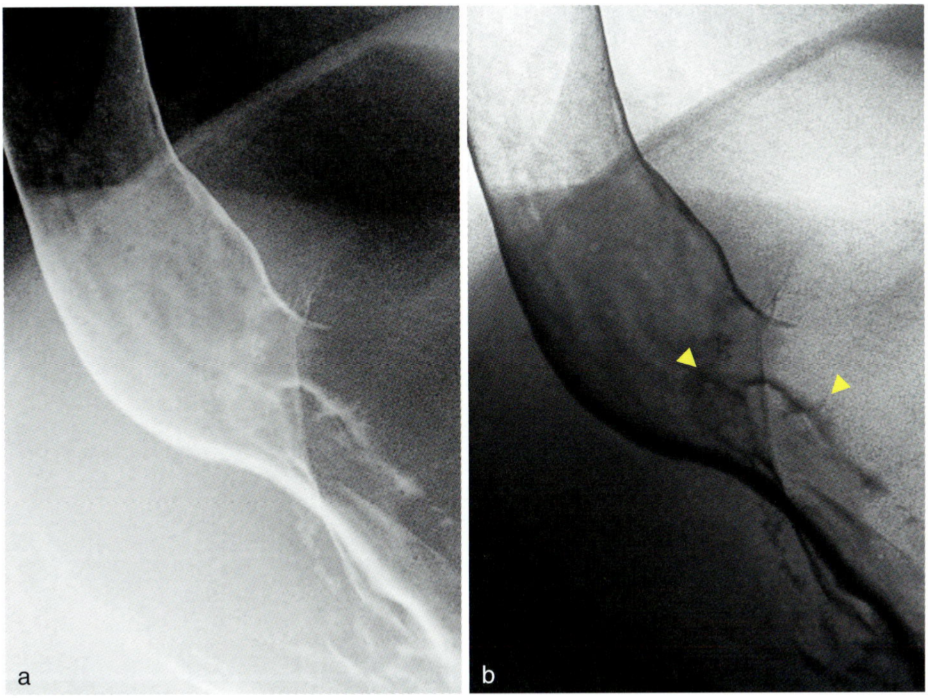

図2　X線所見　食道胃接合部に不整な輪郭の透亮像を認める．その表面には濃淡差のある淡いバリウム陰影も伴っている．

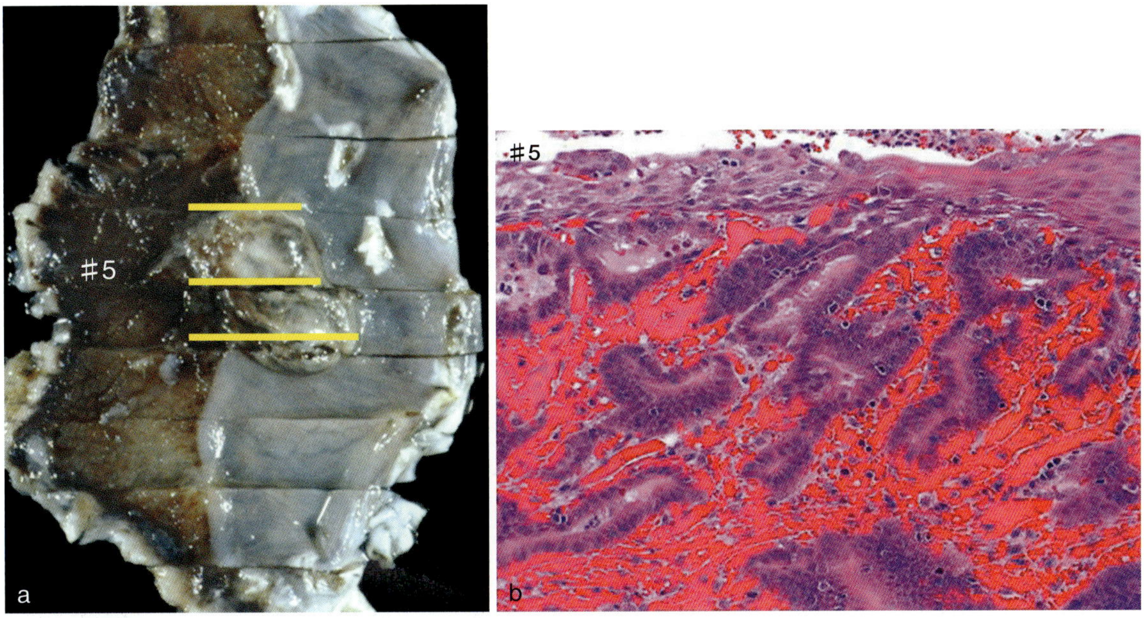

図3　病理所見　組織学的再構築図(a)，♯5の組織像(b)．最終病理診断はtype 0-Ⅱa，M，tub 1，12 × 10 mmであった．腫瘍は扁平上皮下に進展している．内視鏡検査では腫瘍の周囲にバレット粘膜の所見は認めないが，腫瘍直下の粘膜下層に食道固有腺がみられバレット腺癌の可能性もある．

コメント

食道胃接合部癌は食道扁平上皮下に病変が進展することがある．本症例は拡大観察で扁平上皮下の異常血管が透見され扁平上皮下への進展が診断可能であった．このような症例では正確な範囲診断は困難であり，ESDで治療を行う場合には十分なマージンを確保する必要がある．

症例 13 色調の変化に乏しい噴門部 M 癌 (60 歳, 女性)

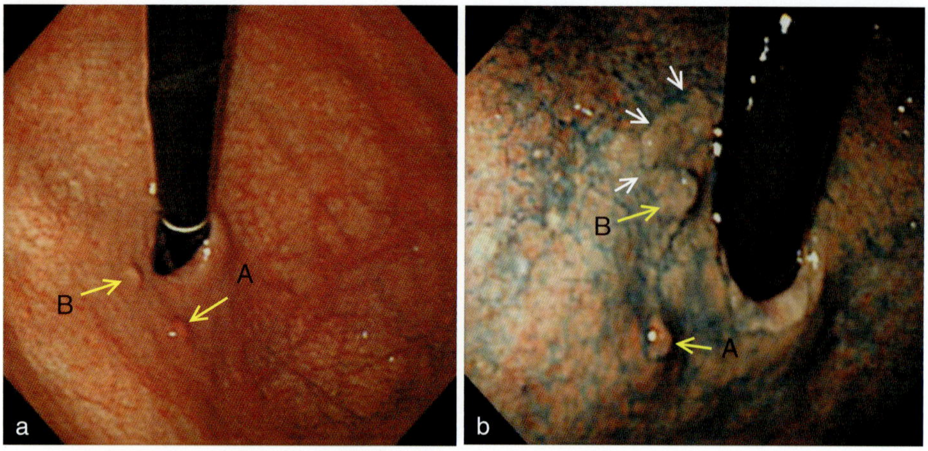

図 1 内視鏡所見 噴門部後壁に軽度発赤したポリープ(A)とその小彎寄りに同色調の小隆起(B)がみられる(a). 色素内視鏡検査では小隆起に接して粘膜模様の異なる局面(白矢印)が描出された(b).

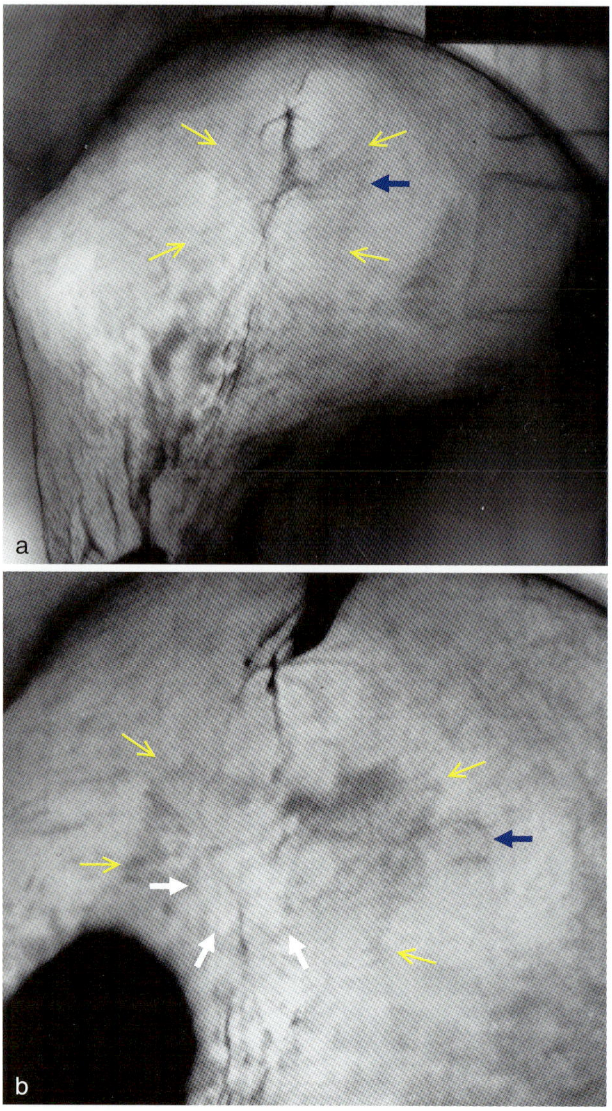

図 2 X 線所見 腹臥位第 1 斜位像(a)および半立位背臥位第 2 斜位像(b)では噴門部小彎に辺縁不整なバリウム陰影(黄矢印)がみられ, 内部に透亮像(白矢印), 後壁側に透亮像(青矢印)がみられる.

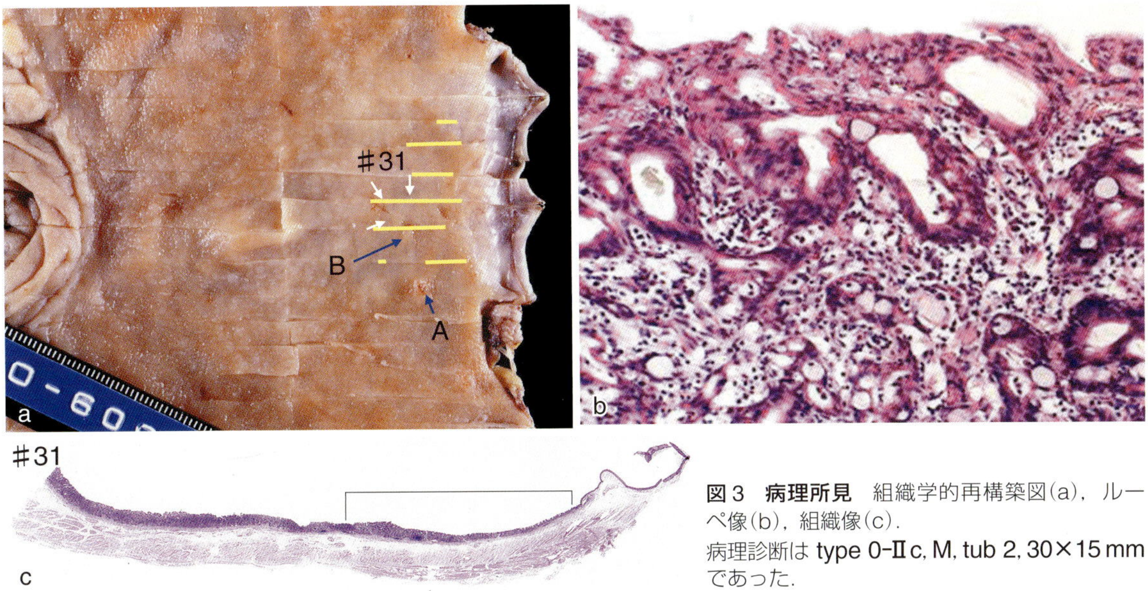

図3 病理所見 組織学的再構築図(a)，ルーペ像(b)，組織像(c)．
病理診断は type 0-IIc, M, tub 2, 30×15 mm であった．

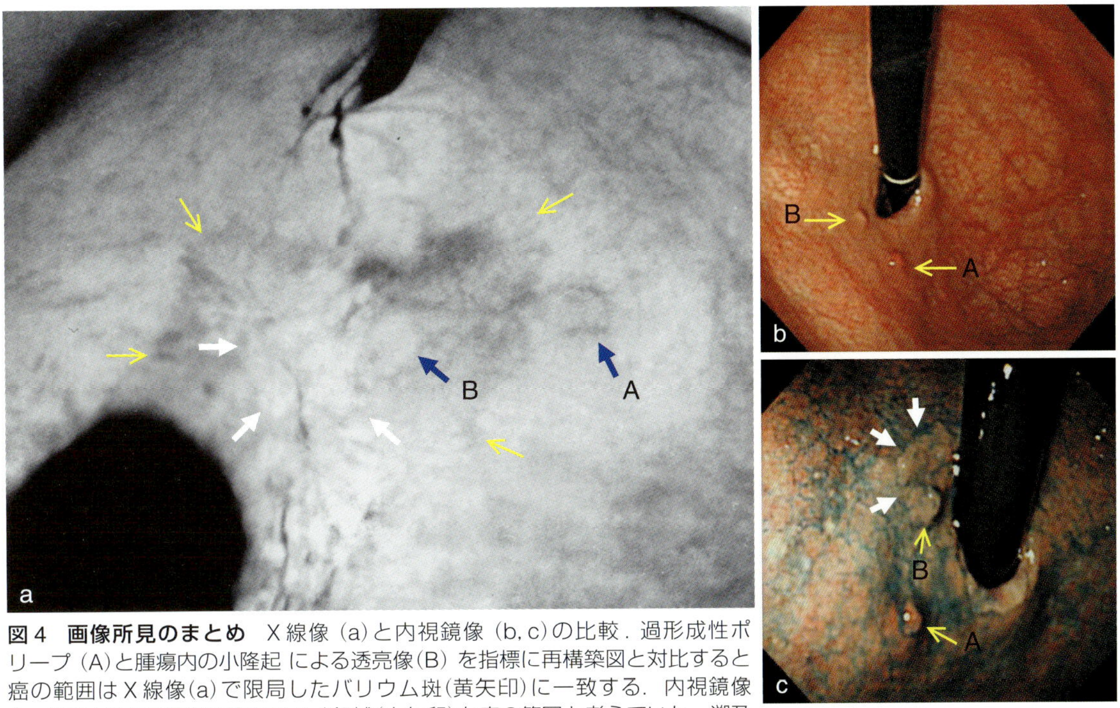

図4 画像所見のまとめ X線像(a)と内視鏡像(b, c)の比較．過形成性ポリープ(A)と腫瘍内の小隆起による透亮像(B)を指標に再構築図と対比すると癌の範囲はX線像(a)で限局したバリウム斑(黄矢印)に一致する．内視鏡像(b,c)では病変口側の色素をはじく領域(白矢印)を癌の範囲と考えていた．遡及的にみても内視鏡像での範囲診断は困難である．

コメント

噴門部の粘膜内癌．色調の変化に乏しく，内視鏡では範囲診断は困難であった．X線では辺縁不整な淡いバリウム斑として描出された．

症例 14　内視鏡で血管透見消失領域として認識できた 5 cm 大の 0-Ⅱc 型 M 癌（76 歳，男性）

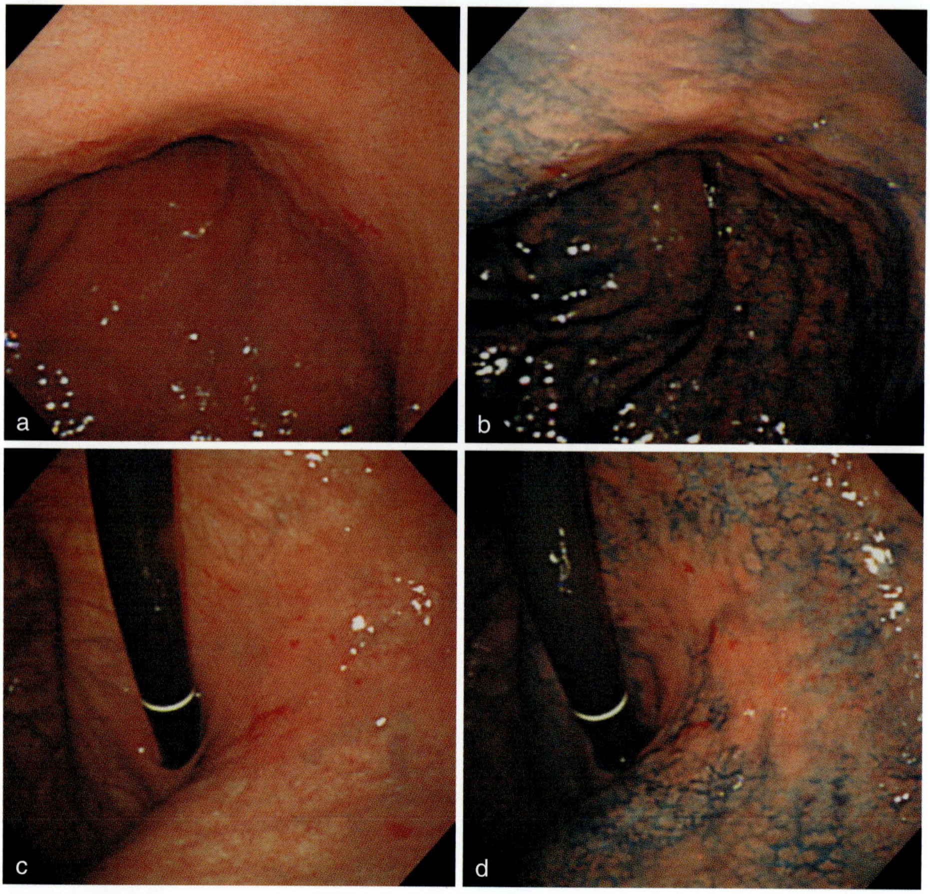

図 1　内視鏡所見　a の見下ろし観察像で，噴門部小彎から後壁にかけて，くすんだ発赤調粘膜を認める．境界は不明瞭でほとんど段差がみられない．ところどころに点状出血がみられたことにより癌の存在を疑い，色素撒布（b）を行って初めて広い面を持った限局性の粘膜病変として認識できる．c の反転通常観察像で，このくすんだ発赤調粘膜は血管透見が消失した領域として認識できる．ほとんど段差がなく境界不明瞭で，点状の自然出血がなければ，やはり癌として認識できない可能性がある．反転の色素観察（d）で色素をはじく領域として病変の全体像が把握できる．内視鏡的には，病変内に深い陥凹や結節はみられず，0-Ⅱc 型 M 癌と考えられる．

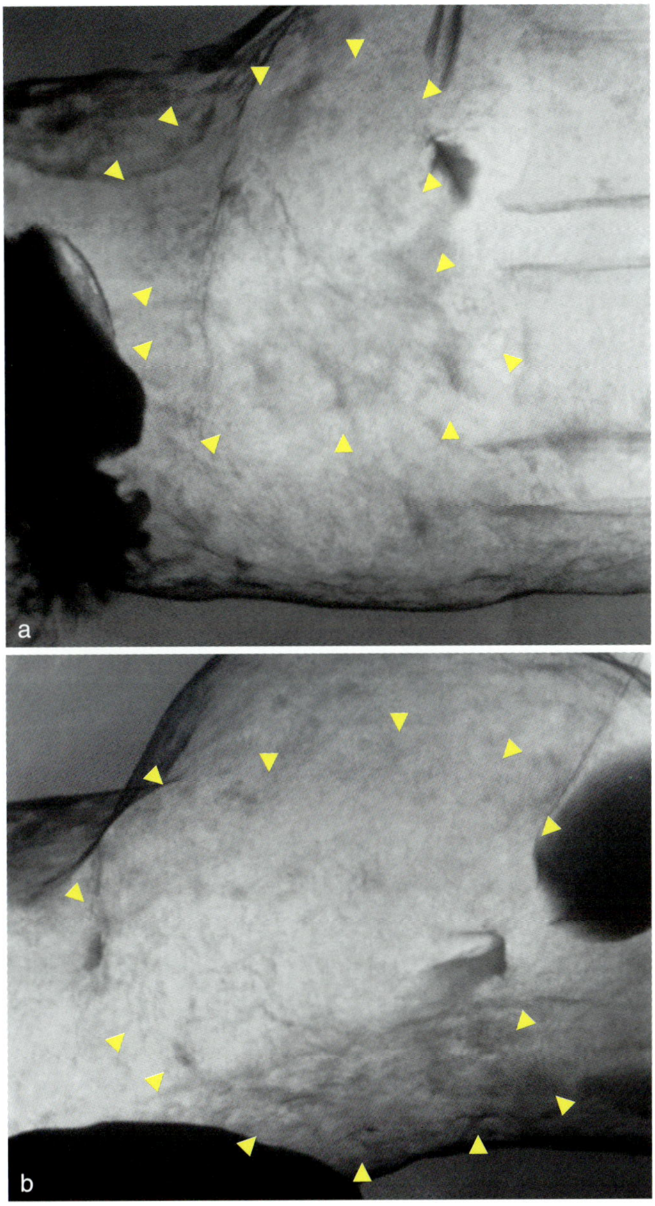

図2　X線所見　aは右側臥位で噴門部小彎から後壁を，bは腹臥位第1斜位で噴門部小彎から前壁を正面に描出したX線像である．aでは病変は内部不整な淡いバリウム斑として描出され，内視鏡像よりも陥凹性病変であることを認識できる．また，bでは病変内の一部と病変辺縁部に淡いバリウムの溜まりを伴うが，全体として淡い透亮像として描出されている．これは内視鏡検査における色素をはじく像に対応していると思われる．

X線に関するコメント

半立位で撮影する噴門部のX線像は，バリウムを塗りつけた直後から時間が経つにつれ所見が変化する．本例でも淡いバリウム斑として描出された病変が，淡い透亮像に変化した．このバリウム付着異常は，癌表面の粘液の違いなどによるバリウムの付着性の差からくるものと思われる．所見に乏しい病変はいろいろな時相で撮影することが大切で，より時間が経ってバリウムが落ちた時相の画像で病変を初めて認識できる症例もある．X線検査においては，撮影者，読影者ともにこのことを意識して臨む必要がある．

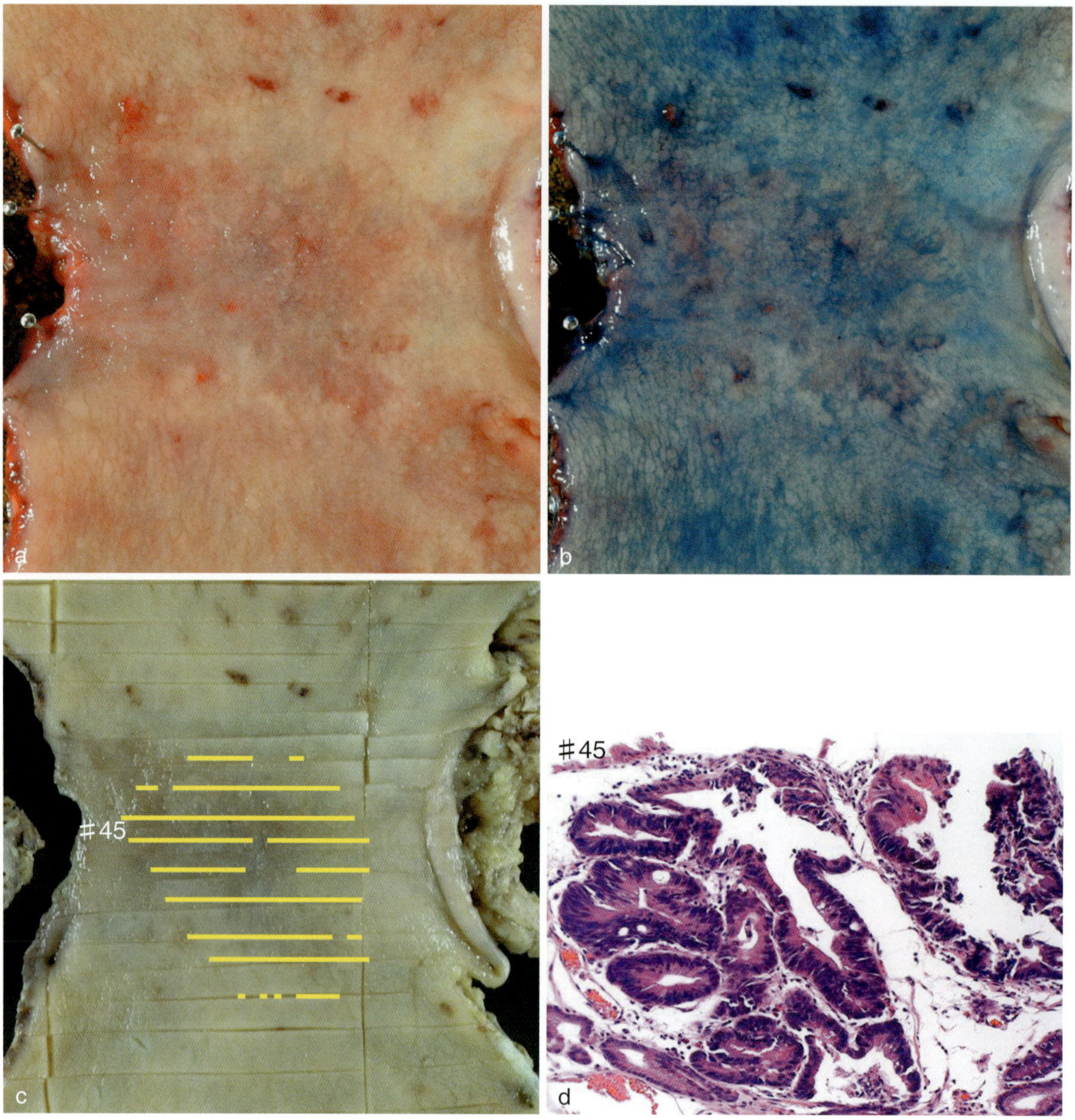

図 3　病理所見　切除標本肉眼像(a)で，境界やや不明瞭な発赤調粘膜を認める．色素撒布(b)で病変部はわずかに陥凹している．c は組織学的再構築図，d は＃ 45 のルーペ像．
最終病理診断は，type 0-Ⅱc, M, tub 1, 50×45 mm であった．

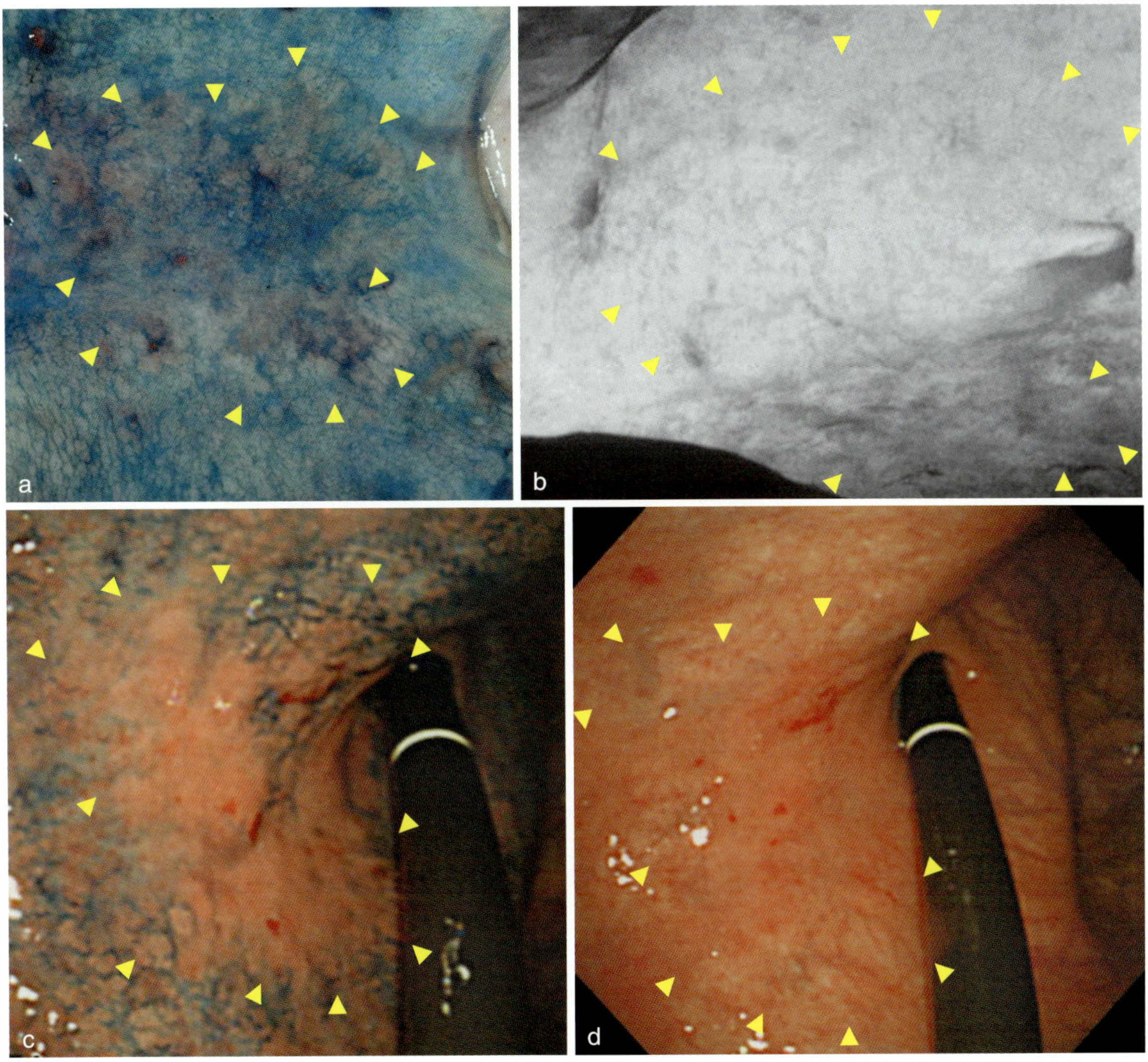

図 4　画像所見のまとめ　マッピング後の色素撒布肉眼像(a)とX線像(b)，色素内視鏡像(c)とを対比して，対応する点をプロットした．さらに，所見に乏しかった内視鏡通常観察像(d)に点状および線状の発赤を指標に feedback して対比した．通常観察における癌の範囲は，血管透見が不明瞭な発赤領域のさらに外側にある血管透見がチリチリしたやや褪色調の領域まで含まれることがわかる．

コメント

本症例は，50×45 mm と広い病変であるにもかかわらず，内視鏡通常観察で所見に乏しい病変であった．点状の自然出血がなくとも，領域を持ったくすんだ発赤や領域を持つ血管透見消失の所見のみで癌と診断できる目を持つことが望まれる．

症例 15 粘膜下腫瘍様の隆起を伴った 0-IIa 型 M 癌（73 歳，男性）

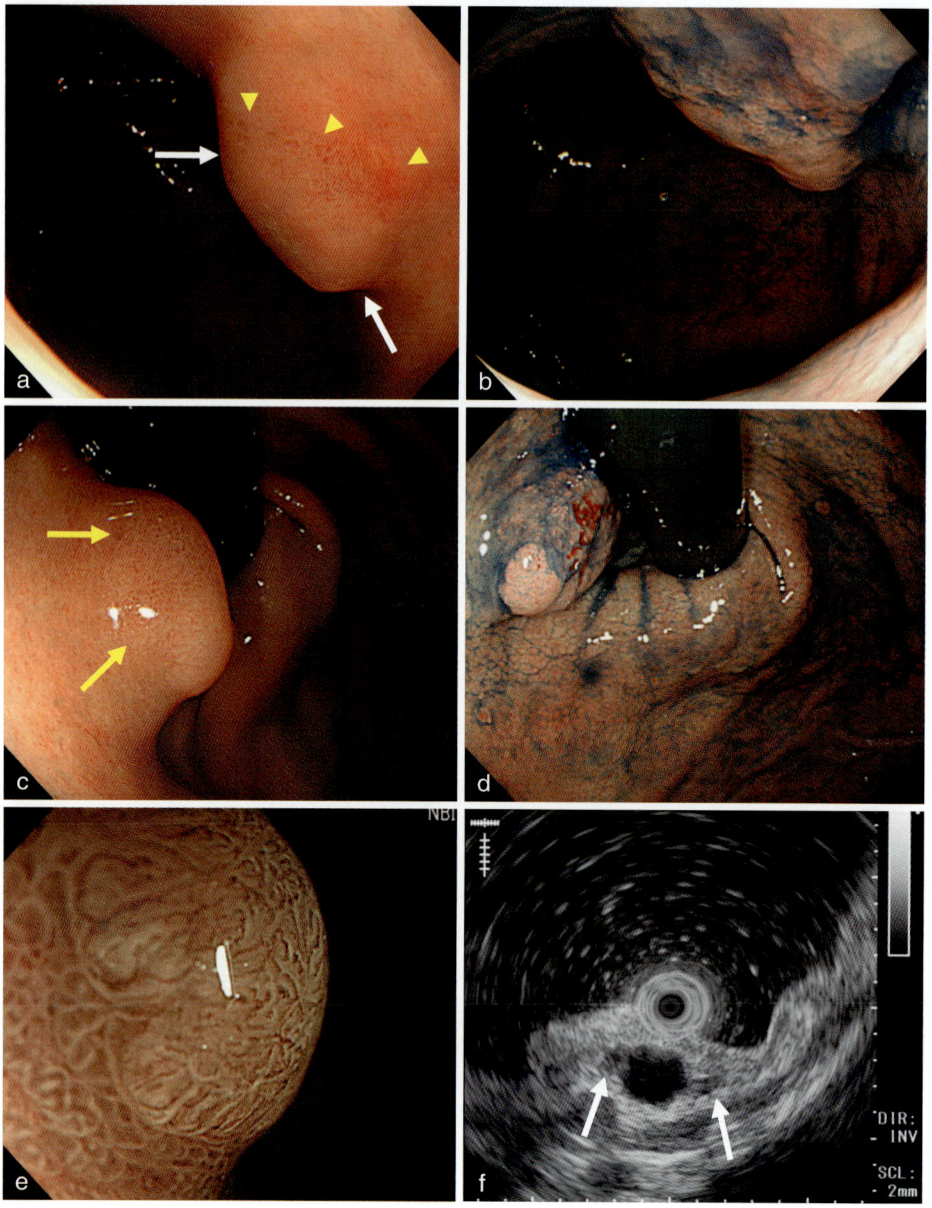

図 1　内視鏡所見・超音波内視鏡所見　通常観察見下ろし像(a)で，噴門部小彎に粘膜下腫瘍様の隆起性病変を認める．前壁側の立ち上がりはなだらかで，後壁側はやや急峻である．粘膜模様をみると，隆起の頂部にはわずかに白色調の平坦隆起(白矢印)が存在する．白色隆起の辺縁は口側で発赤調の粘膜となっている(黄矢頭)．空気少量の色素撒布見下ろし像(b)で，粘膜下腫瘍部は変形しており，柔らかい病変であることがわかり，また，発赤調の粘膜部は凹凸不整な浅い陥凹局面を呈している．通常観察反転像(c)で，粘膜下腫瘍様の隆起の頂部には，後壁側の明らかな結節以外にもわずかに白色調の丈の低い 0-II a 様隆起(黄矢印)が連続しているのがわかる．空気少量の色素撒布後の反転像(d)で，色素をはじく 0-II a 様局面の全体像が観察できる．拡大観察(e)で，0-II a 部に微細粘膜模様の不整を認める．超音波内視鏡像(f)で，粘膜下層に無エコー域を認める．同部に側方から低エコー像が連続しているのがわかる(矢印)．

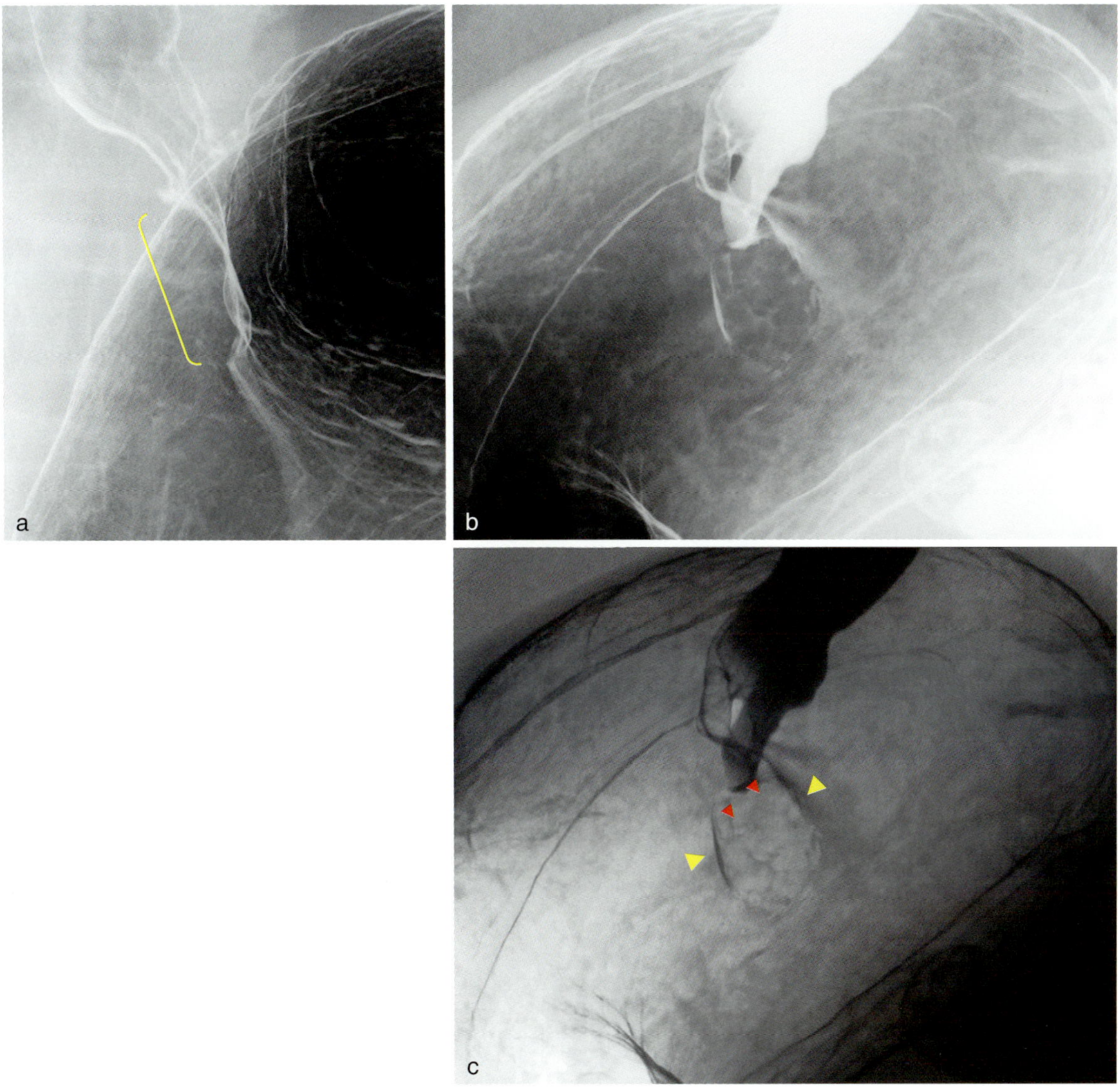

図2　X線所見　立位正面X線像(a)で，病変の側面像が陰影欠損として描出されている．半立位腹臥位第1斜位(b, c)で病変の正面像が描出されている．隆起表面の模様をみると，大小の顆粒状陰影とその間の溝状陥凹が描出されている．さらに，0-Ⅱa様隆起の口側辺縁に淡いバリウム斑を認め(赤色矢頭)，浅い陥凹の存在がわかる．
以上より，嚢胞状の柔らかい粘膜下腫瘍様病変の上に合併した深達度Mの0-Ⅱaと診断しESDを行った．

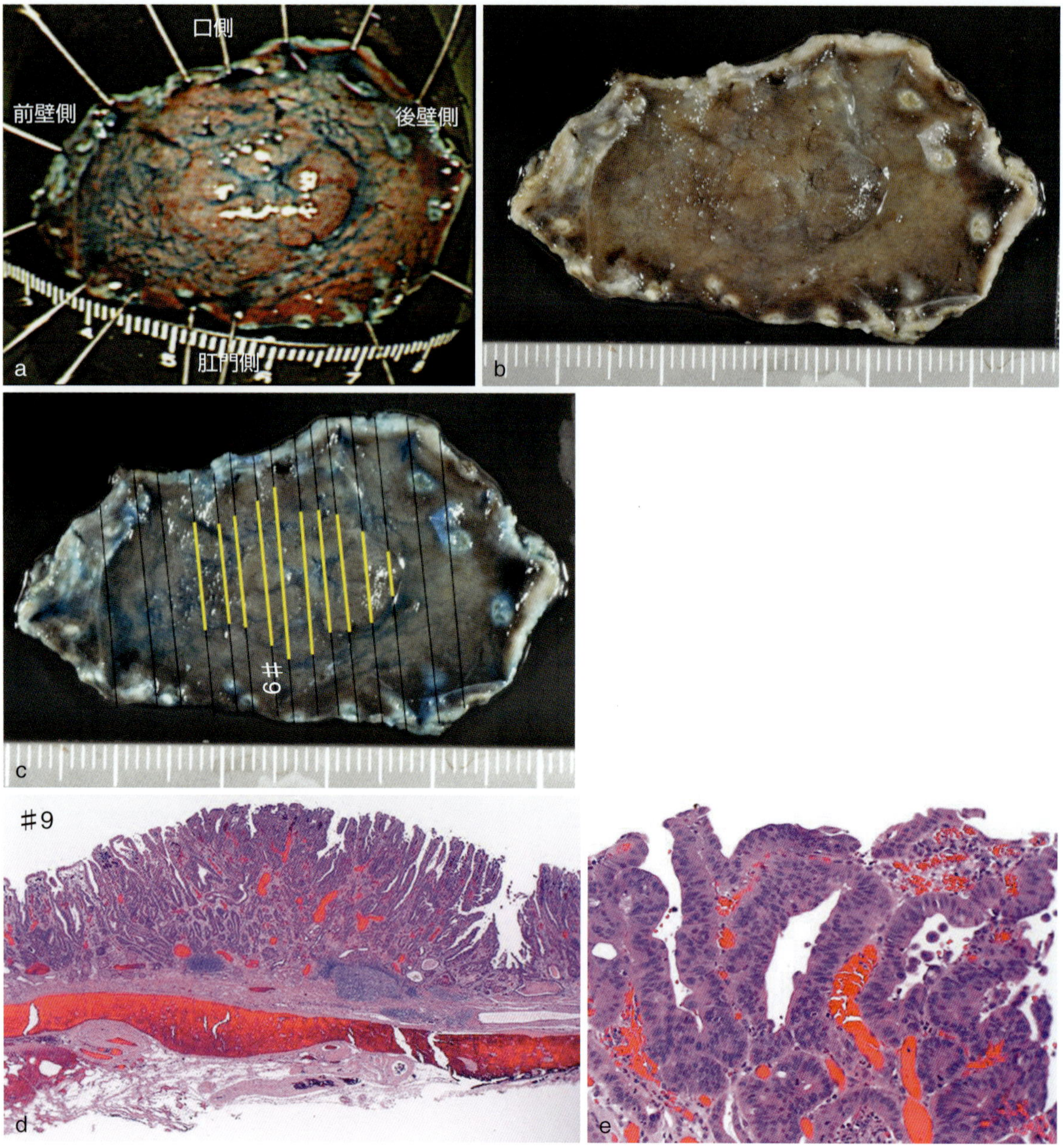

図 3　病理所見　切除標本肉眼所見（a 色素撒布，b 固定標本）で，中心に溝状陥凹を伴う 0-Ⅱa 病変を認める．組織学的再構築図（c）で，0-Ⅱa の口側・前壁側の辺縁部の浅い陥凹も癌の範囲に含まれるのがわかる．組織像（d, e）では，癌は粘膜にとどまる高分化型腺癌である．また，粘膜下層には著明に拡張した静脈と異所性胃粘膜を認め，これらの所見により，粘膜下腫瘍の形態をとったと考えられた．
最終病理診断は type 0-Ⅱa, M, tub 1, 22×18 mm であった．

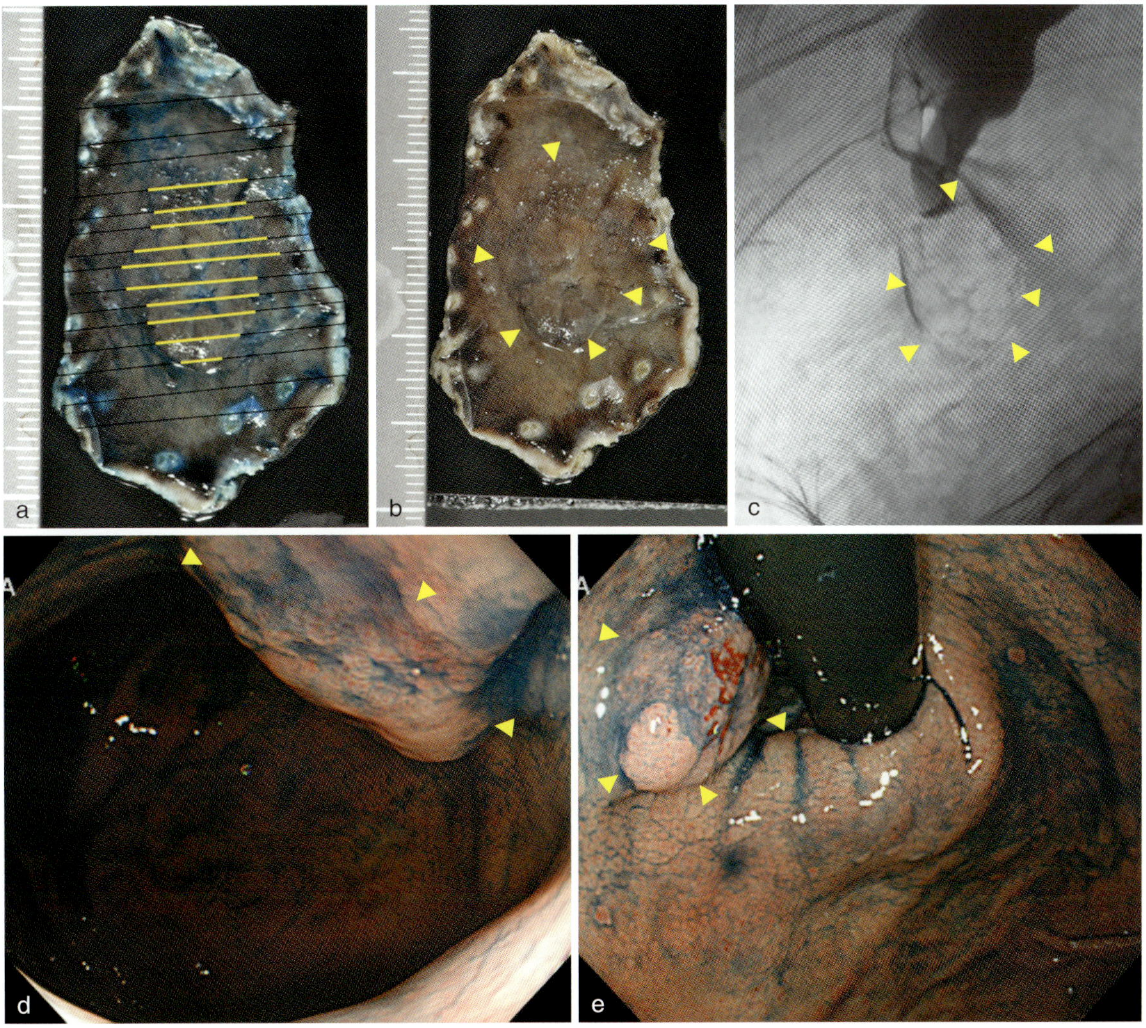

図4　画像所見のまとめ　再構築図(a)から新鮮切除標本の肉眼像(b)における癌の範囲を同定し，それをX線(c)および内視鏡像(d)と対比した．各画像における病変を囲む黄色の矢頭は，それぞれ対応している．本症例は，静脈拡張および異所性胃粘膜によると思われる粘膜下腫瘍様隆起の上に合併した0-Ⅱa であるが，わずかな粘膜の色調変化で癌の存在を認識できた．

コメント

粘膜下腫瘍を認めた場合，表面の粘膜模様を詳細に観察することが必要である．また，本症例のように粘膜下腫瘍様隆起を伴う場合，SM以深への浸潤の所見と誤診する可能性もある．特に，噴門部の粘膜下には異所性腺管が多くみられ，注意が必要である．

症例 16 SM 浸潤癌と誤診した M 癌(1) (68 歳, 男性)

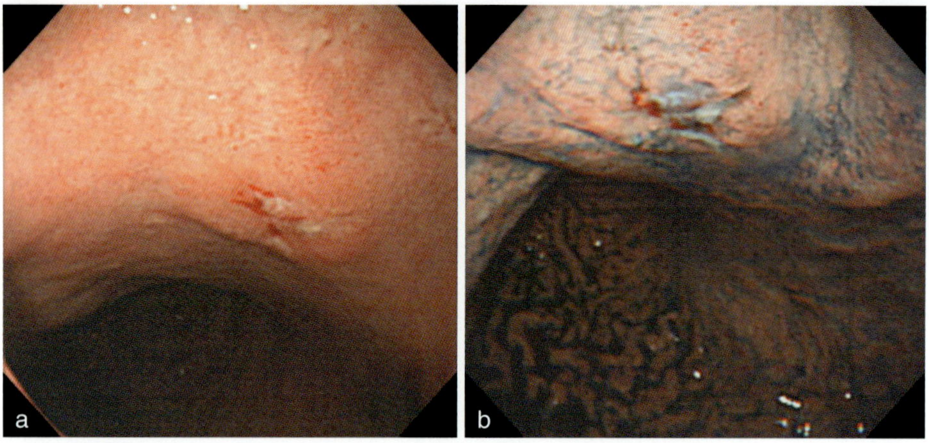

図 1 内視鏡所見 易出血性の不整形の陥凹性病変を認める．病変全体がわずかながら台状に挙上しており，小さいながらも SM 癌の可能性を考えた(a)．色素撒布像で辺縁不整な陥凹が明瞭となる(b)．

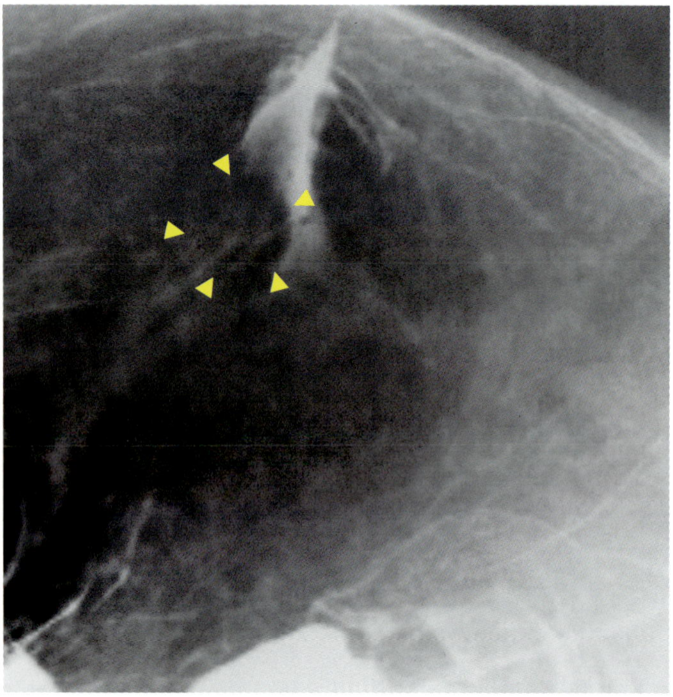

図 2 X 線所見 X 線検査でも淡い不整形のバリウム斑と周囲に比較的明瞭な透亮像が認められ，隆起所見が目立つ．

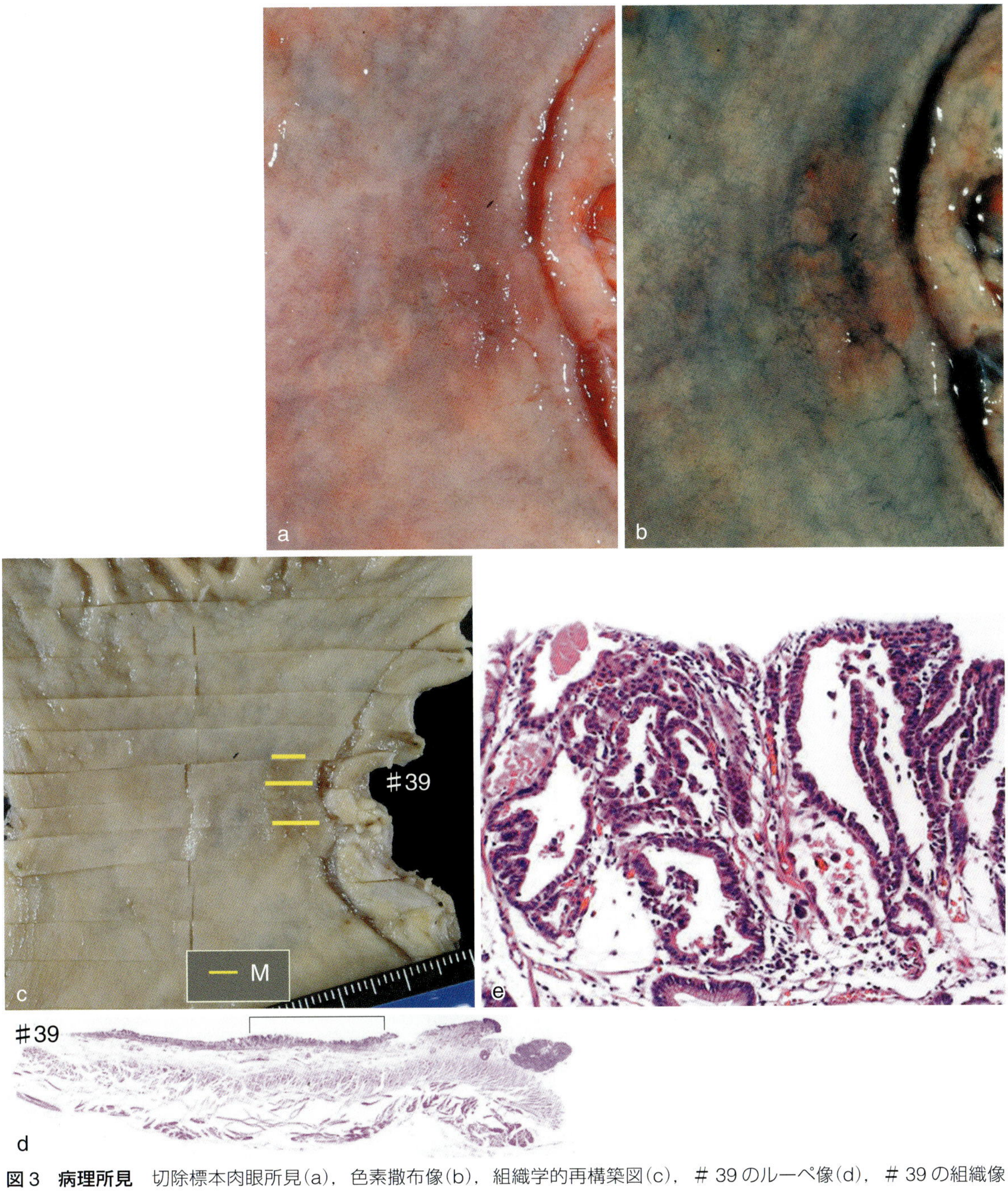

図3　病理所見　切除標本肉眼所見(a)，色素撒布像(b)，組織学的再構築図(c)，♯39のルーペ像(d)，♯39の組織像(e)．
最終病理診断は type 0-Ⅱc, M, tub 1, 12 ×5 mm であった．

コメント

本来なら内視鏡治療の適応となる症例である．小さいながらも隆起を有意に捉え，深達度診断を誤ってしまった．超音波内視鏡を実施していれば，無用な手術を回避できた可能性があった．噴門部癌は小さくても浸潤しやすいという先入観が誤診の一因と思われた．

症例 17 SM 浸潤癌と誤診した M 癌(2) (76 歳, 男性)

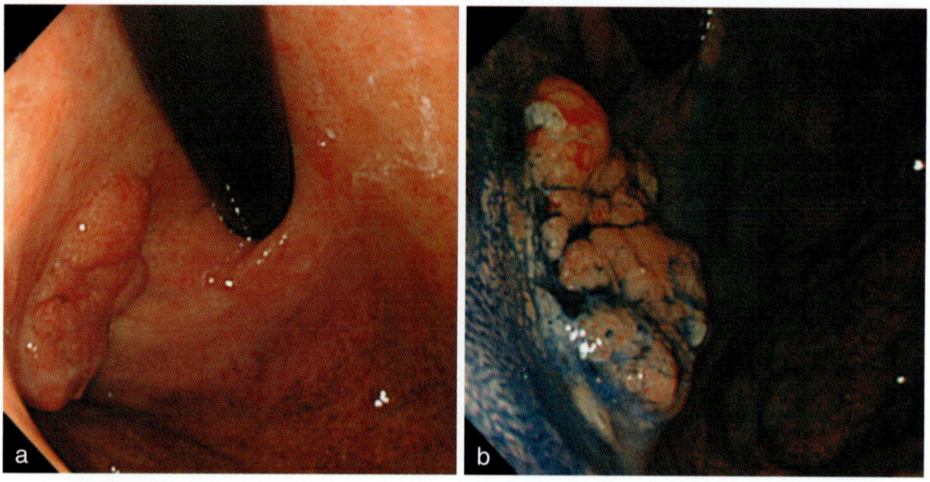

図 1 内視鏡所見 噴門部後壁に発赤した境界明瞭な結節状の隆起を認める(a). 色素撒布像では結節の大きさは不揃いであり, 病変境界部では正常粘膜がなだらかに挙上しているようにみえたため, SM 浸潤を疑った(b).

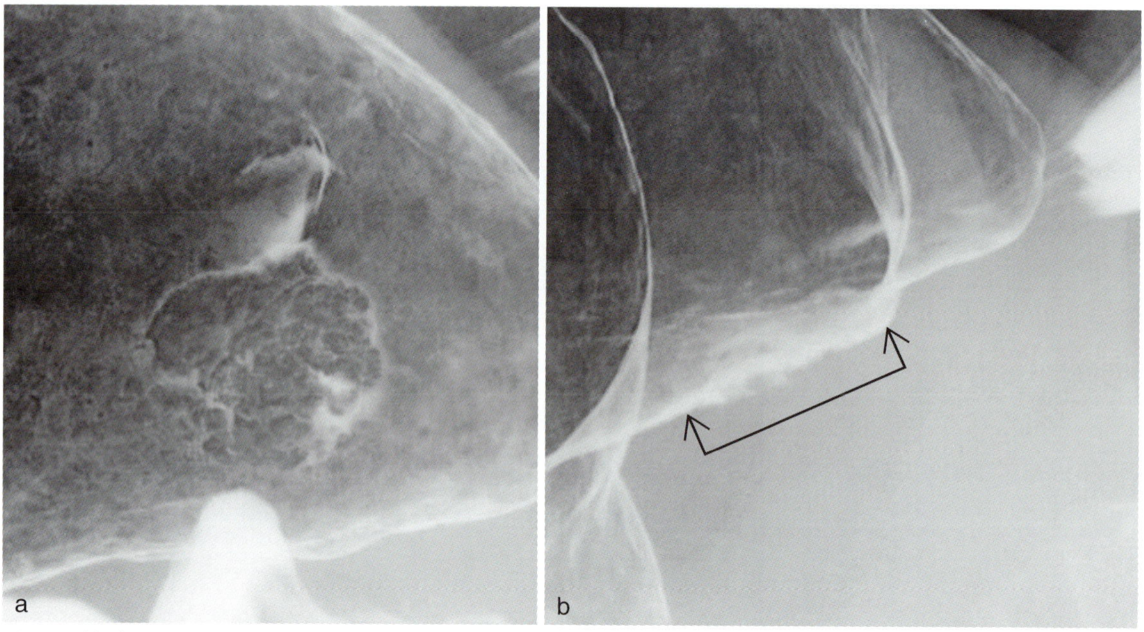

図 2 X 線所見 腹臥位第 1 斜位像で境界明瞭な結節集簇様病変として描出されている(a). 側面像では明らかな変形は認めなかった(b).

コメント

結節集簇様に隆起した病変である. 病変辺縁部の正常粘膜がなだらかに隆起しており, SM 浸潤癌を疑ったが, 最終病理診断は M 癌であった. 病理学的にも内視鏡像でみられたなだらかな隆起の原因は不明であった.

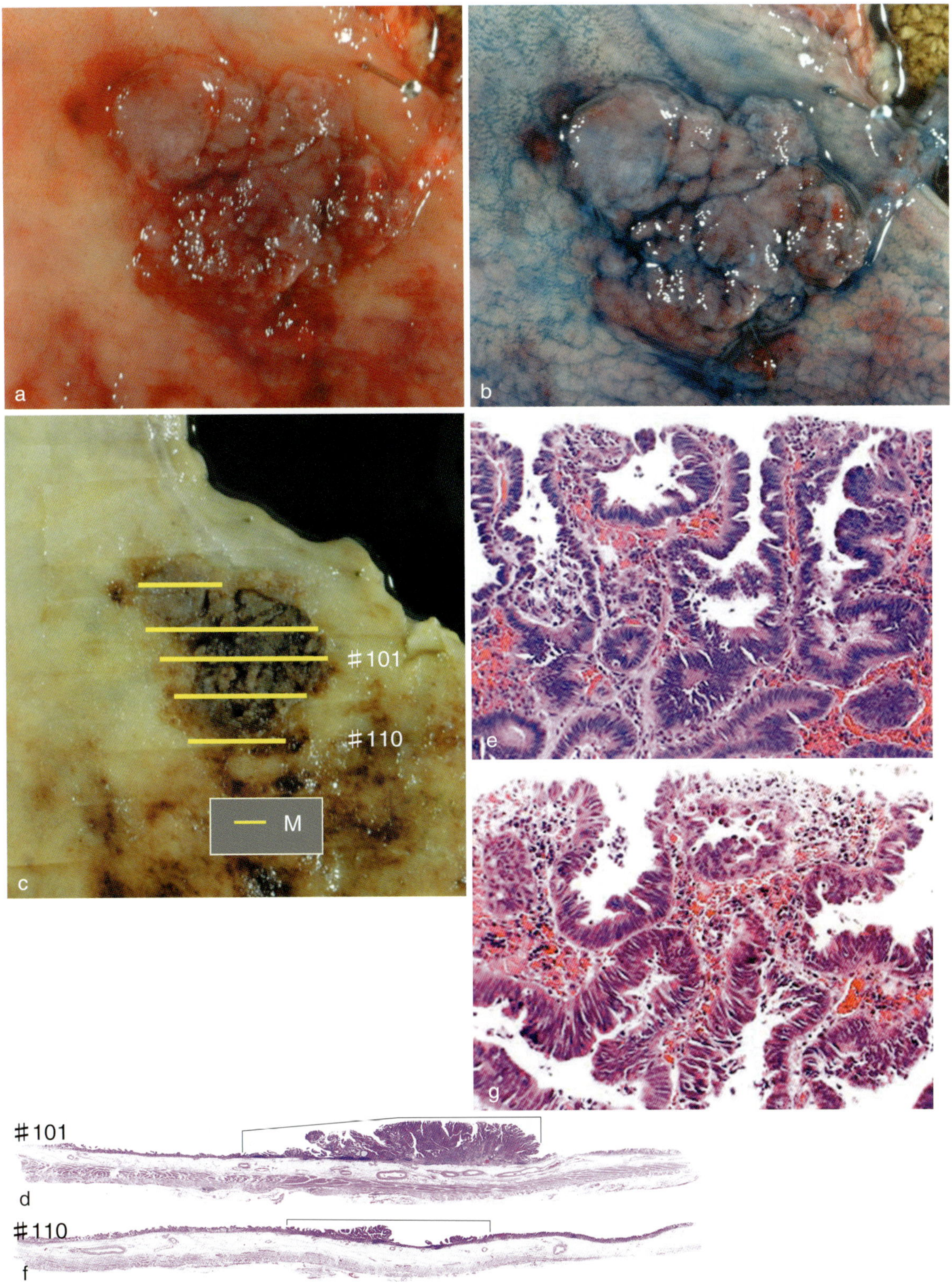

図 3　病理所見　切除標本肉眼所見(a)，色素撒布像(b)，組織学的再構築図(c)，♯ 101 のルーペ像(d)，♯ 101 の組織像(e)，♯ 110 のルーペ像(f)，♯ 110 の組織像(g)．
最終病理診断は type 0-Ⅱa, M, tub 1, 30×20 mm であった．

症例 18　悪性所見に乏しい噴門部SM癌（70歳，男性）

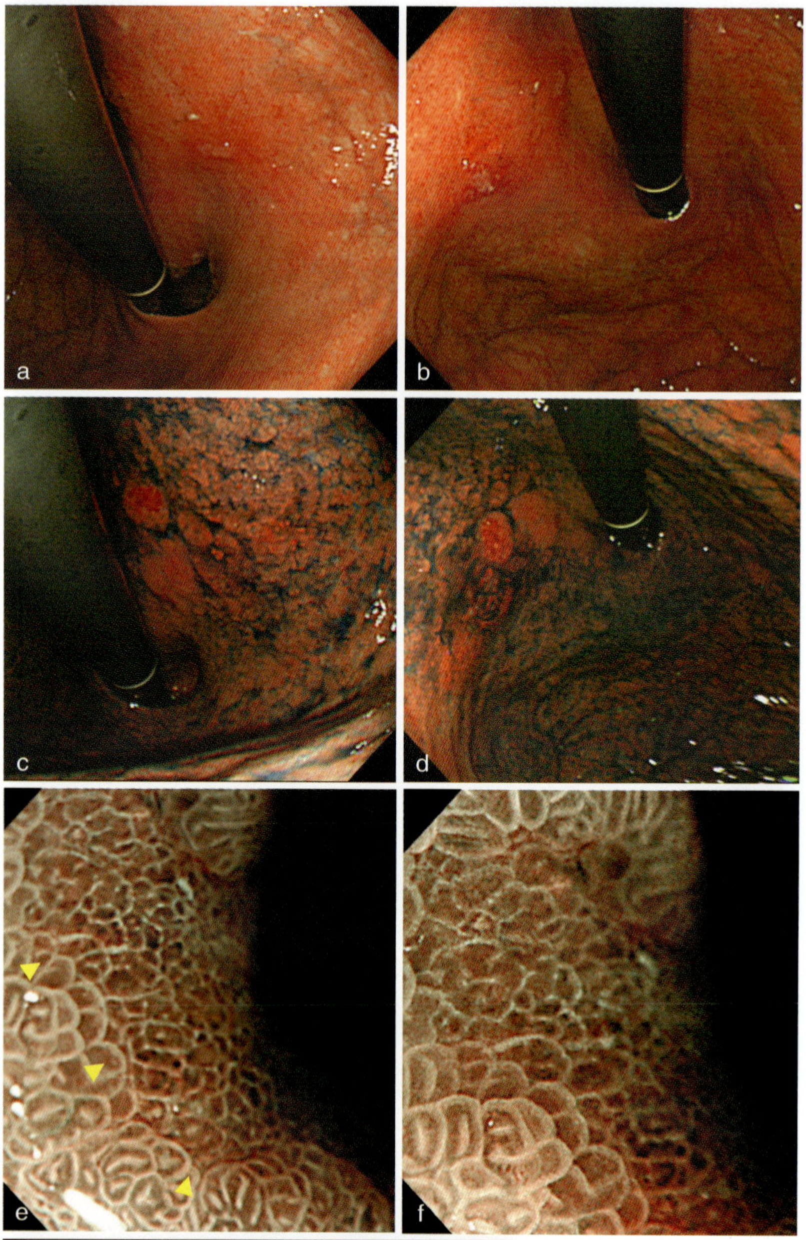

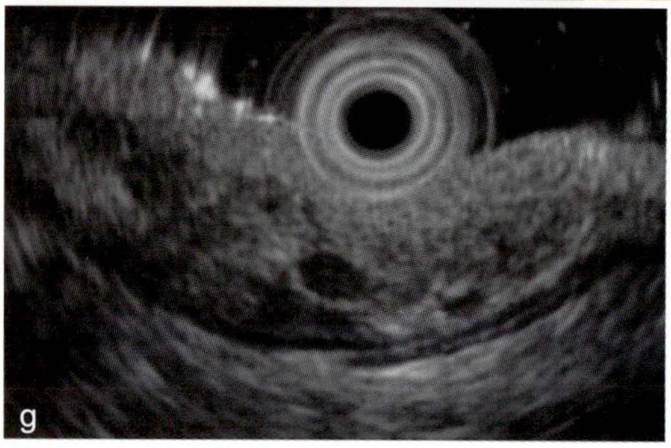

図1　内視鏡所見・超音波内視鏡所見　噴門部領域の内視鏡像である．噴門部小彎後壁に血管透見の消失した発赤調の粘膜を認めるが悪性所見ははっきりしない(a, b)．色素撒布で浅い陥凹や胃小区の乱れを認めるが，病変の範囲を全周にわたって指摘するのは困難である(c, d)．拡大観察(e, f)でも病変部に不規則な微小血管の増生像はみられず癌の診断は容易ではない．しかし，病変部では背景粘膜と比較すると不整な粘膜微細模様を認める(矢頭)．(g)は病変部の超音波内視鏡像である．第3層に不均一な低エコー像がみられ，さらに無エコーに近いエコー像も伴っている．SM浸潤癌と診断できる．

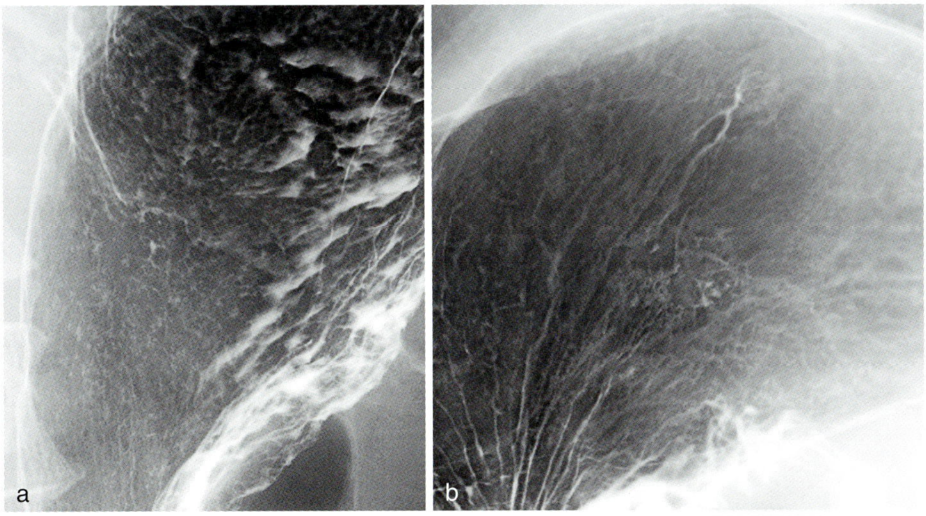

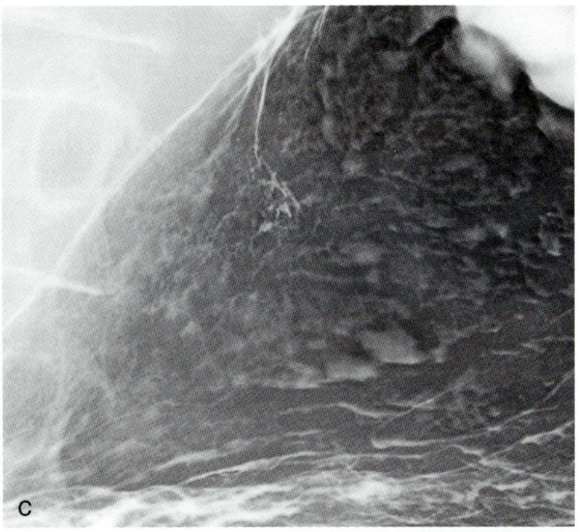

図2　X線所見　噴門部小彎から後壁に不整なバリウム陰影，大小顆粒状陰影，胃小区の乱れを認める(a～c)．小彎側の病変境界は不明瞭である．X線検査でも病変の側面像で胃辺縁に伸展不良がみられること(d)，正面像で病変内に粘膜下腫瘍様の透亮像を認めること(e矢印)より，SM浸潤が疑われる．

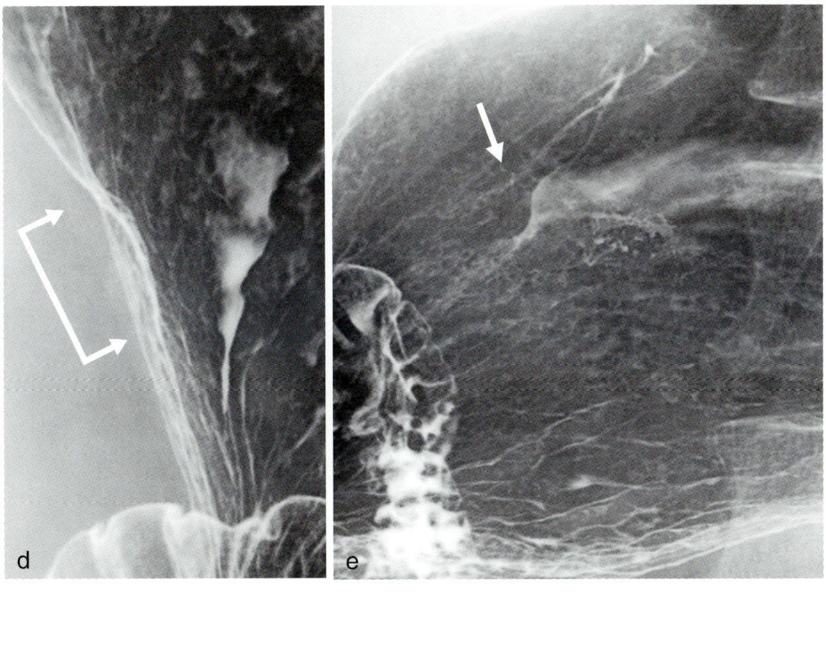

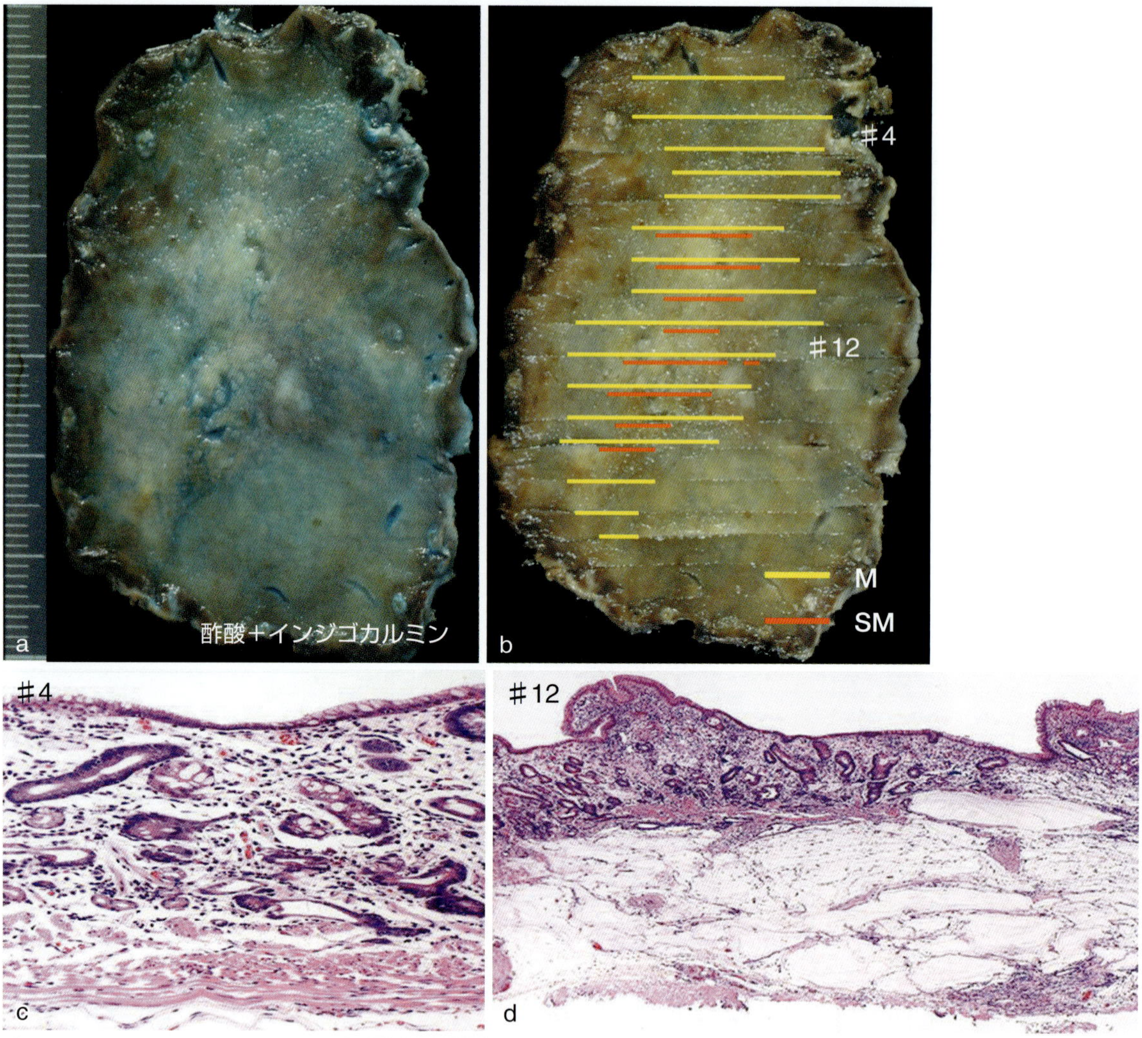

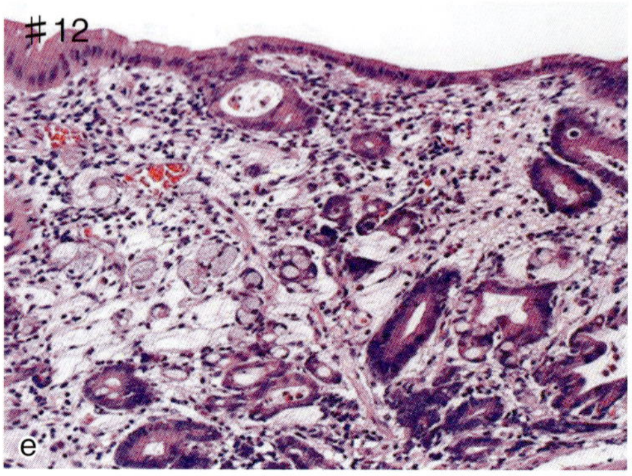

図 3　病理所見　切除標本肉眼所見(a)，組織学的再構築図(b)，♯4 の組織像(c)，♯ 12 の組織像(d, e).
最終病理診断は type 0-Ⅱc, SM, tub 2≧muc＞sig, 52×26 mm であった.

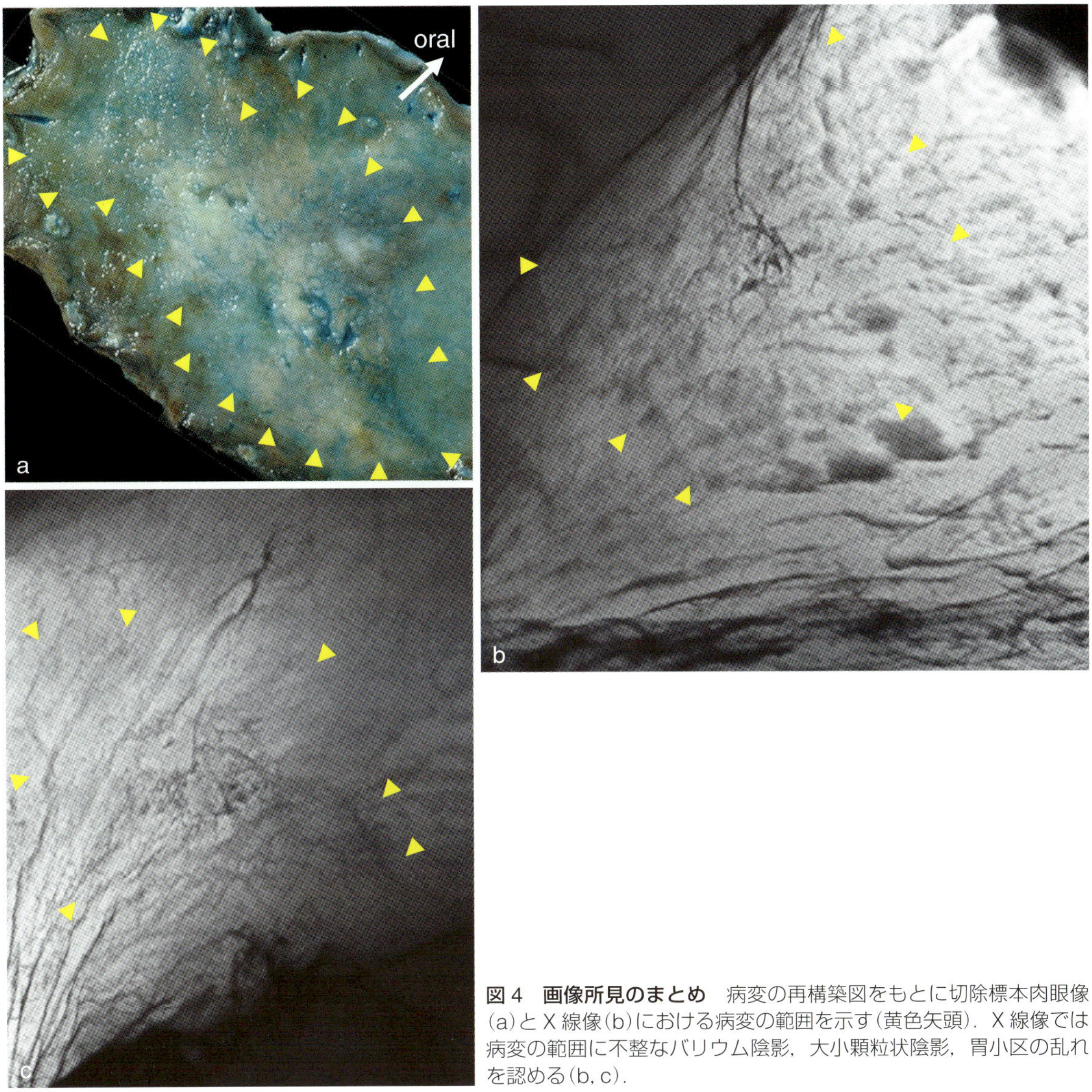

図4　画像所見のまとめ　病変の再構築図をもとに切除標本肉眼像(a)とX線像(b)における病変の範囲を示す(黄色矢頭). X線像では病変の範囲に不整なバリウム陰影, 大小顆粒状陰影, 胃小区の乱れを認める(b, c).

コメント

噴門部や胃上部の癌では悪性所見に乏しくても粘膜下以深に浸潤している病変があり, 臨床的に注意が必要である.

症例 19　悪性所見に乏しい 0-IIc 病変（69 歳，男性）

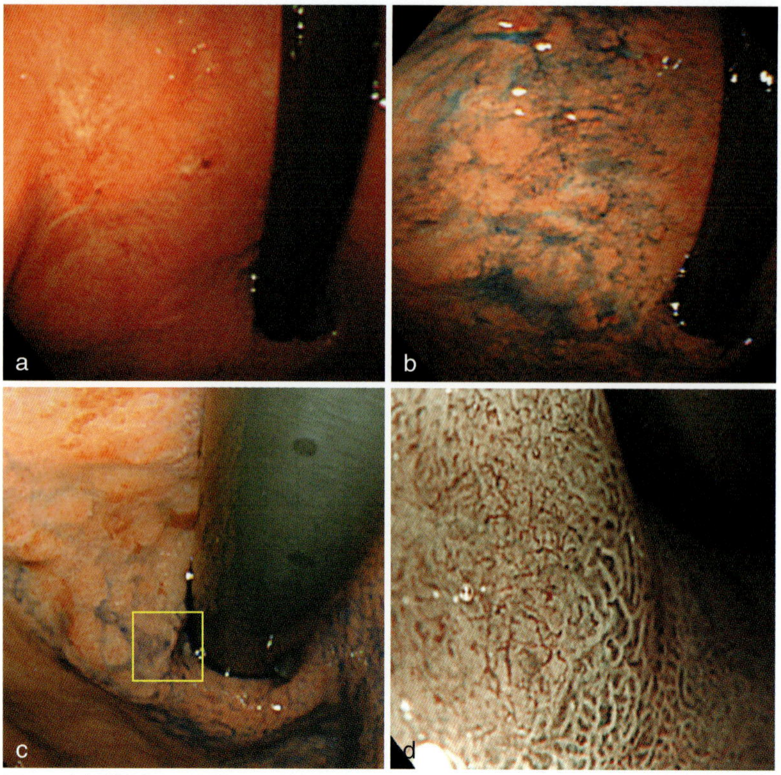

図 1　内視鏡所見　通常および色素内視鏡像（a, b, c）．胃体上部小彎後壁に潰瘍瘢痕がみられ，さらに口側に発赤，褪色の混在した不整粘膜がみられるが，癌としての悪性所見は明らかではない．色素撒布後も境界は不明瞭であった．NBI 拡大観察（d）では病変部に不整な微小血管が認められた．Demarcation line が描出されている．

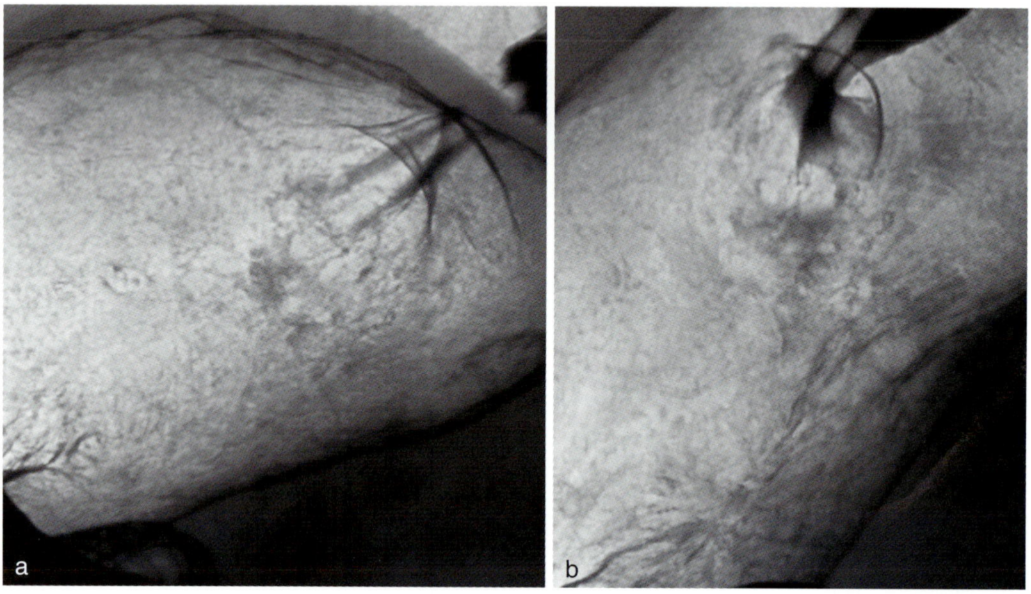

図 2　X 線所見　腹臥位第 1 斜位像(a)および背臥位第 2 斜位像（b)．胃体上部小彎後壁寄りに潰瘍瘢痕がみられ，口側に辺縁不整な淡いバリウム陰影がみられる．特にバリウム陰影の口側付近では陰影は不均一で濃淡に差がみられる．

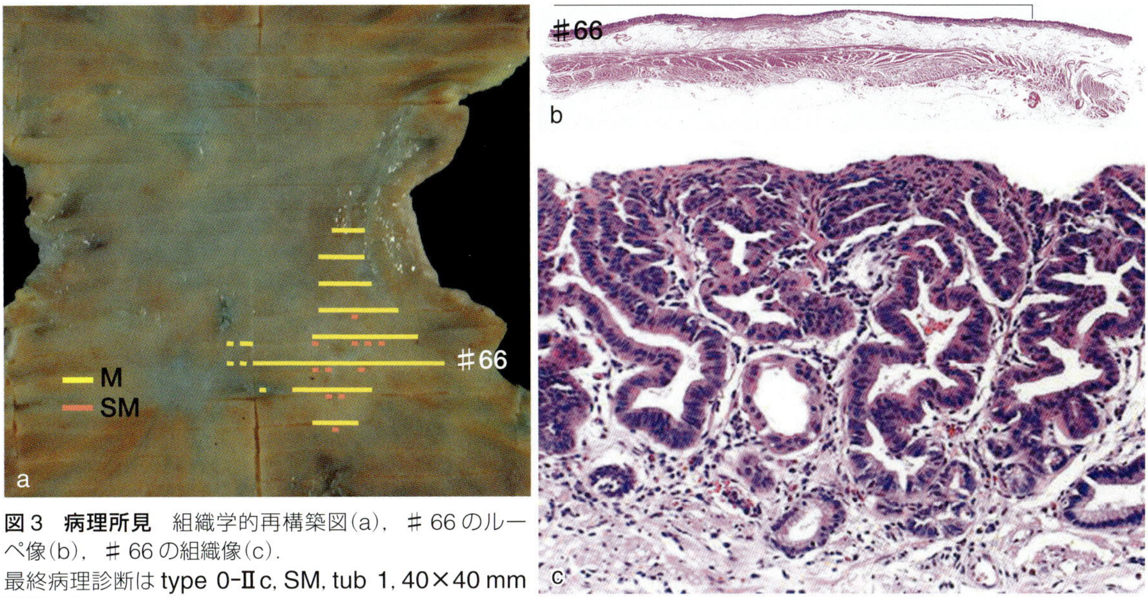

図3　病理所見　組織学的再構築図(a)，＃66のルーペ像(b)，＃66の組織像(c).
最終病理診断はtype 0-Ⅱc, SM, tub 1, 40×40 mmであった.

図4　画像所見のまとめ　再構築図(a)とX線像(b)，再構築図(c)と内視鏡像(d)の比較．肛門側および病巣内に潰瘍瘢痕を伴っている．再構築像をもとに内視鏡像およびX線像に病変の範囲をプロットした．再構築図はそれぞれX線所見，内視鏡所見と同じ方向に回転している．X線像では病変はバリウム付着異常として描出された．内視鏡像では，腫瘍の境界診断は困難である.

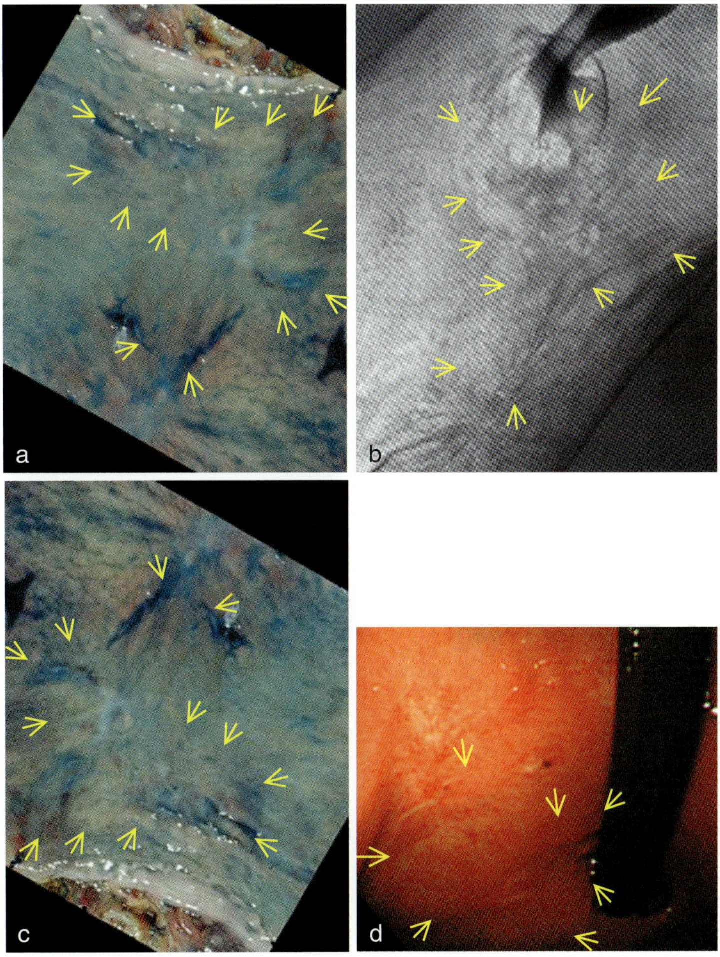

コメント

病巣内および肛門側に潰瘍瘢痕を伴う0-Ⅱc病変．内視鏡は悪性所見に乏しく，側方進展診断は困難であり，X線でのバリウム付着異常が診断に有用であった.

症例 20　食道浸潤を伴う SM 癌　(73 歳, 女性)

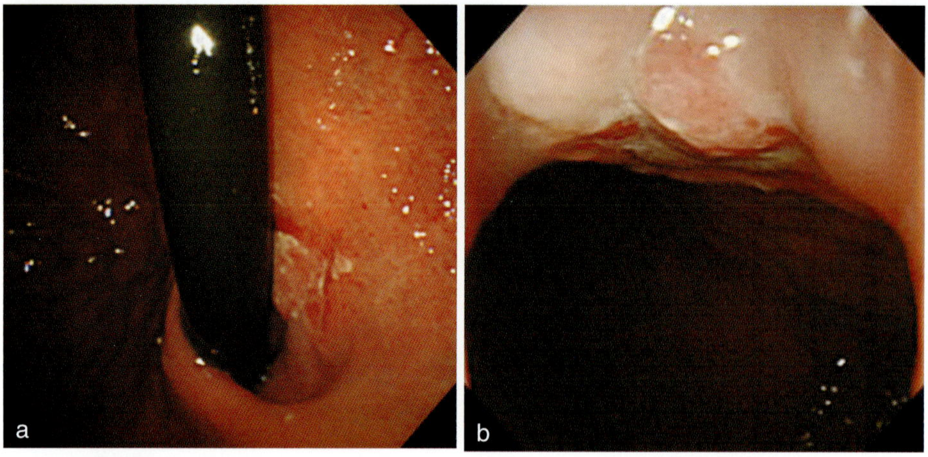

図 1　**内視鏡所見**　反転観察(a)では噴門部小彎に不均一な白苔を有する潰瘍性病変がみられる．辺縁は不整で再生上皮も不均一である．見下ろし観察(b)では潰瘍性病変は EGJ を超えて口側に進展している．

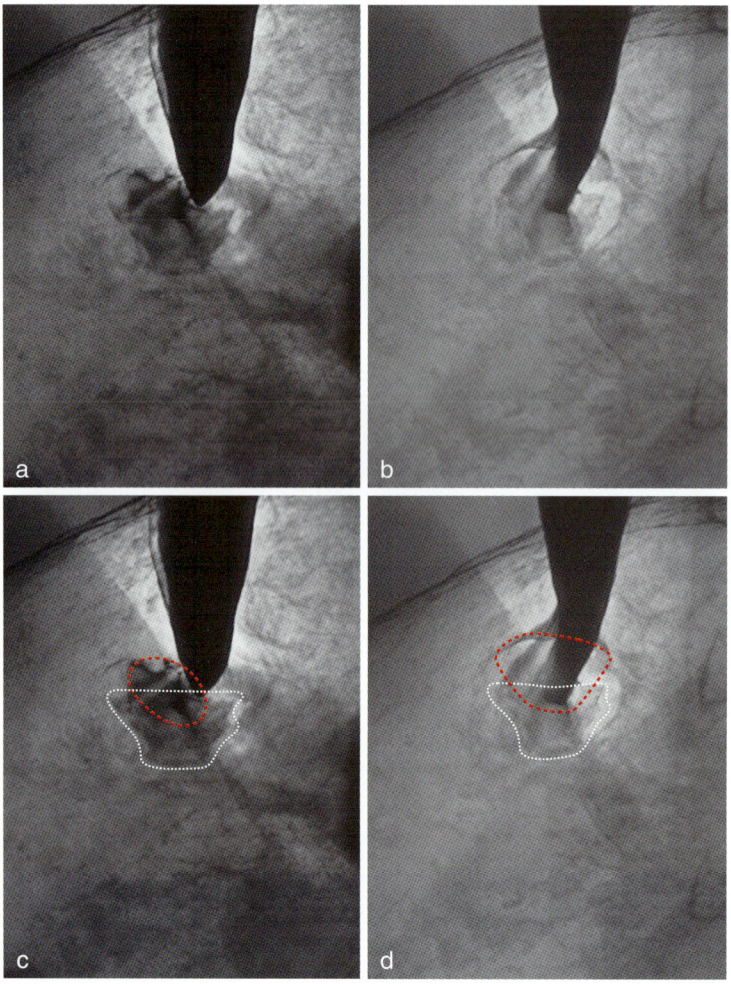

図 2　**X 線所見**　半立位背臥位第 2 斜位像では食道胃接合部小彎に境界明瞭，辺縁不整なバリウム陰影がみられる．Closed type (a)，Open type (b)．食道開口部の形態から食道胃接合部が推測できる(赤点線)．バリウム陰影(白点線)から食道浸潤が疑われる(c, d)．

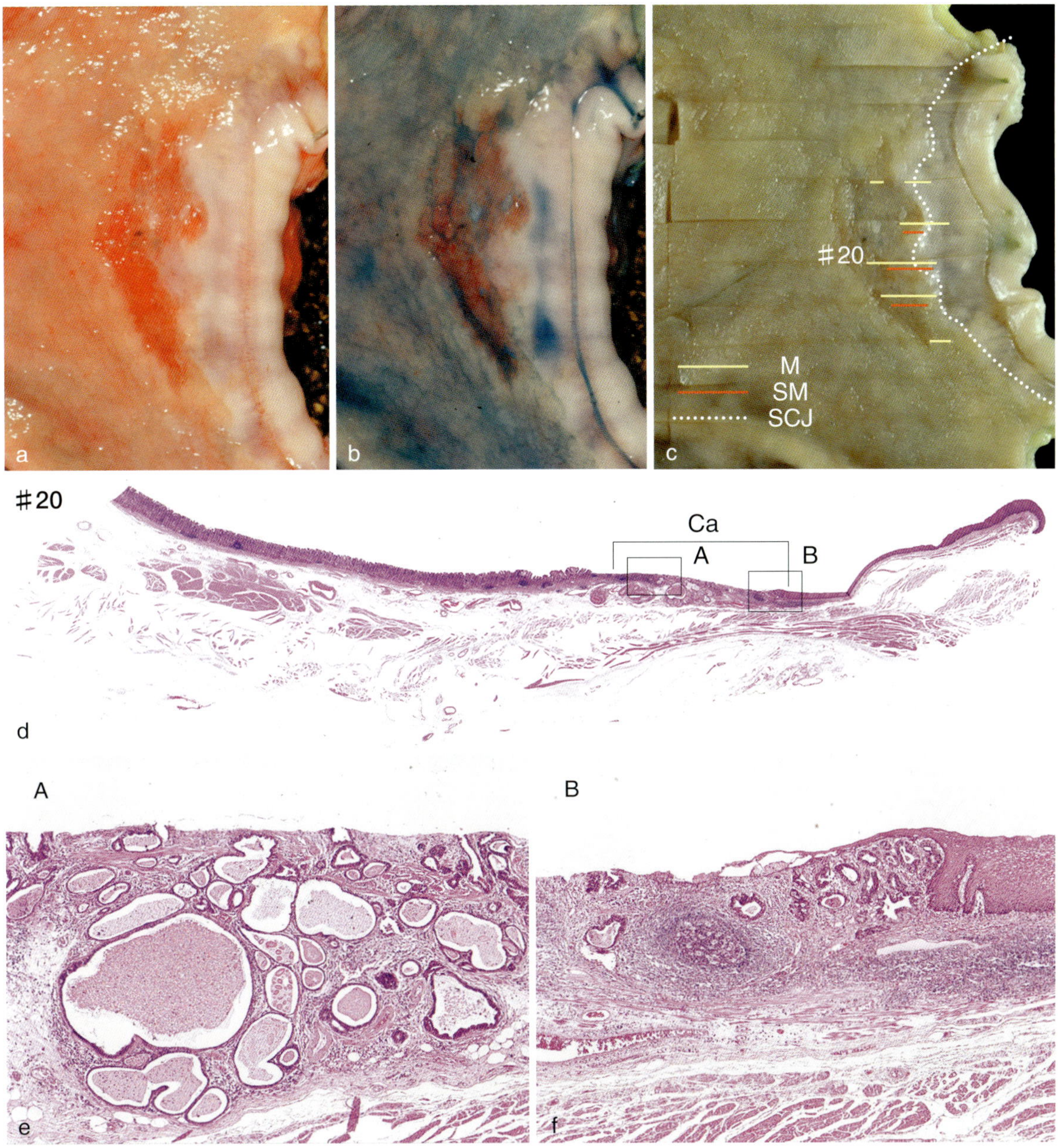

図3　病理所見　切除標本肉眼所見(a, b)，組織学的再構築図(c)，♯20のルーペ像(d)，♯20の組織像(e, f).
最終病理診断はtype 0-Ⅱc, SM, tub 1, 25×10 mm．食道への浸潤を認めた.

コメント

X線像での噴門部の形態から食道胃接合部を推測することにより食道浸潤を診断し得た症例である.

症例 21　食道裂孔ヘルニアを伴う噴門部 SM 癌（80 歳，男性）

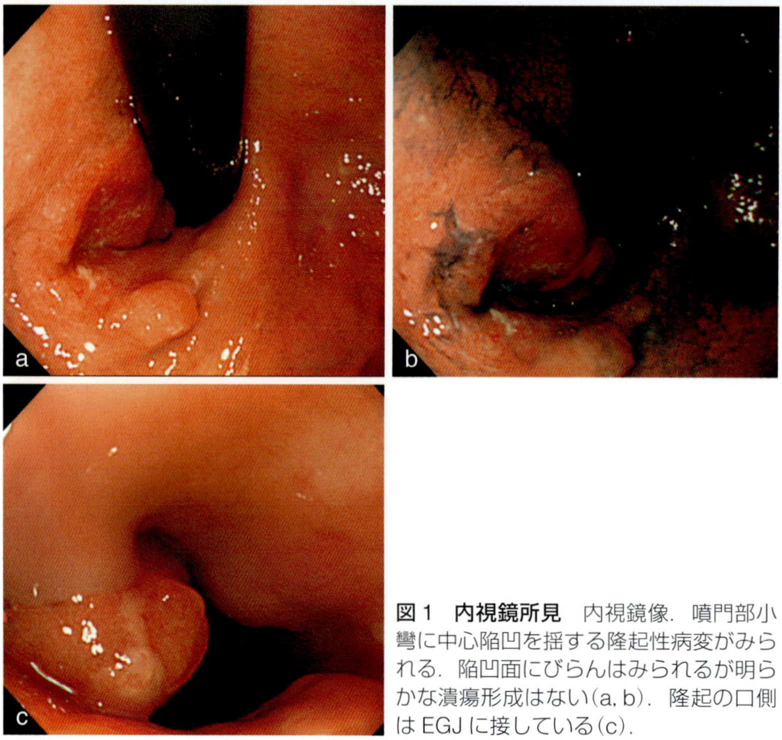

図 1　**内視鏡所見**　内視鏡像．噴門部小彎に中心陥凹を揺する隆起性病変がみられる．陥凹面にびらんはみられるが明らかな潰瘍形成はない(a, b)．隆起の口側は EGJ に接している(c)．

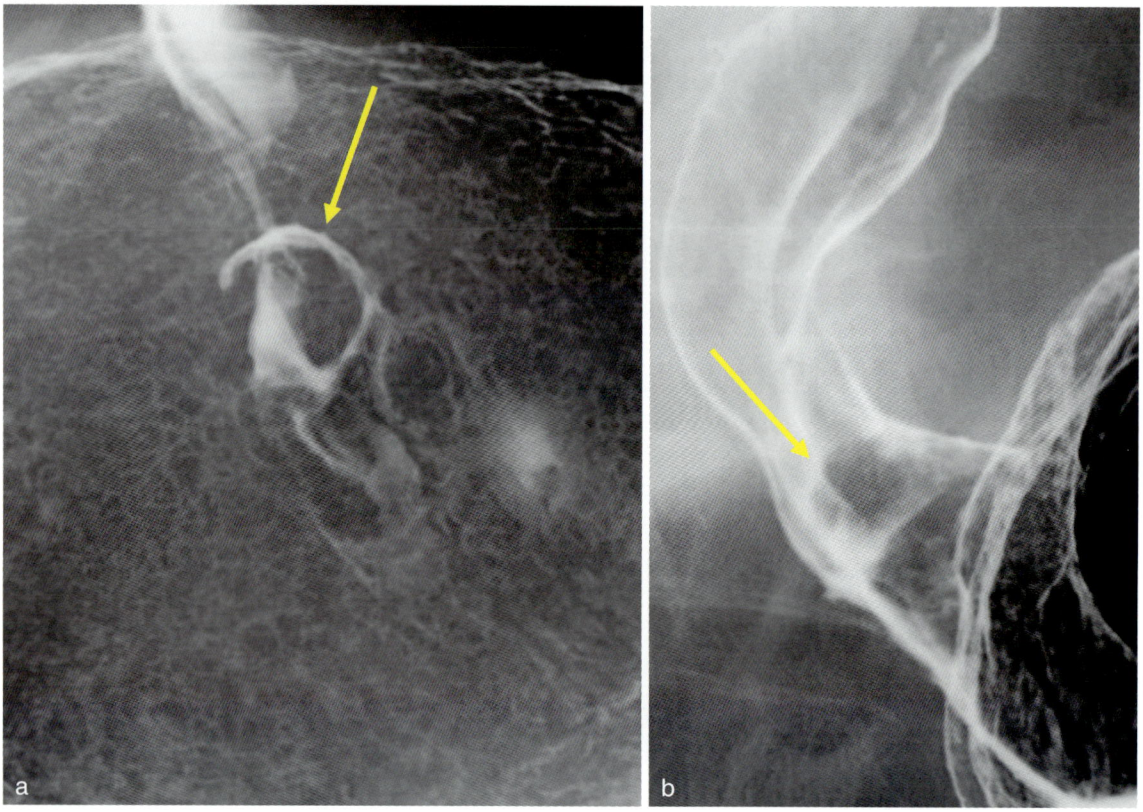

図 2　**X 線所見**　腹臥位第 1 斜位像(a)．隆起の口側が透亮像として描出されている(黄矢印)．食道裂孔ヘルニアのため病変の口側は立位(b)では食道側に移動している．

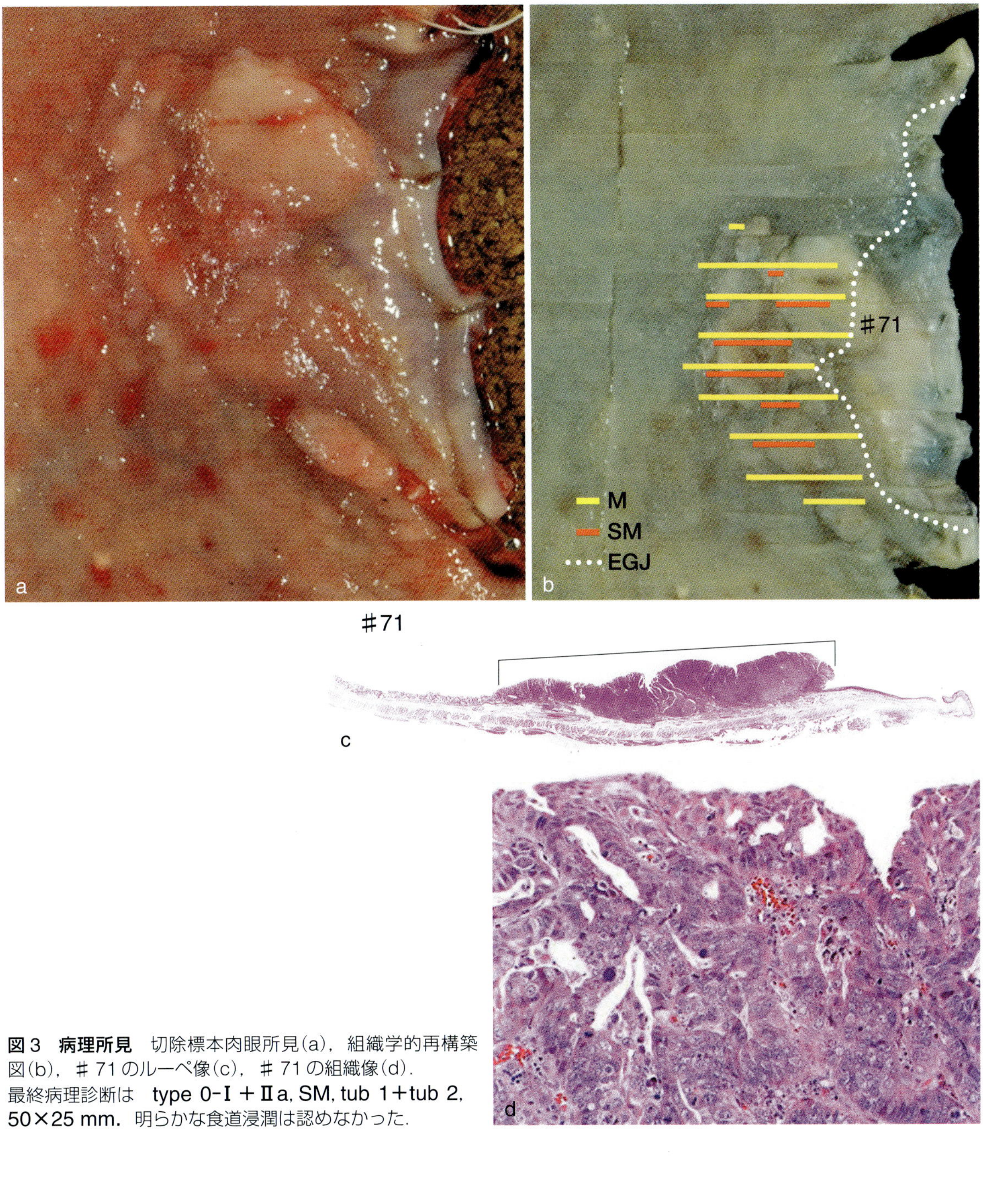

図 3　病理所見　切除標本肉眼所見(a)，組織学的再構築図(b)，♯ 71 のルーペ像(c)，♯ 71 の組織像(d).
最終病理診断は　type 0-Ⅰ＋Ⅱa, SM, tub 1＋tub 2, 50×25 mm．明らかな食道浸潤は認めなかった.

コメント

食道裂孔ヘルニアを合併している場合は，空気量や体位によって食道胃接合部が移動することがある．食道浸潤の有無を診断するにあたっては，内視鏡像，X 線像を詳細に比較検討する必要がある.

症例 22　病変の一部が内視鏡所見に乏しい表層拡大型癌(59 歳, 男性)

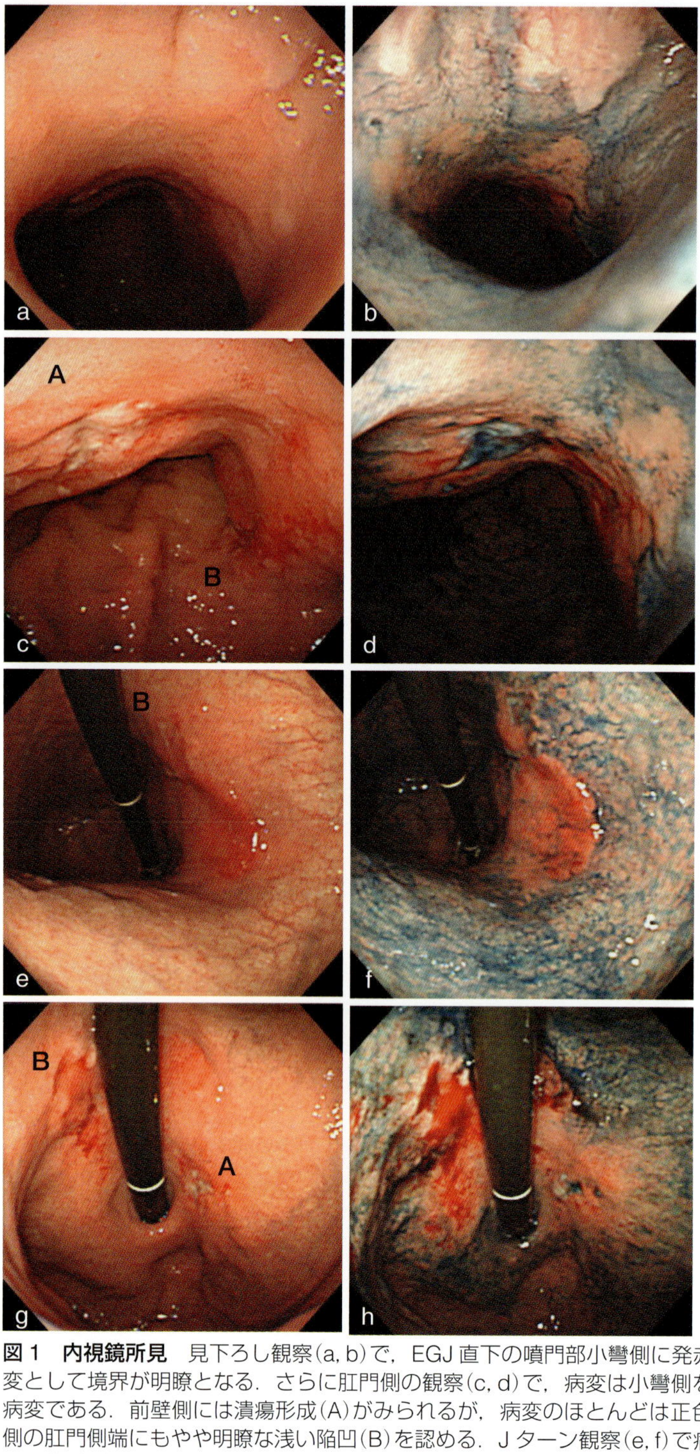

図 1　内視鏡所見　見下ろし観察(a, b)で，EGJ 直下の噴門部小彎側に発赤調の粘膜を認め，色素撒布で色素をはじく病変として境界が明瞭となる．さらに肛門側の観察(c, d)で，病変は小彎側を中心に前壁から後壁にかけて広範囲に拡がる病変である．前壁側には潰瘍形成(A)がみられるが，病変のほとんどは正色調から発赤調のほぼ平坦な病変である．後壁側の肛門側端にもやや明瞭な浅い陥凹(B)を認める．J ターン観察(e, f)で病変の肛門側小彎は発赤調の平坦な隆起を形成し，後壁側には小陥凹形成(B)とその口側に隣接して小結節を形成している．U ターン観察(g, h)で前後壁をみると，肛門側の平坦隆起部および陥凹部(B)は発赤調で腫瘍として認識できるが，その口側は正色調で境界不明瞭であり，色素撒布で色素をはじくことにより境界を認識できる．以上の所見から，表層拡大型の病変で，深達度は病変のほとんどは M で陥凹部(A, B)のみ SM と診断した．

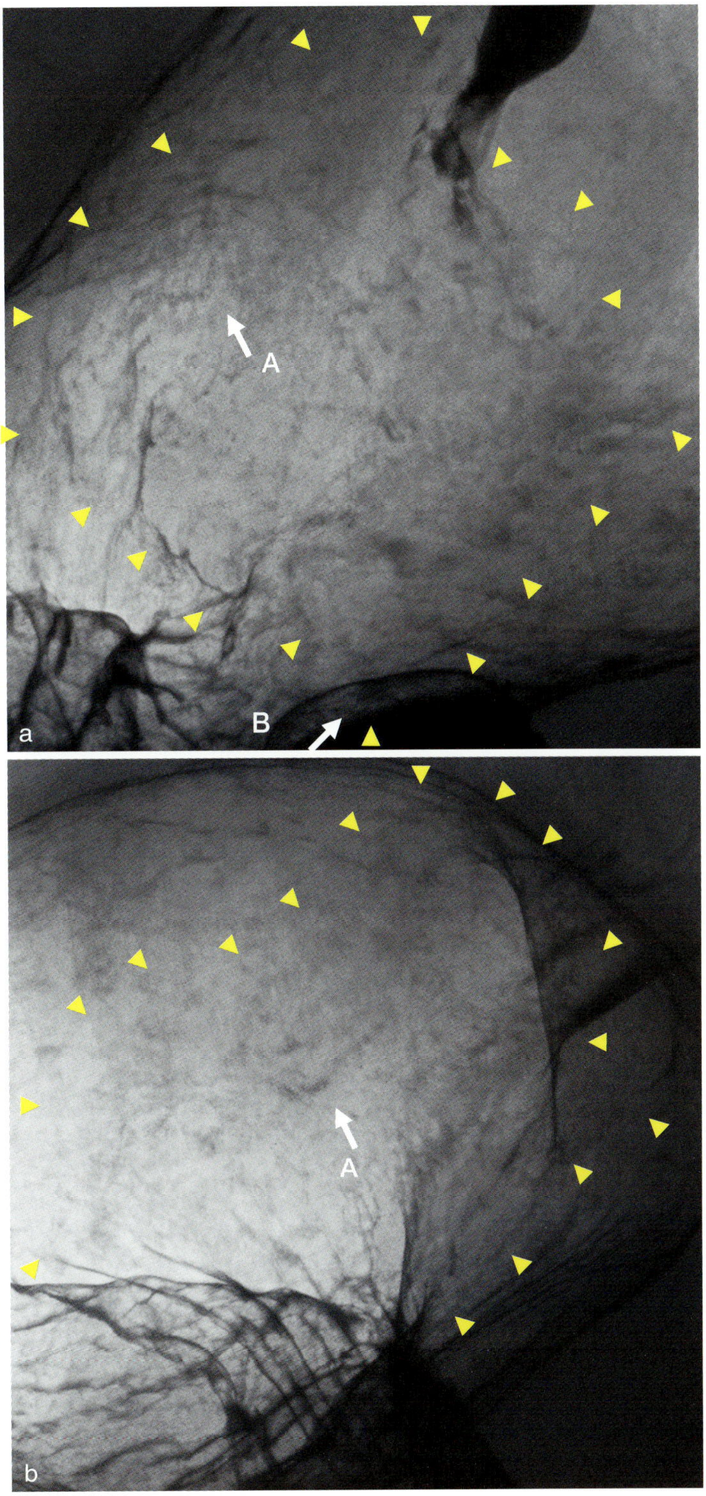

図2　X線所見　a は右側臥位像で，噴門部小彎を正面に描出した画像である．黄色矢頭で囲む領域に不均一にバリウムが付着している．肛門側の平坦隆起部の辺縁は透亮像として明瞭に描出されている．A および B の淡いバリウム斑は内視鏡でみられた潰瘍および浅い陥凹部である．病変口側の内視鏡で最も所見の乏しかった領域は，area 模様の乱れとして描出されている．b は腹臥位第 1 斜位像で，噴門部前壁側を正面に捉えた像である．内視鏡で所見に乏しかった領域であるが，淡いバリウム斑として描出されている．

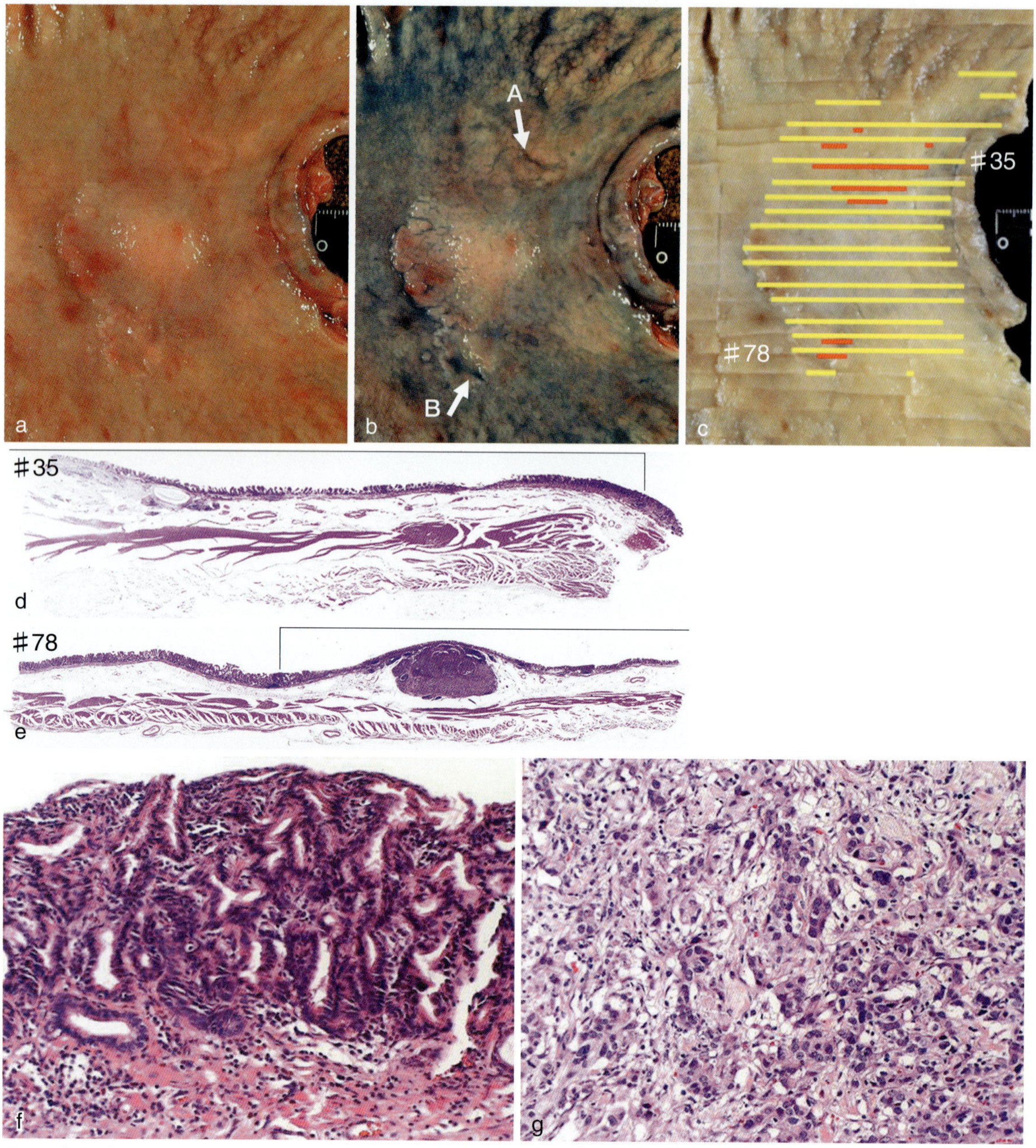

図 3　病理所見　切除標本肉眼像（a）で病変肛門側は辺縁が軽度隆起しており境界明瞭であるが，口側および前後壁の境界は極めて不明瞭である．しかし，内視鏡像と同様，色素撒布像（b）で病変は淡く色素をはじく領域として認識できる．c の組織学的再構築図で病変のほとんどは粘膜にとどまる癌であるが，潰瘍 A とその周囲および陥凹 B の口側近傍の結節状隆起の部は SM に浸潤していた．#35 のルーペ像と組織像（d, f）では，病変の口側は 0-Ⅱb 様の形態である．#78 のルーペ像と組織像（e, g）では，陥凹部口側の結節状隆起部に一致して SM に massive な浸潤を認める．浸潤部は por 1 の像を呈している．

最終病理診断は type 0-Ⅱc＋Ⅱa, SM, tub 1＞por 1, 85×60 mm であった．

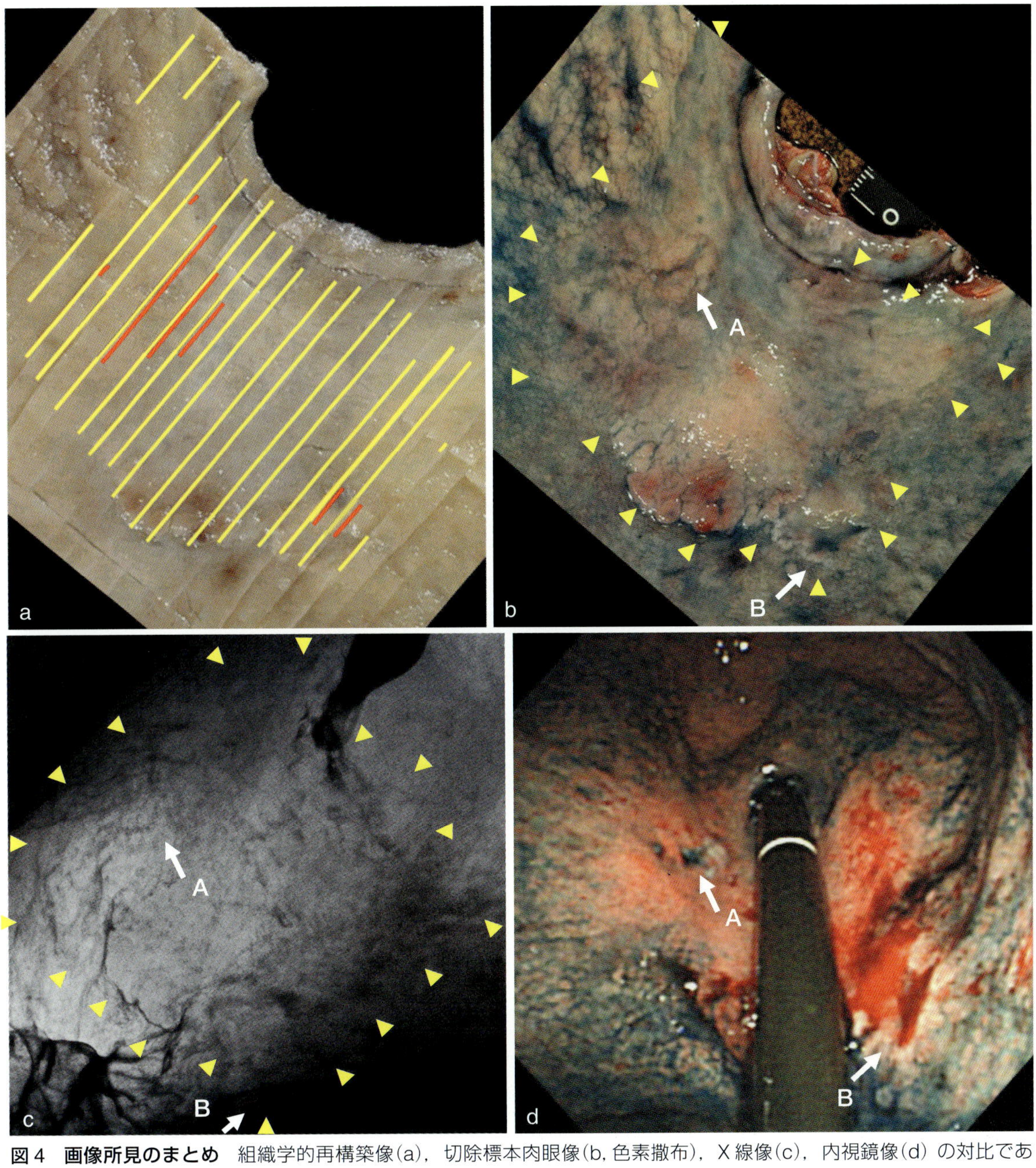

図4　画像所見のまとめ　組織学的再構築像(a)，切除標本肉眼像(b, 色素撒布)，X線像(c)，内視鏡像(d) の対比である．

コメント

噴門部には，本症例のごとく広範な病変にもかかわらず肉眼所見に乏しい病変があることを，十分に認識する必要がある．その際，内視鏡検査においては遠景観察，X線読影においては外側から病変中心部に向かって丹念に所見を拾い上げていくことが，病変の拡がりを正しく診断するうえで大切である．

症例 23 穹窿部の捻れが著明な噴門部 0-IIc ＋ III 型癌（74 歳，男性）

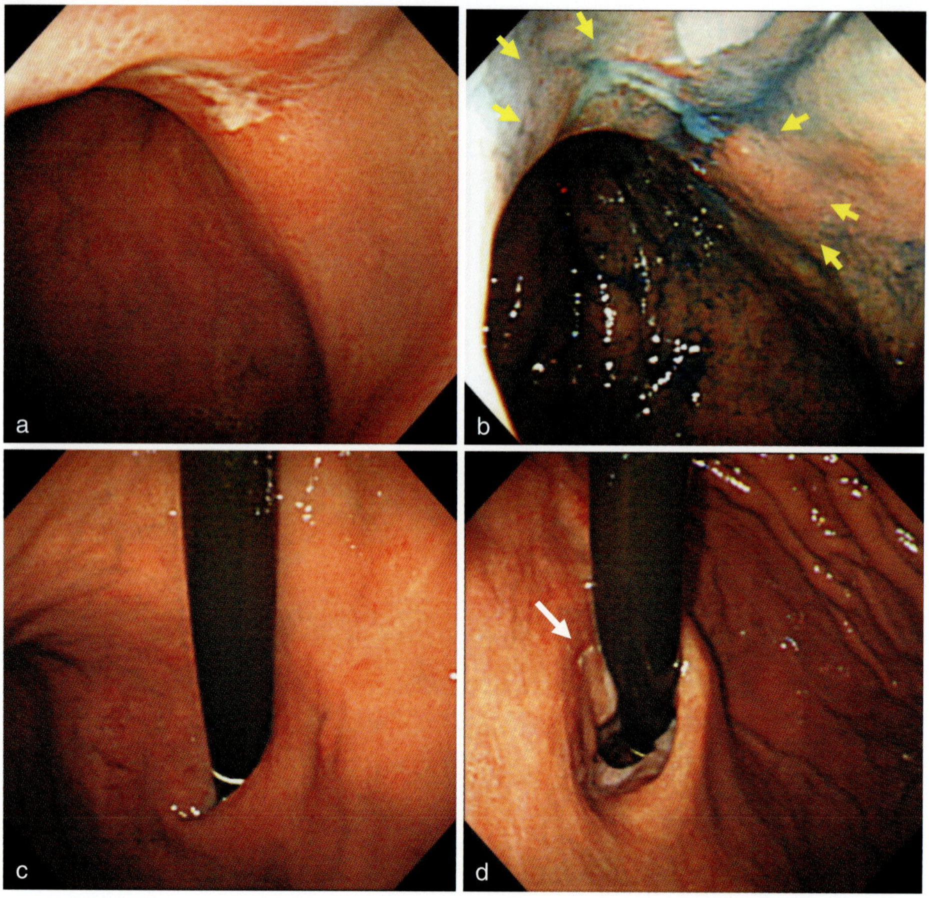

図 1　内視鏡所見　a, b は斜視鏡による見下ろし像である．EGJ 直下の噴門部小彎後壁寄りに，中心部に白苔を伴う発赤調の陥凹性病変を認める．色素撒布でも後壁側境界は不明瞭である．c, d は反転観察像であるが，病変の認識は困難であり，噴門部前壁側にわずかに白苔の一部が確認できる（矢印）．穹窿部の捻れが強いために，見下ろし像と反転像で病変の存在部位が違って認識されたと考えた．

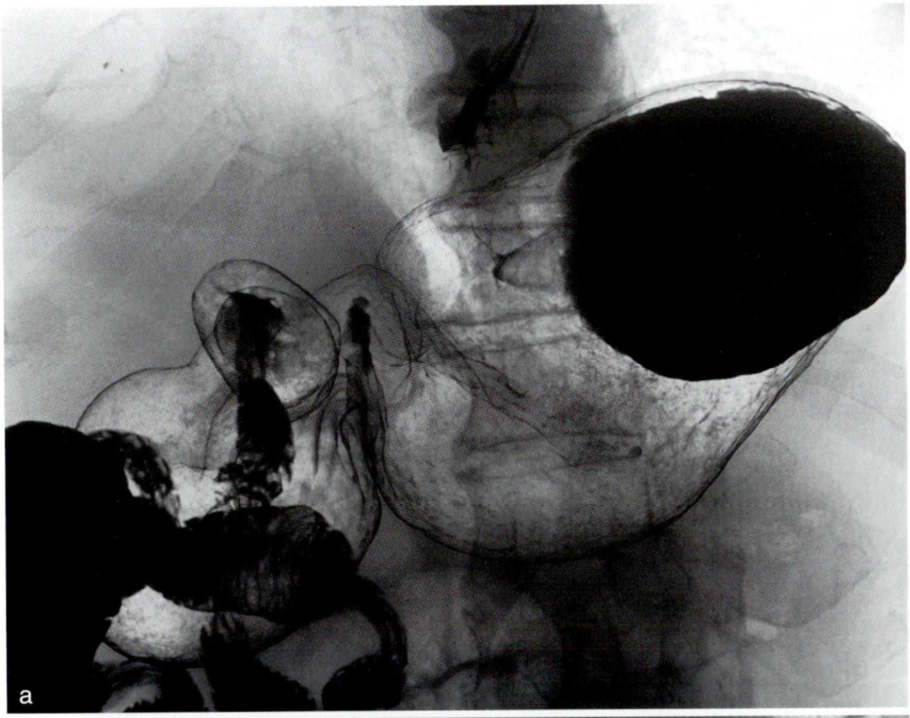

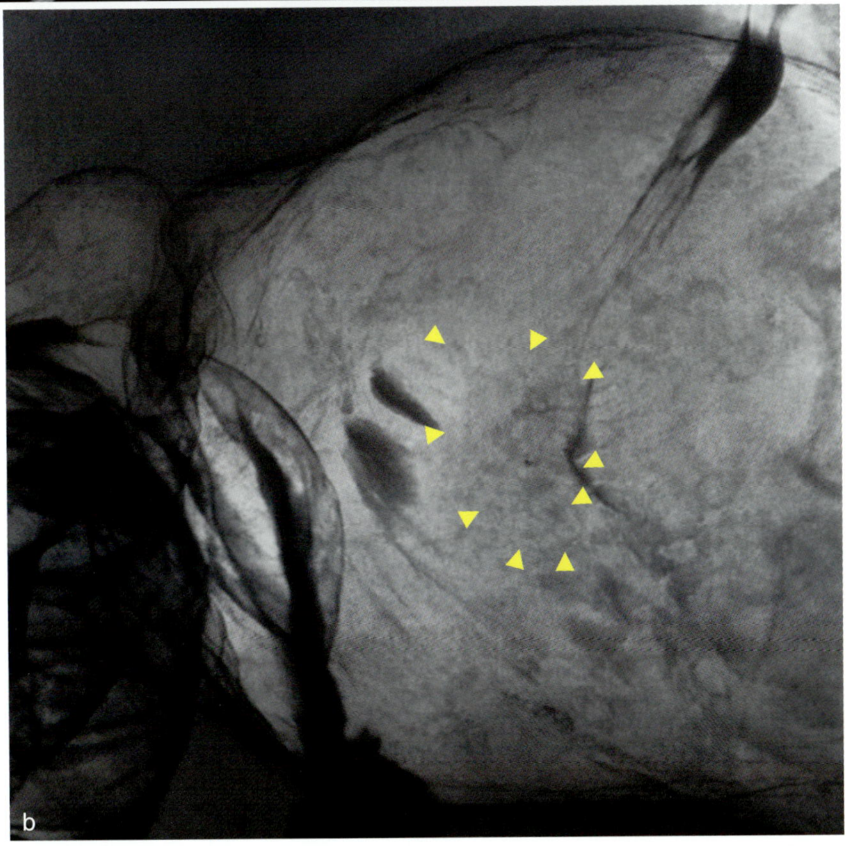

図2　X線所見　胃全体のX線像(a)で，胃の変形が強く，胃体部大彎の彎入と穹窿部の捻れがみられる．病変の正面像(b)では，黄矢印で囲む範囲に淡い不均一なバリウムの付着を認める．X線像では病変は噴門部小彎の病変である．

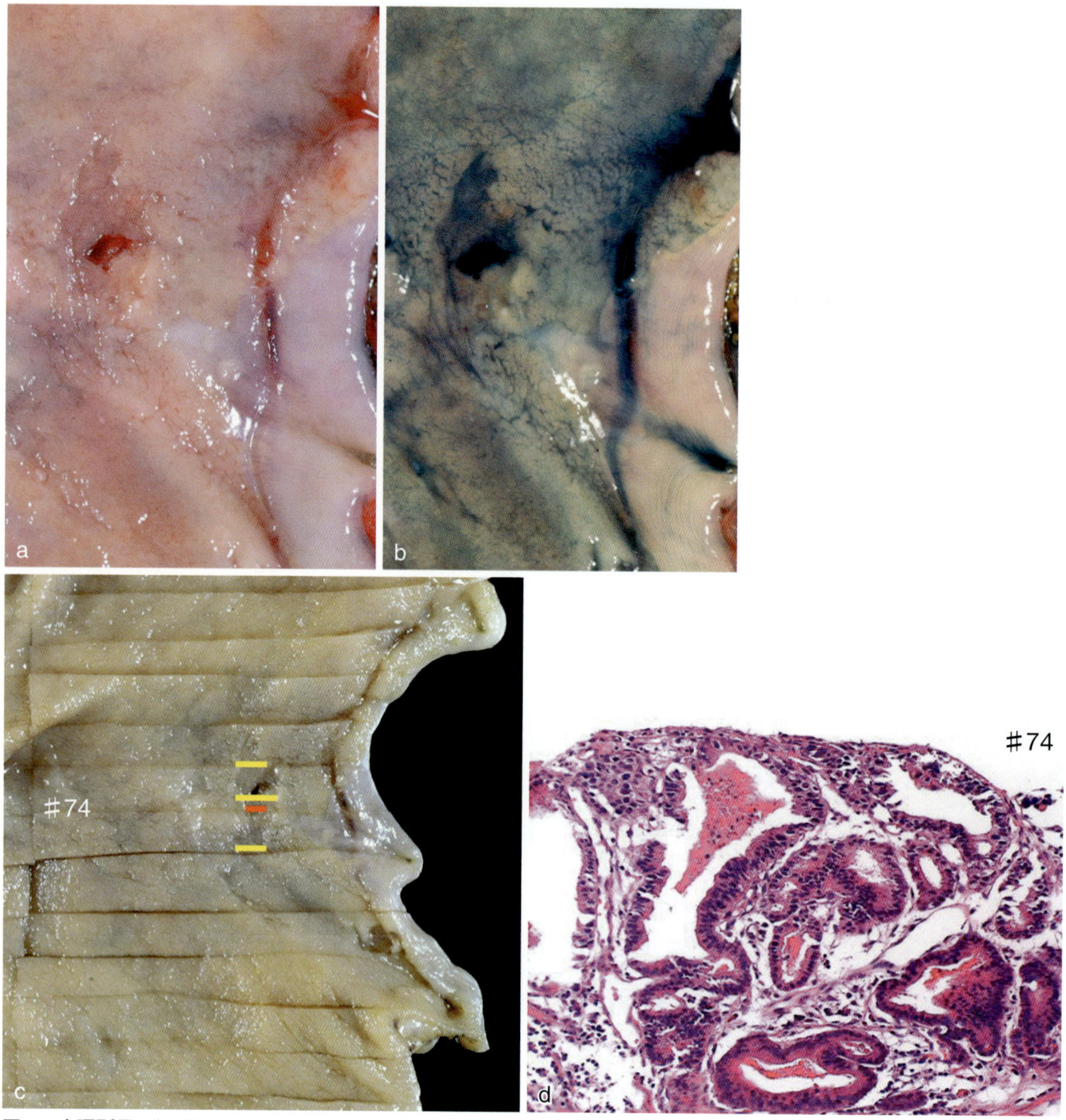

図 3　病理所見　切除標本肉眼像（a, b）で，噴門部小彎に横軸方向に長い浅い陥凹と中心部の一段深い陥凹を認める．組織学的再構築図（c），♯ 74 の組織像（d）．
最終病理診断は type 0-Ⅱc, SM 1, tub 1, 14×5 mm であった．

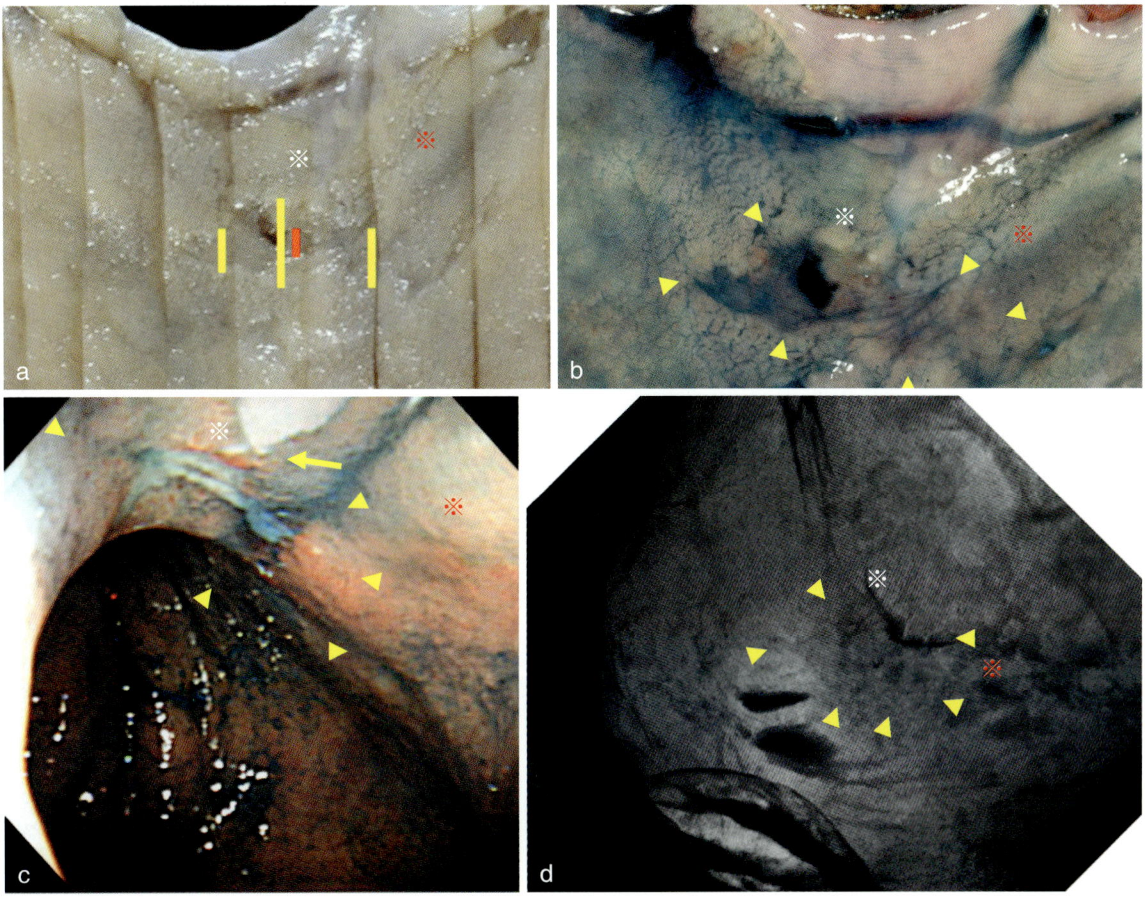

図4　画像所見のまとめ　組織学的再構築図(a)をもとに得られた新鮮切除標本肉眼像(b, 色素撒布)上の病変の範囲を内視鏡像(c)およびX線像(d)と対比した．病変を囲む黄色の矢頭はそれぞれ対応する点にプロットしている．白※は口側から伸びた食道粘膜の先端部，赤※は口側から病変辺縁に延びるヒダであり，対比のための目印である．

コメント

本症例は，噴門部小彎の病変であるが，穹窿部の捻れにより内視鏡反転観察では病変の存在診断が困難であった．

症例 24　全体像の把握に X 線が有用だった 0-Ⅱc＋Ⅲ型癌（62 歳, 男性）

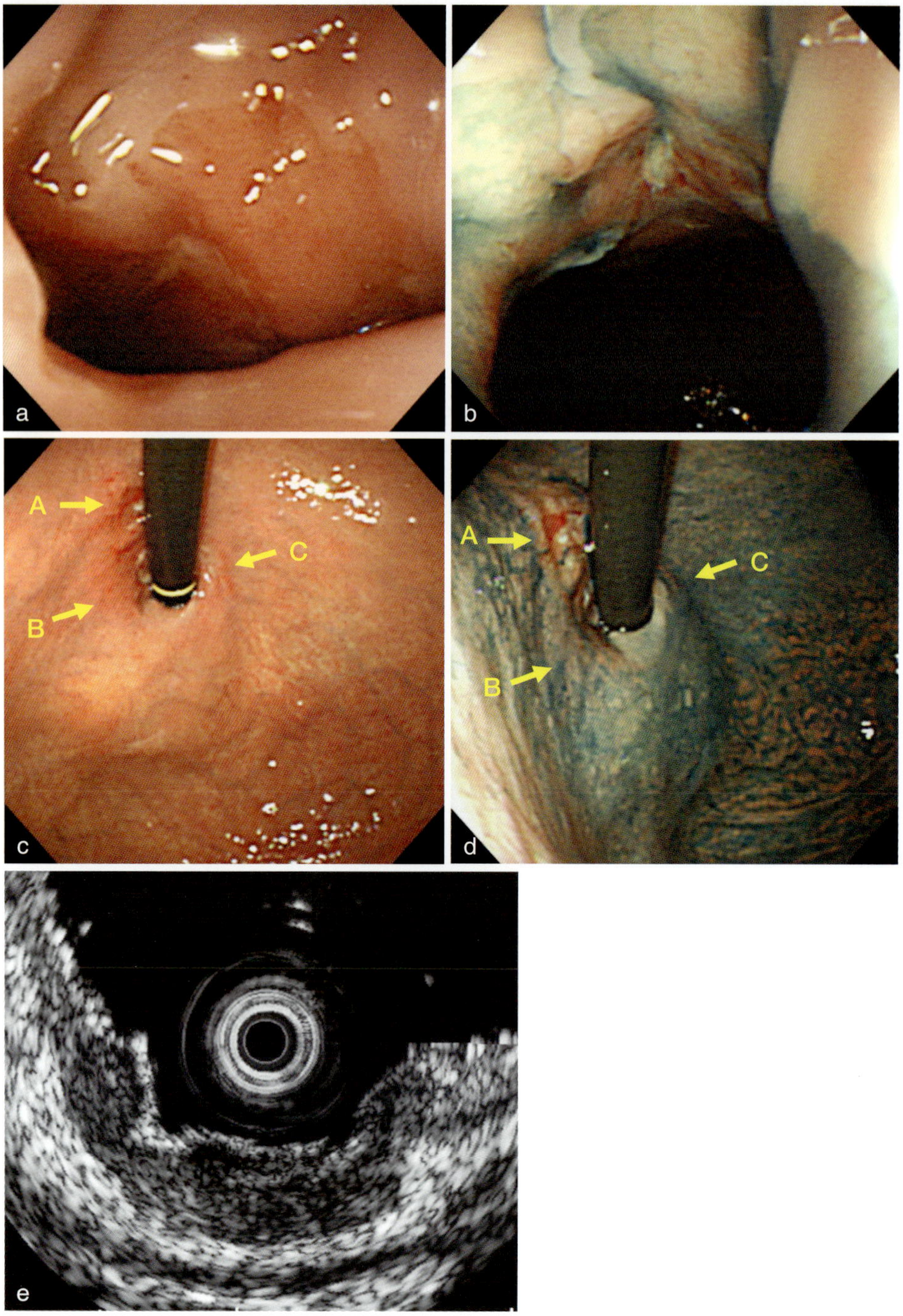

図 1　内視鏡所見・超音波内視鏡所見　a, b の見下ろし観察で，EGJ に接して噴門部小彎側に一部に白苔を伴う陥凹性病変を認める．c, d は反転観察像であるが，スコープによる死角のため病変の全体像の把握は困難である．病変肛門側に易出血性の陥凹を認め（A），その口側および噴門後壁側には境界不明瞭な発赤調の粘膜が連続しており，色素撒布で周囲粘膜に比べわずかに色素をはじいている（B）．また，噴門前壁側にも同様の所見がみられる（C）．e は病変肛門側の明らかな陥凹部の EUS 像である．陥凹部（A）に一致して第 3 層の中層までの浸潤を認める．

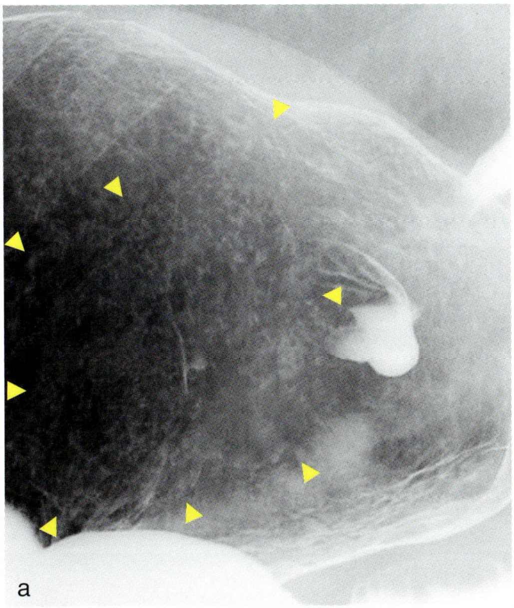

a

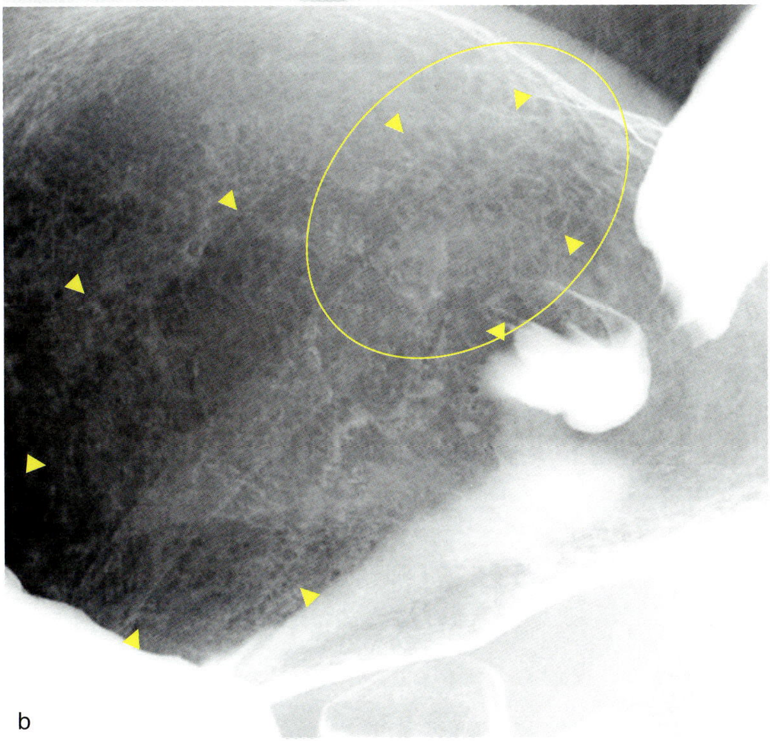

b

図2　X線所見　a，bは腹臥位第1斜位で噴門部を撮影したX線像である．aで，噴門部小彎を中心に前後壁側に広範囲に拡がるバリウム付着異常を認める．呼気時のX線像bでは○で囲む前壁側の境界が，aに比べてより明瞭に描出されている．

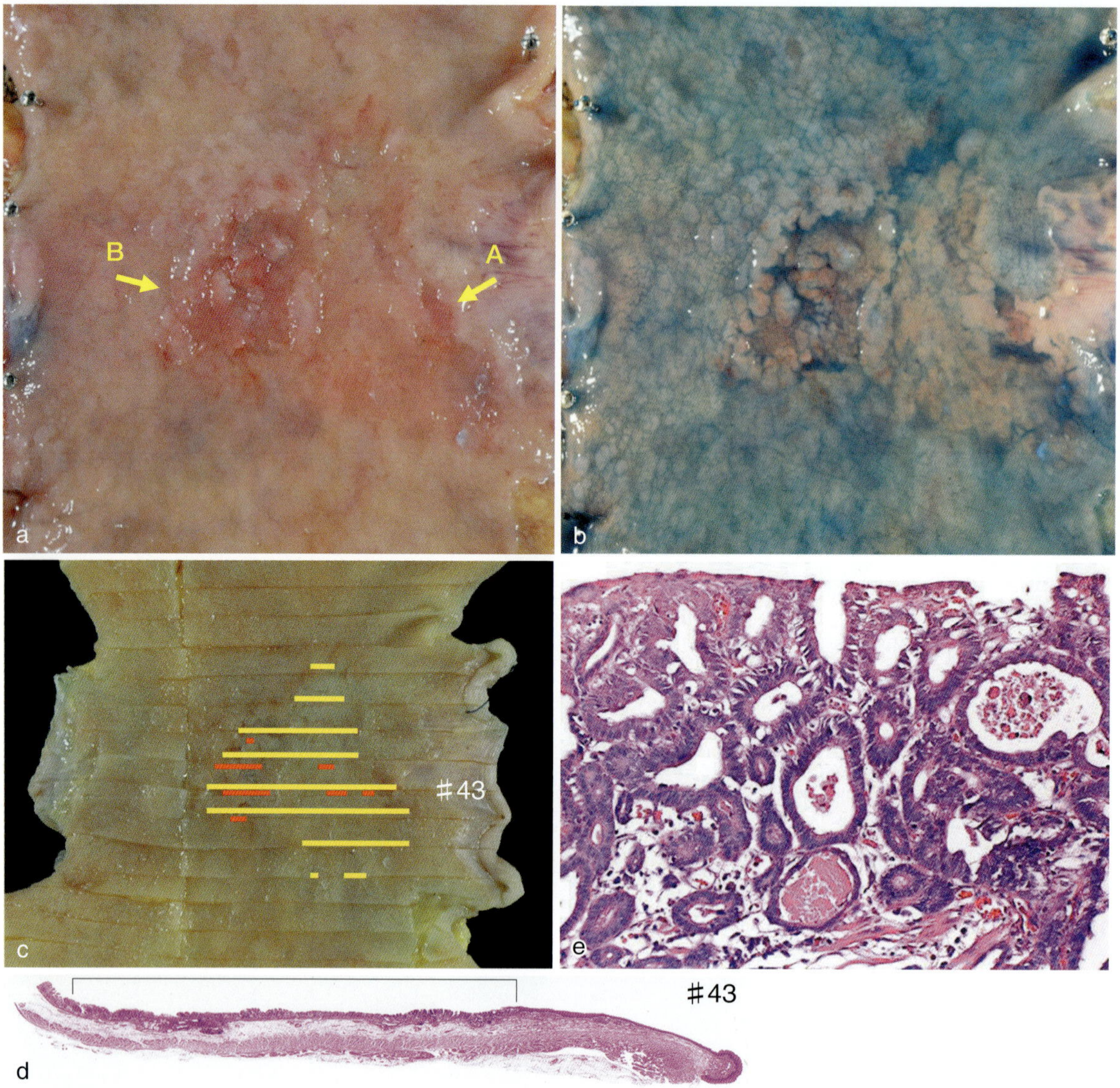

図 3　病理所見　新鮮切除標本の肉眼像(a)で，内視鏡見下ろし観察で認めたEGJ 部の白苔を伴う小陥凹(A)と，反転観察で認めた面を持った陥凹(B)は明瞭である．その間の前後壁にまたがる内視鏡で境界不明瞭であった発赤調粘膜は，色素撒布でわずかに色素をはじく領域として認識できる(a, b)．組織学的再構築図(c)，♯ 43 のルーペ像(d)，♯ 43 の組織像(e)．
最終病理診断は type 0-Ⅱc, SM, tub 1, 40×35 mm であった．

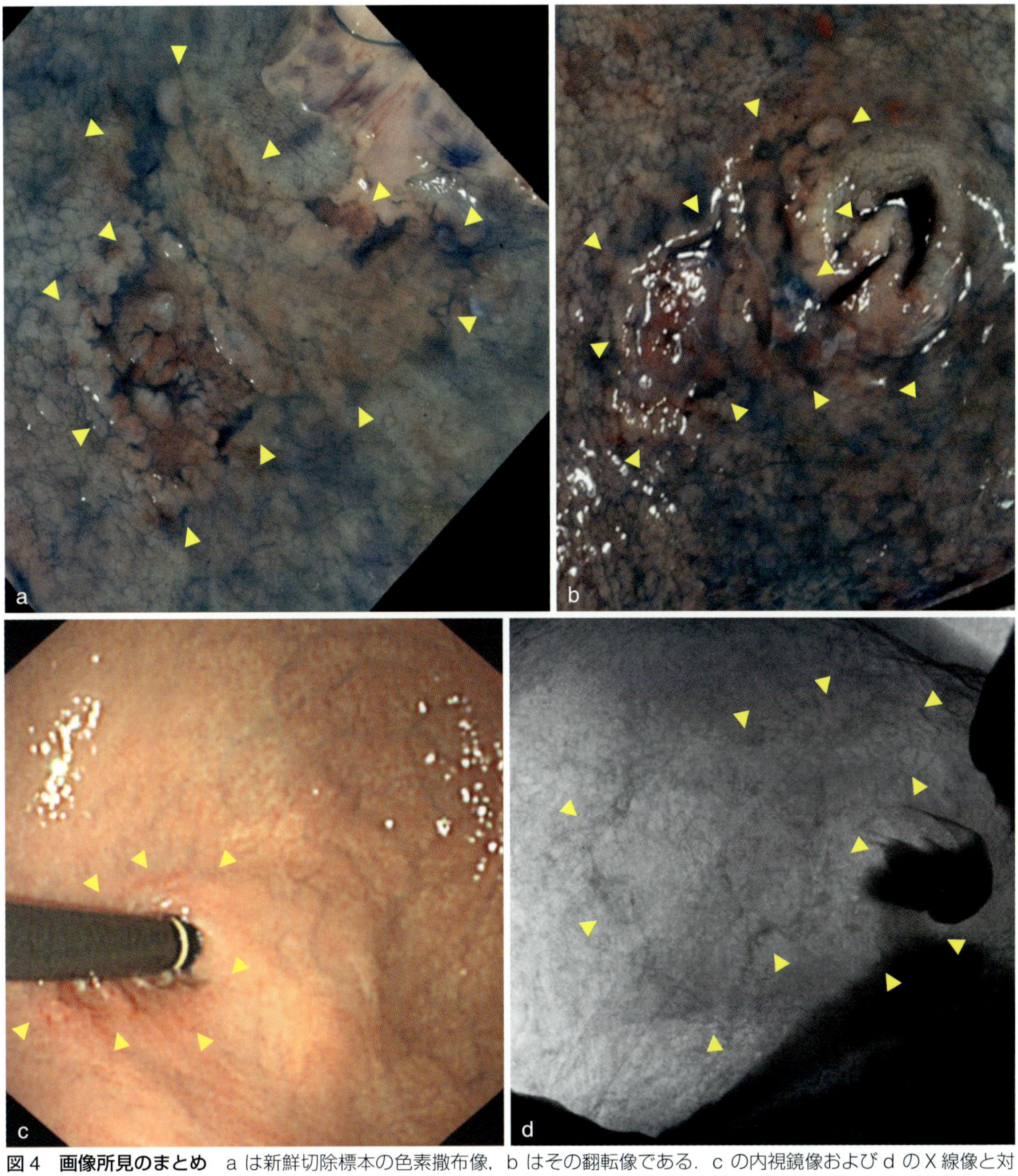

図4　画像所見のまとめ　a は新鮮切除標本の色素撒布像，b はその翻転像である．c の内視鏡像および d の X 線像と対比し，それぞれの画像における対応する点に矢頭をプロットした．病変の噴門前後壁部は展開像においては横軸方向に拡がるが，生体内の形態に近い翻転像では X 線像と同様に EGJ を取り囲むように弧状に拡がっている．

コメント

本症例は噴門部小彎の病変であり，内視鏡では見下ろし観察，反転観察を行っても，十分な観察は困難で病変の全体像を把握できなかったが，X 線では病変の前後壁への拡がりをよく把握できた．噴門部病変の診断には X 線は必要不可欠である．

症例 25　噴門部～胃体上部の表層拡大型 SM 癌（75 歳, 女性）

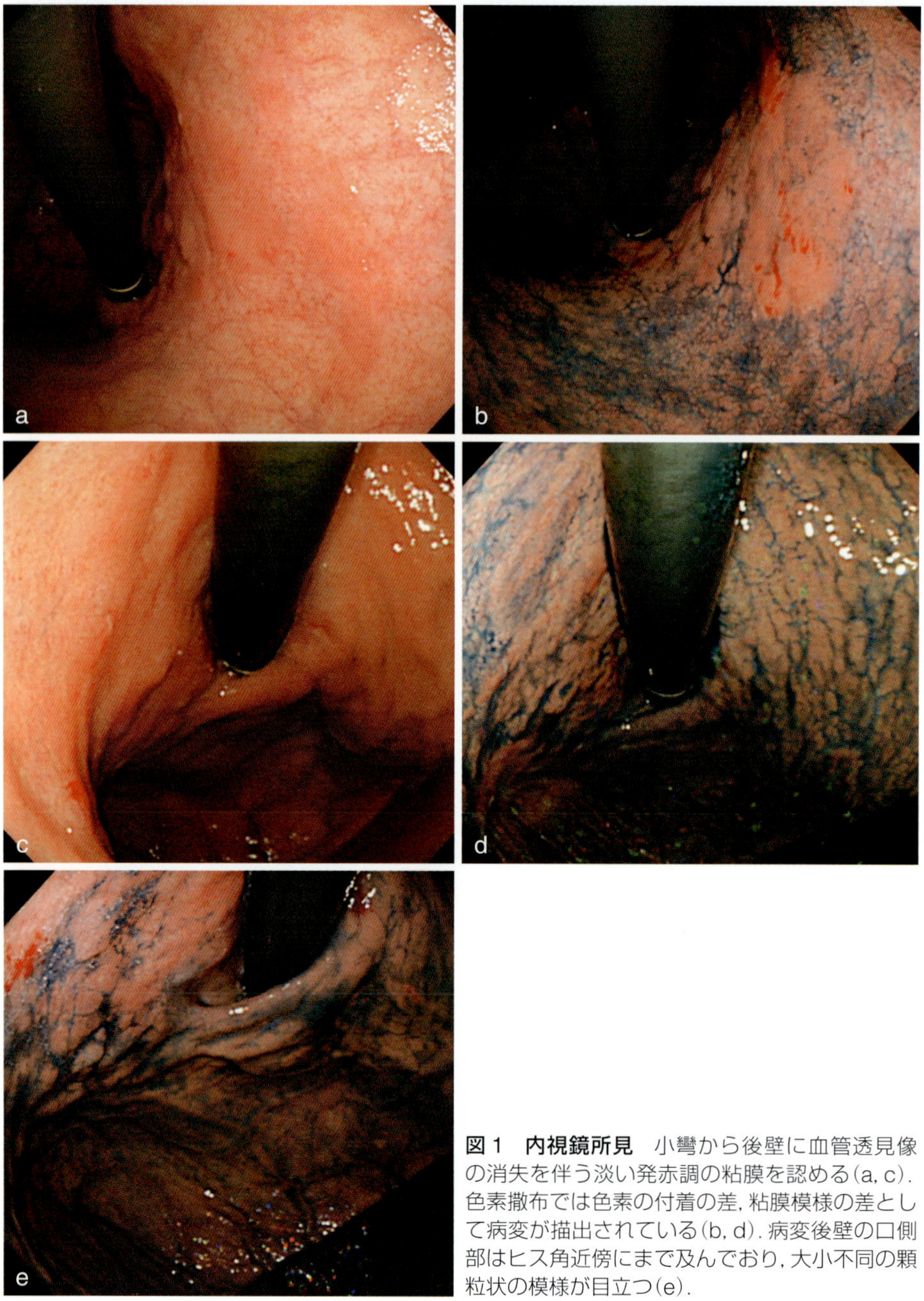

図 1　内視鏡所見　小彎から後壁に血管透見像の消失を伴う淡い発赤調の粘膜を認める（a, c）. 色素撒布では色素の付着の差, 粘膜模様の差として病変が描出されている（b, d）. 病変後壁の口側部はヒス角近傍にまで及んでおり, 大小不同の顆粒状の模様が目立つ（e）.

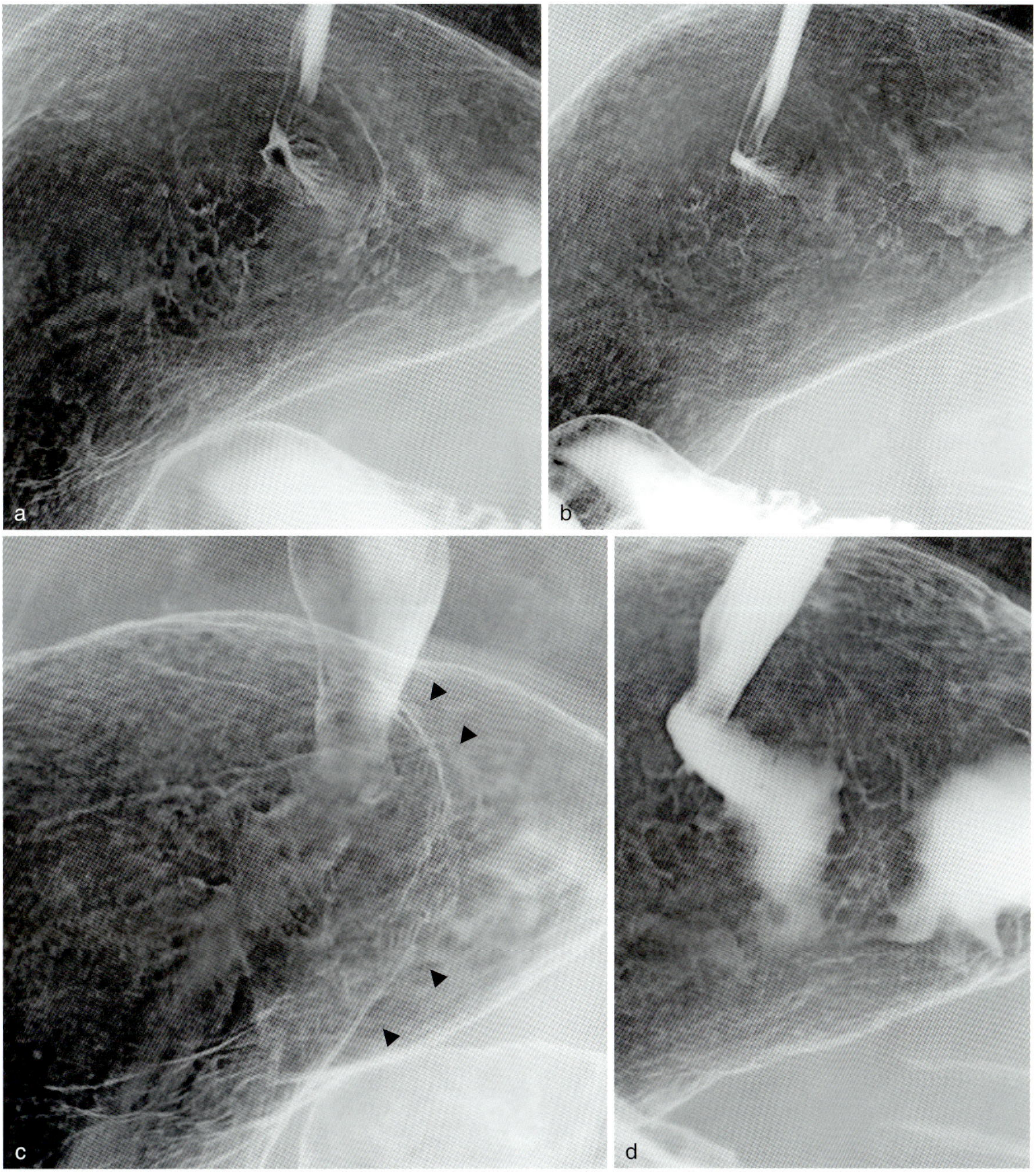

図2　X線所見　半立位の腹臥位第1斜位から右側臥位のX線像である(a〜d). 病変は噴門部小彎を中心に大小不同の顆粒状陰影, 濃淡差のあるバリウム陰影として描出されている. 後壁側の病変に向かって胃壁の引きつれの所見(c：黒矢頭)も認められる. その後壁側の病変にバリウムを溜めると透亮像として描出されている(d). 同部位でのSM浸潤が疑われる. また, cでは明らかな食道浸潤の所見はみられない.

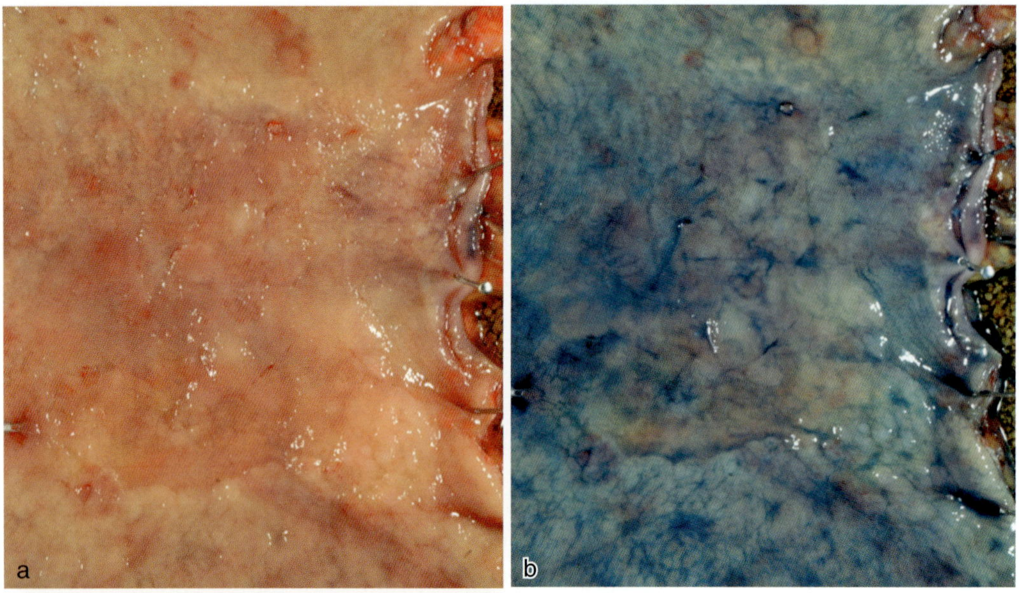

図3　**病理所見**　切除標本肉眼所見(a, b)，組織学的再構築図(c)，組織像(d, e, f).

最終病理診断は type 0-Ⅱa, M, tub 1, 65×45 mm, type 0-Ⅱa＋Ⅱc, SM, por, 20×20 mm であった.

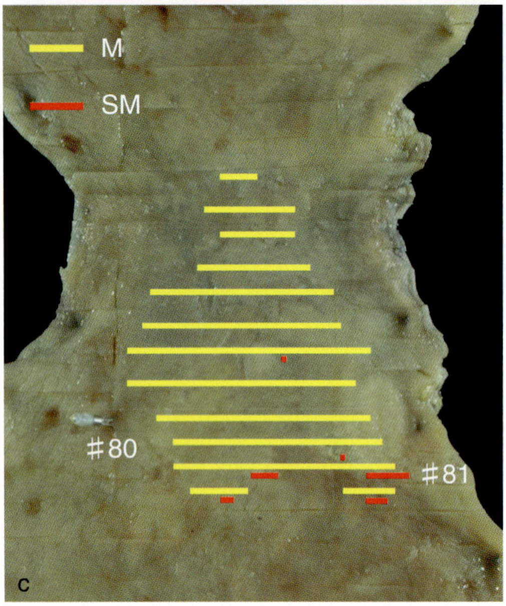

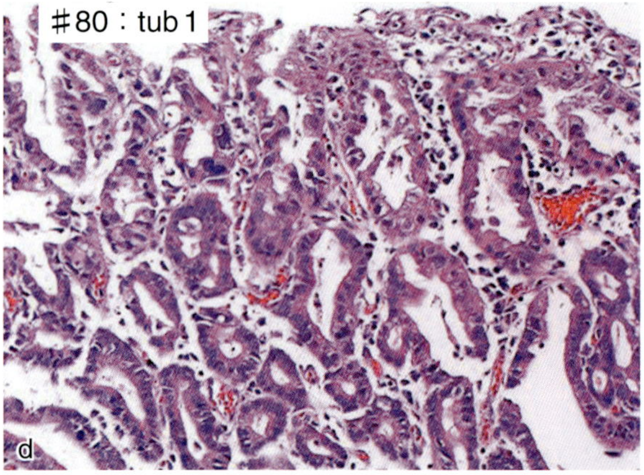

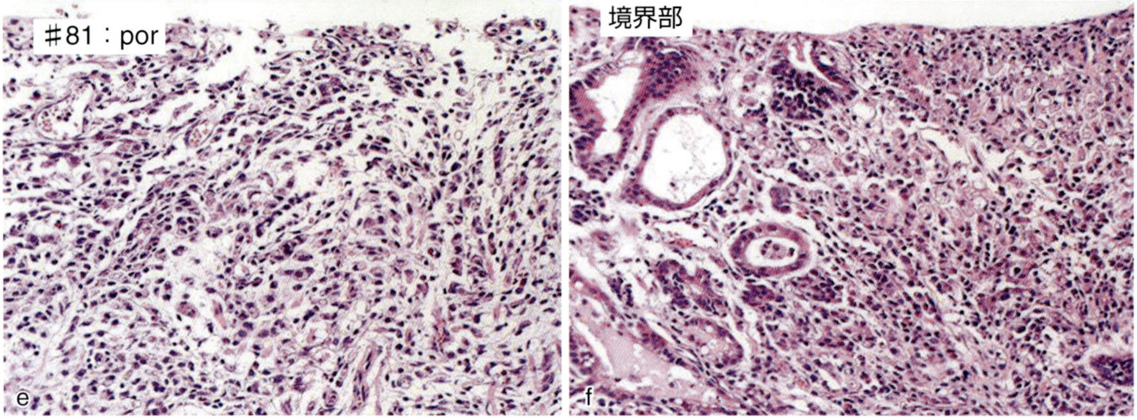

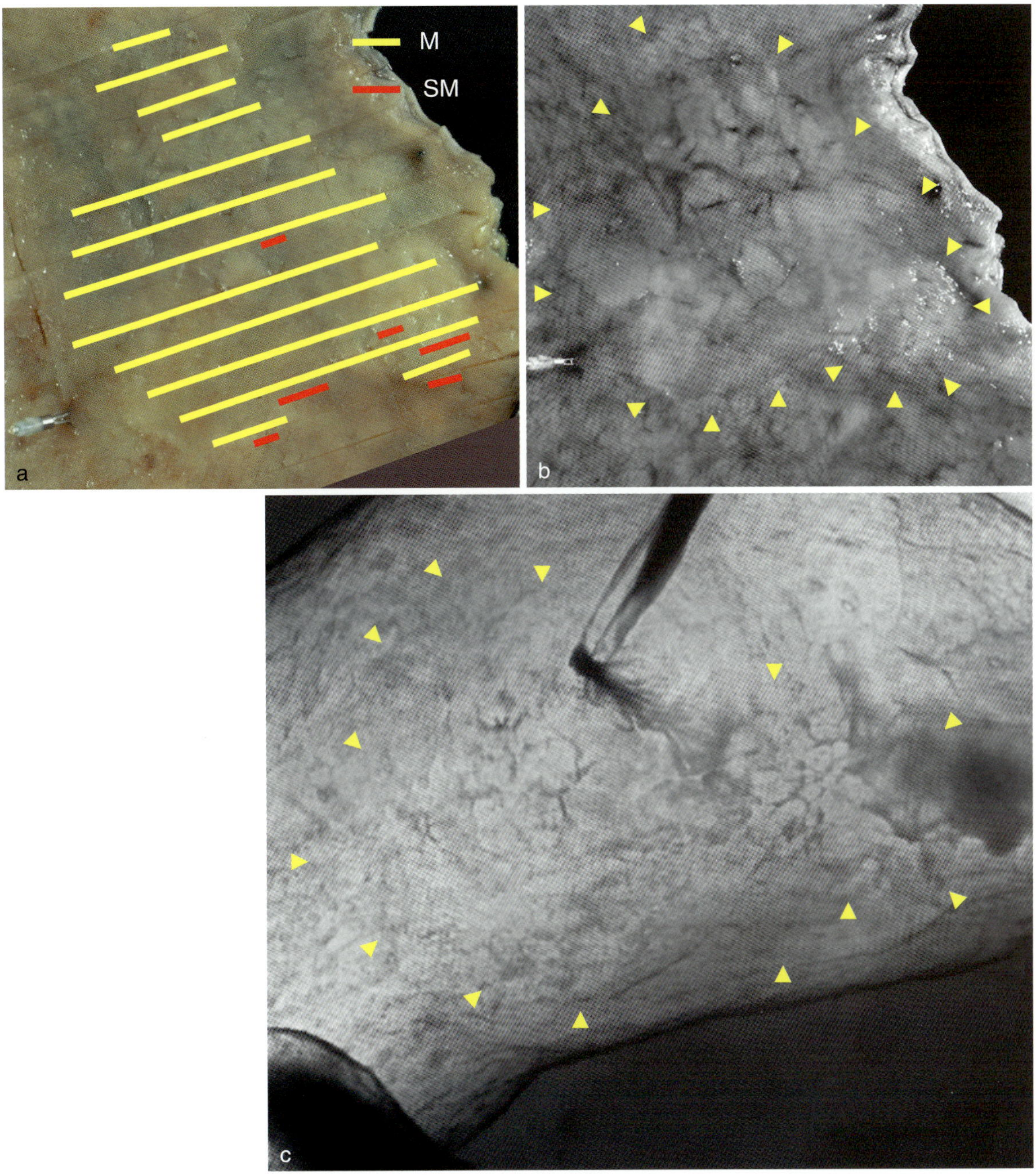

図 4　画像所見のまとめ　病変の再構築図(a)をもとに切除標本肉眼像(色素撒布像のグレースケール化)とX線像における病変の範囲を示している．X線像では癌の浸潤範囲にバリウム付着異常，不規則なバリウム陰影，大小不同の顆粒状陰影，顆粒間の不整な溝状陰影の所見を認める(c)．未分化型癌の領域では，大小不同の顆粒状陰影，不整な溝状陰影の所見がより目立っている．

コメント

本症例のように広範な病変における浸潤範囲および深達度診断に，X線像は有用である．

症例 26 噴門部と胃体上部の重複癌（61 歳，男性）

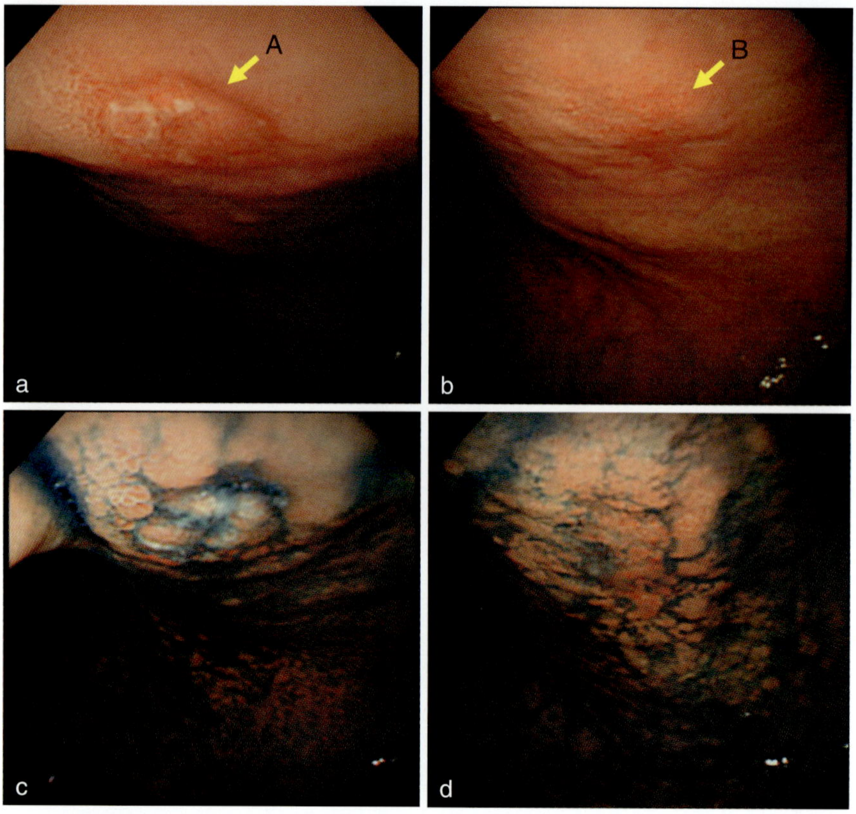

図 1 内視鏡所見 内視鏡検査では噴門部小彎にびらんを伴う発赤調の陥凹性病変 A がみられる（a）．肛門側に淡い発赤を伴う陥凹性病変 B がみられる（b）．色素撒布後，病変 A の陥凹境界が明瞭に描出された．陥凹面に結節状の隆起が認められる（c）．病変 B は色素をはじく不整な粘膜模様として描出された（d）．

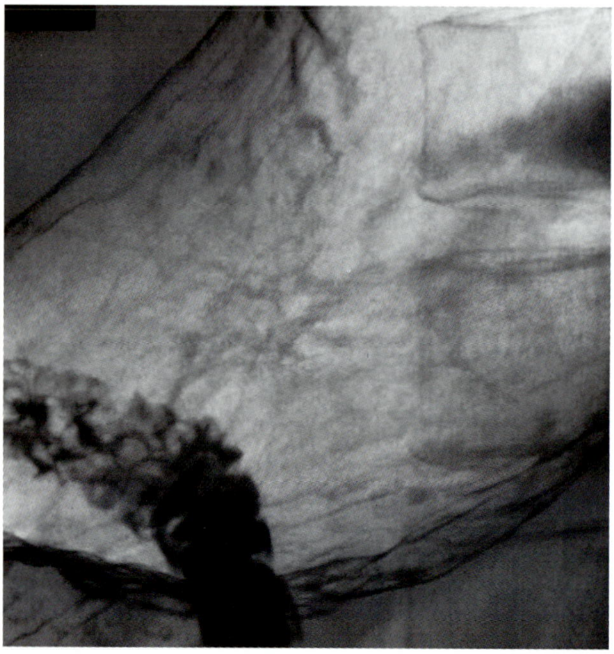

図 2 X 線所見 半立位仰臥位第 2 斜位像では噴門部小彎に辺縁不整なバリウム陰影がみられ，陰影内に類円形の透亮像がみられた．肛門側の 0-Ⅱc は限局した不均一なバリウム陰影として描出された．

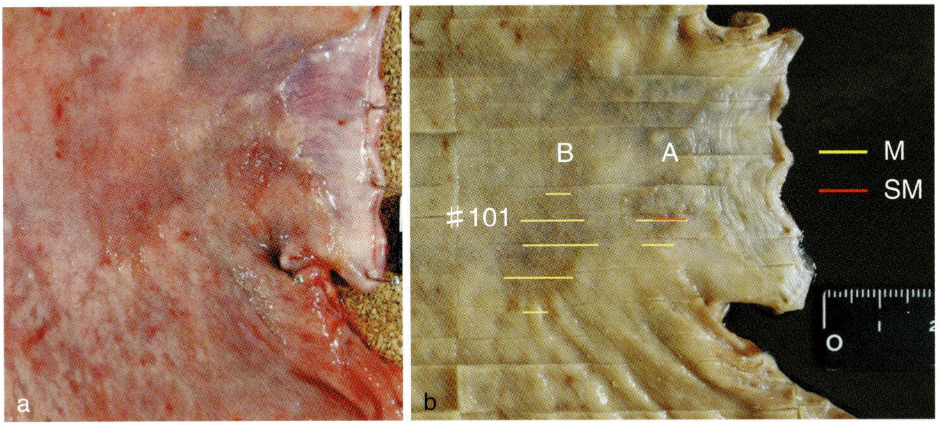

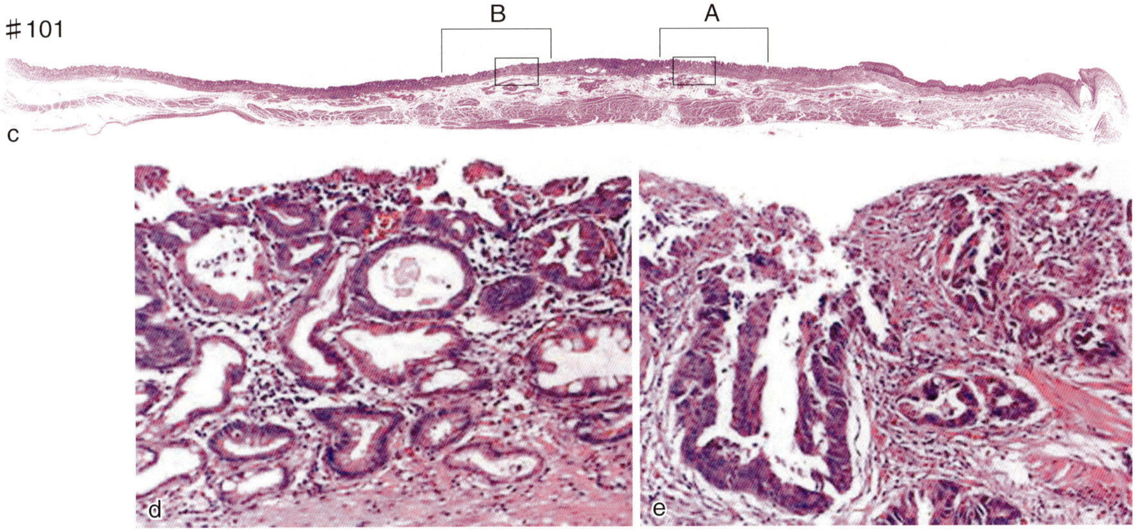

図3　病理所見　切除標本肉眼所見(a)，組織学的再構築図(b)，ルーペ像(c)，組織像(d, e)．最終病理診断は**病変A**：type 0-Ⅱc，SM(270 μm)，tub1，10×10 mm，**病変B**：type 0-Ⅱc, M, tub1, 30×14 mmであった．SM浸潤距離は270 μmであったが，腫瘍は粘膜筋板内に塊状に発育していた．

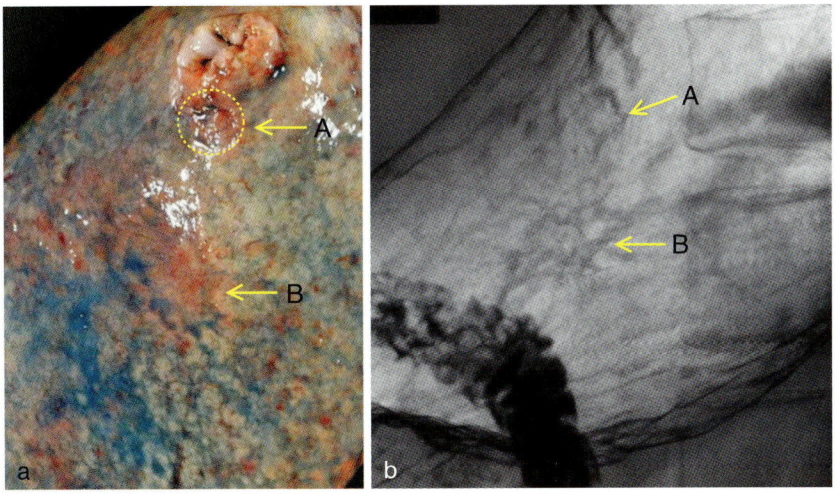

図4　病理所見のまとめ　肉眼標本翻転像(色素撒布，a)では病変Aは長径10 mmであったが粘膜下浸潤を伴っていた．それに対し病変Bは長径25 mmであるが粘膜内癌であった．切除標本肉眼像(a)で病変Aは陥凹面が隆起していることがわかる．同部はX線像(b)でバリウム陰影内の透亮像として描出されている．これらは粘膜下浸潤を示す所見である．

コメント

陥凹性病変の深達度診断においては陥凹面の所見を詳細に読影する必要がある．粘膜下浸潤に伴う透亮像を見逃さないことが重要である．

症例 27　内視鏡の見下ろし観察が有用な噴門部 SM 癌（72 歳, 男性）

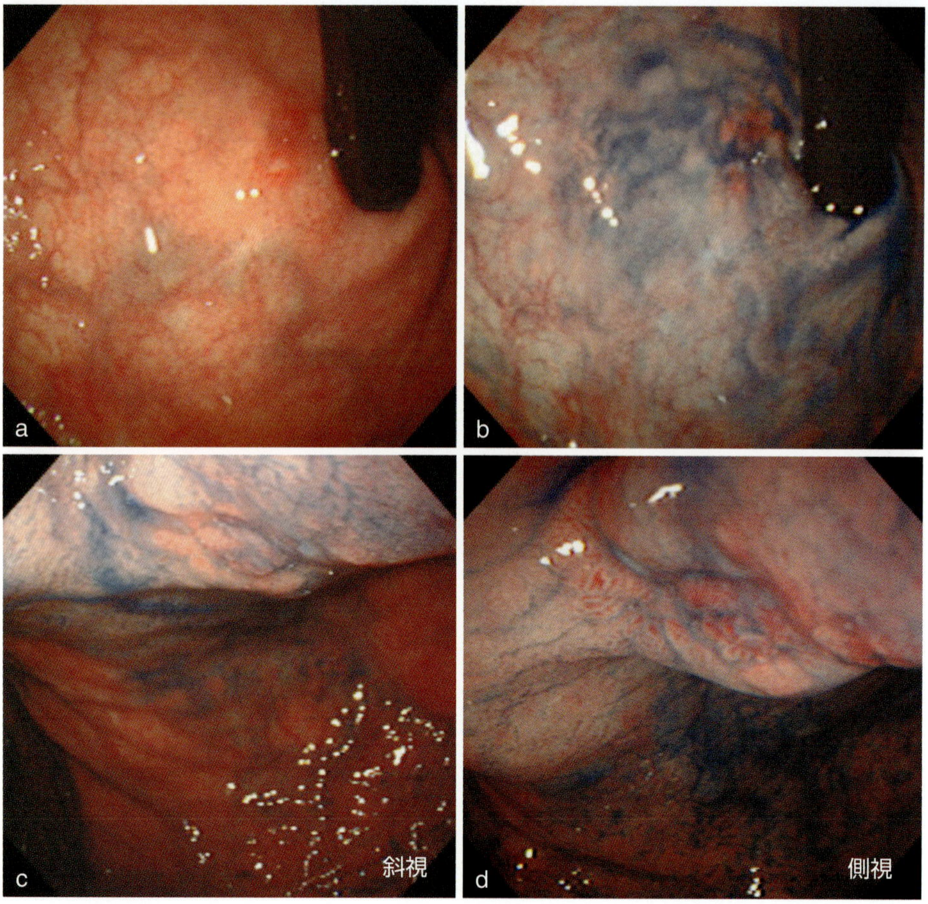

図 1　内視鏡所見　噴門部後壁に発赤調の浅い陥凹性病変を認める．反転観察では粘膜下以深に浸潤する所見は明らかでない(a, b)．
c, d は斜視鏡と側視鏡の見下ろし観察である．反転観察と比較して病変の詳細な観察が可能である．特に側視鏡では病変の表面性状や陥凹周囲の辺縁隆起の所見がよくわかり，粘膜下層に浸潤した噴門部癌と診断できる(d)．

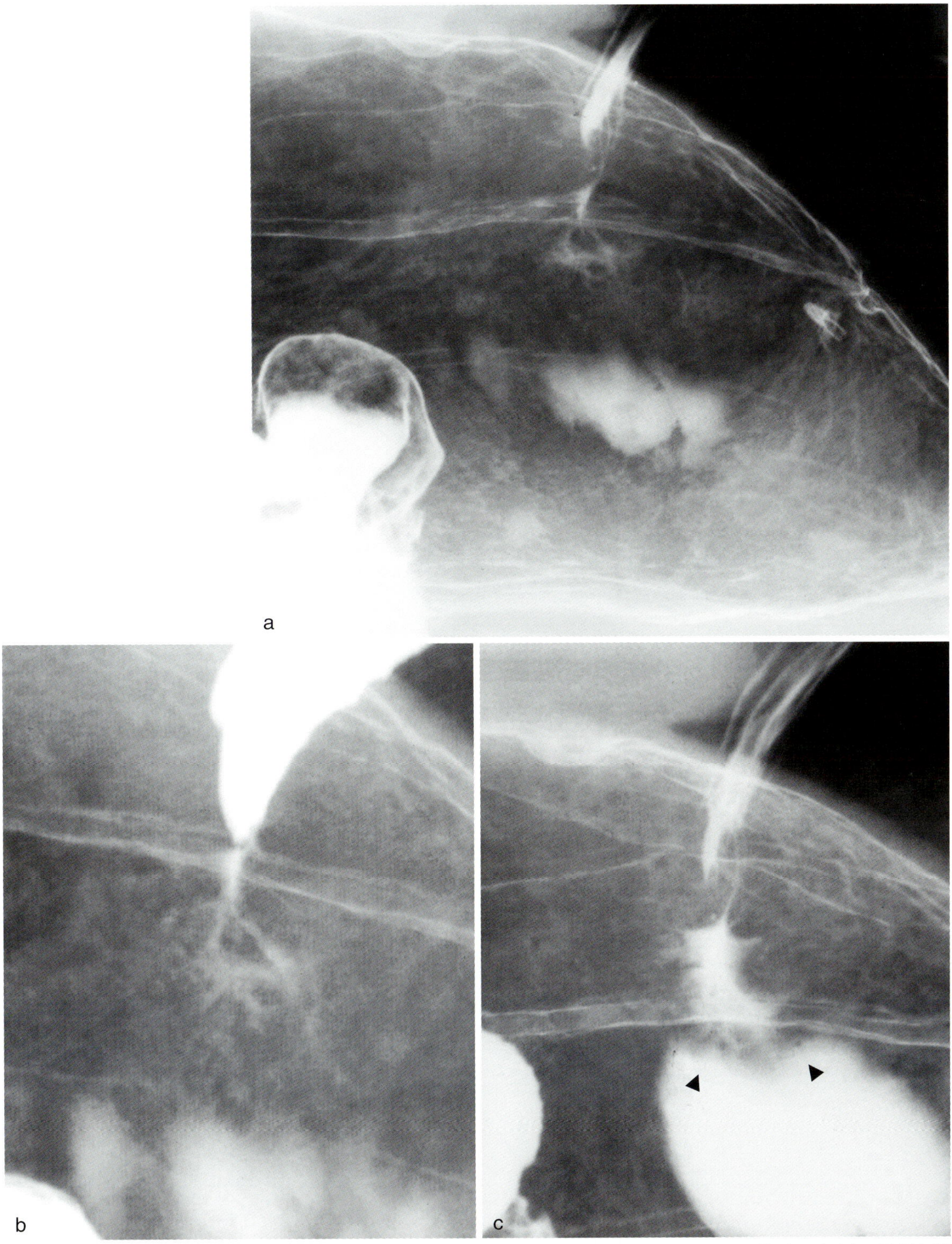

図2　X線所見　右側臥位～腹臥位第１斜位のＸ線像である(a～c)．噴門部後壁に限局した不整形のバリウム陰影を認め，その境界は棘状である．バリウムを溜めた像(c)ではバリウム陰影を取り囲む透亮像が指摘できる(黒矢頭)．明瞭な陥凹と辺縁隆起の所見より，粘膜下層に浸潤した噴門部癌と診断できる．

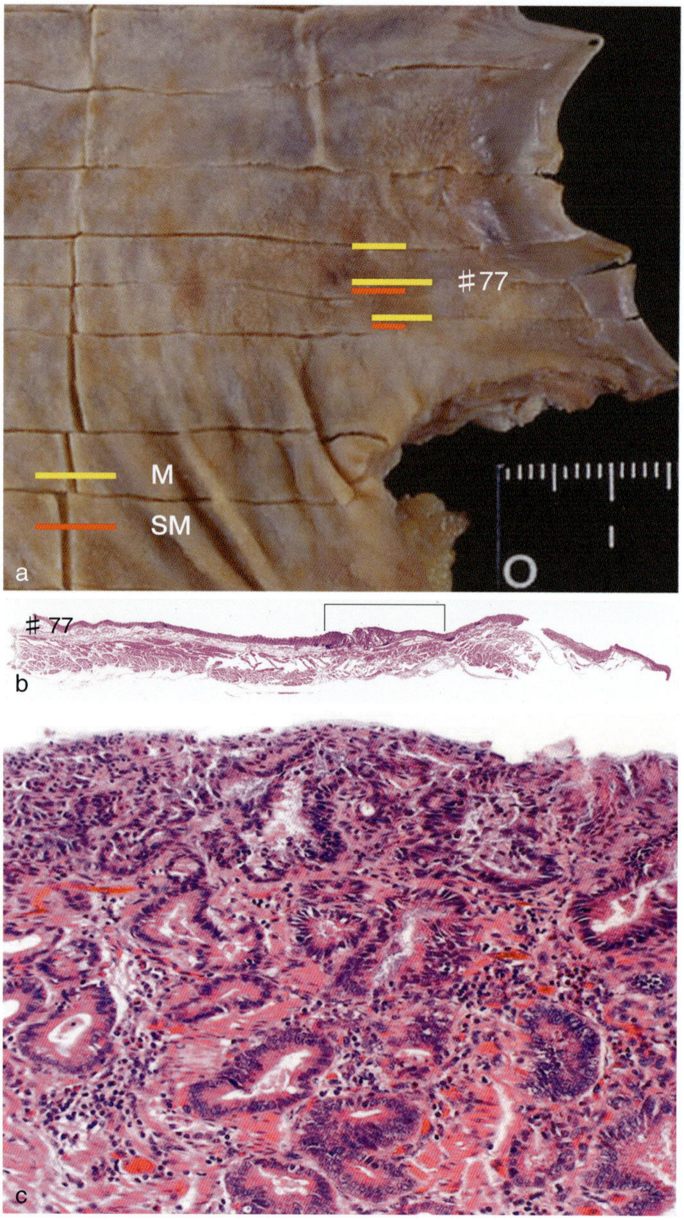

図 3　病理所見　組織学的再構築図(a)，♯ 77 のルーペ像(b)，♯ 77 の組織像(c).
最終病理診断は type 0-Ⅱc, SM, tub 2, 17×10 mm であった.

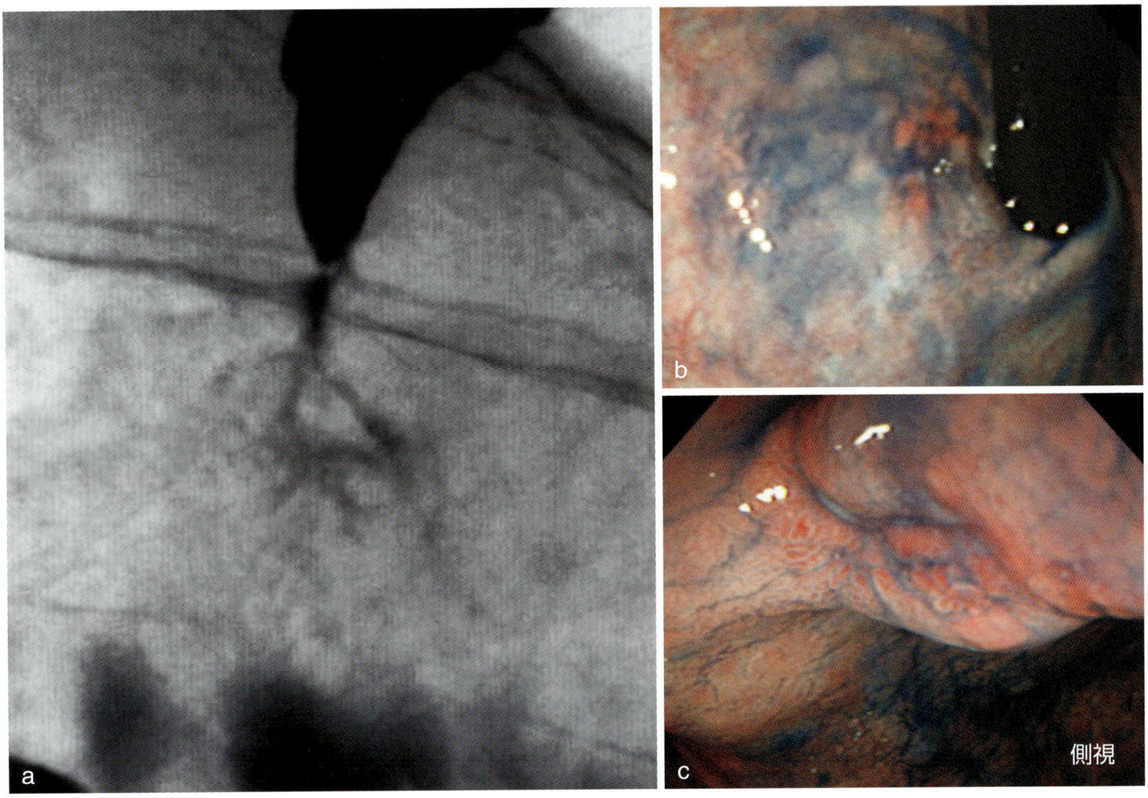

図 4　画像所見のまとめ　内視鏡の反転観察のみでは SM 浸潤癌の診断は困難である(b).

コメント

最近では高解像度の直視鏡での内視鏡観察が主流であり，噴門部領域でも直視鏡での反転観察が中心になっている．側視鏡で観察する機会は少なくなっているが，噴門部領域における見下ろし観察は有用である．本症例では噴門部領域における内視鏡の反転観察，見下ろし観察(斜視と側視)を呈示した．

症例 28　典型的な噴門部 SM 癌（71 歳, 男性）

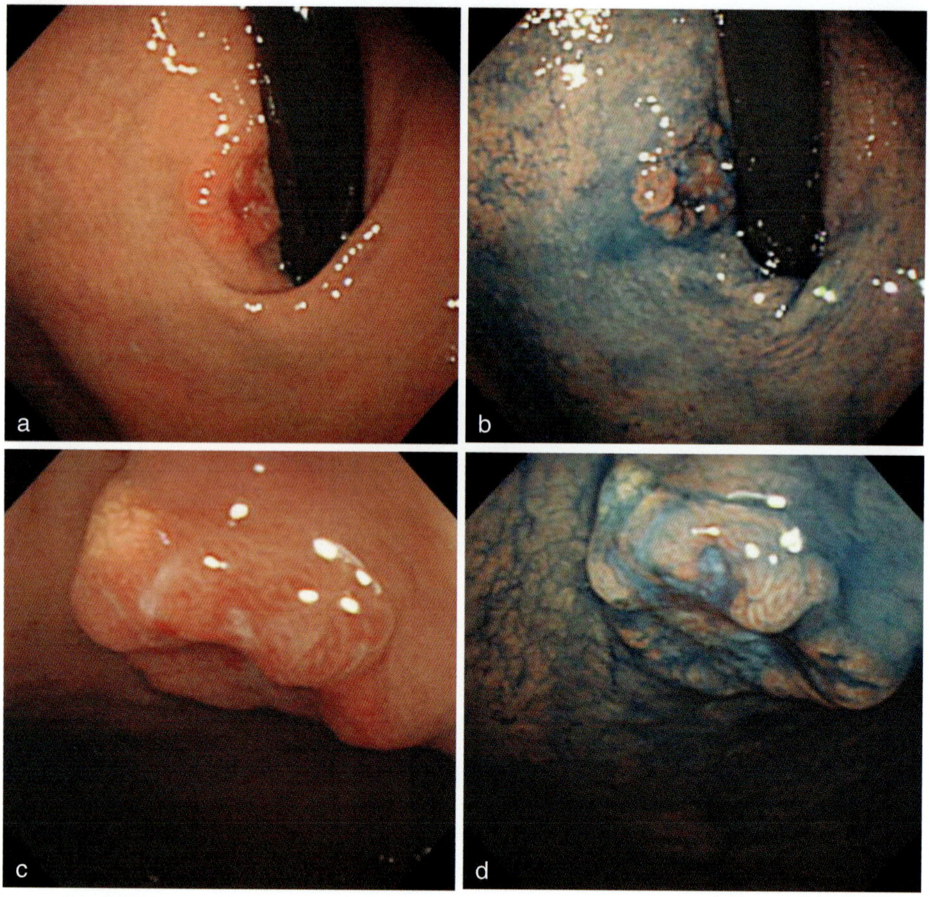

図 1　**内視鏡所見**　内視鏡検査で噴門部小彎に辺縁隆起を伴った発赤調の陥凹性病変を認める（a～d）.

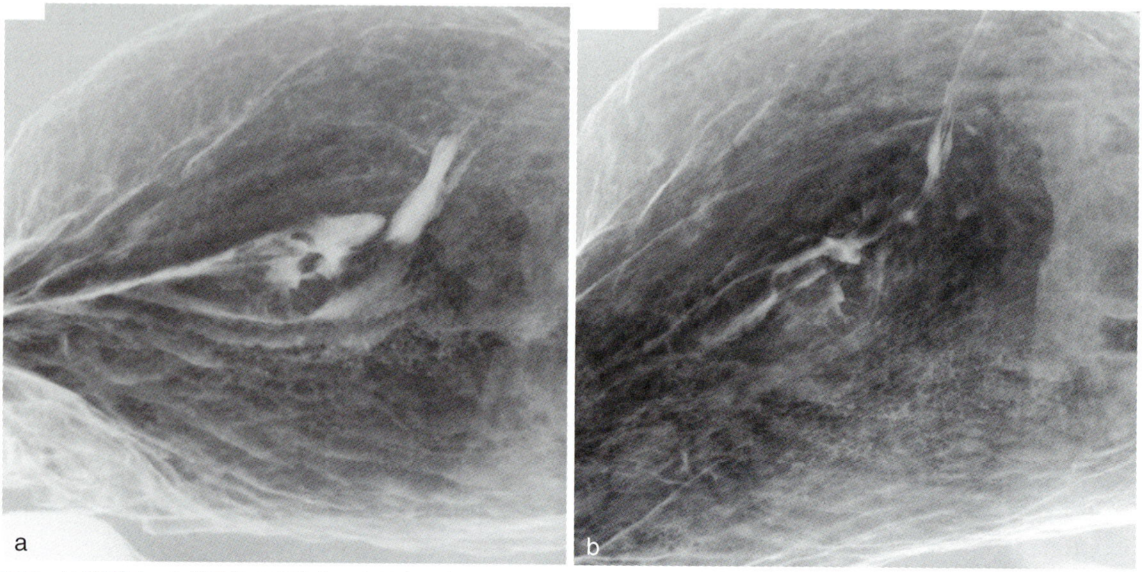

図 2　**X 線所見**　右側臥位の X 線像である（a, b）. 噴門部小彎に粗大顆粒状の透亮像に囲まれた不整形のバリウム陰影を認める. バリウム陰影の内部にも結節状の透亮像がみられる.

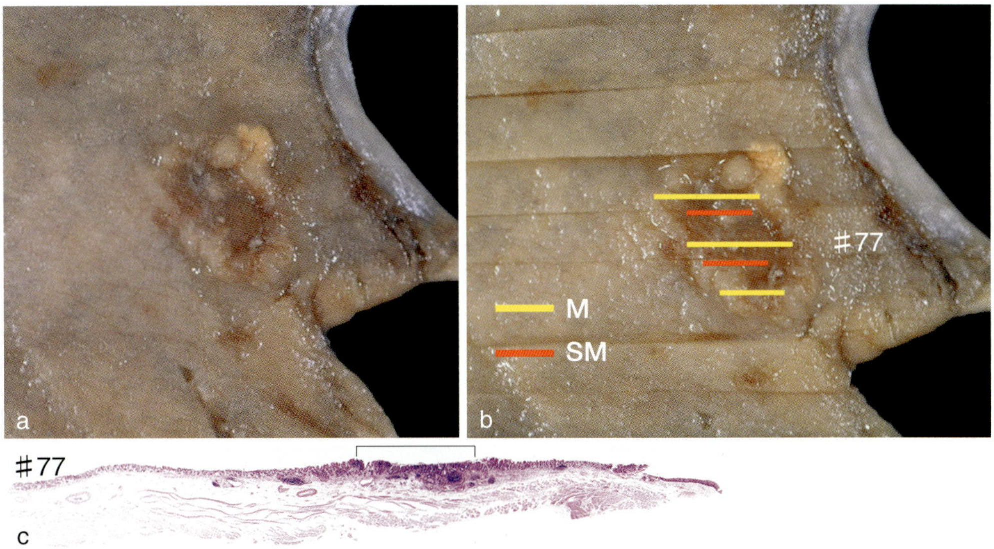

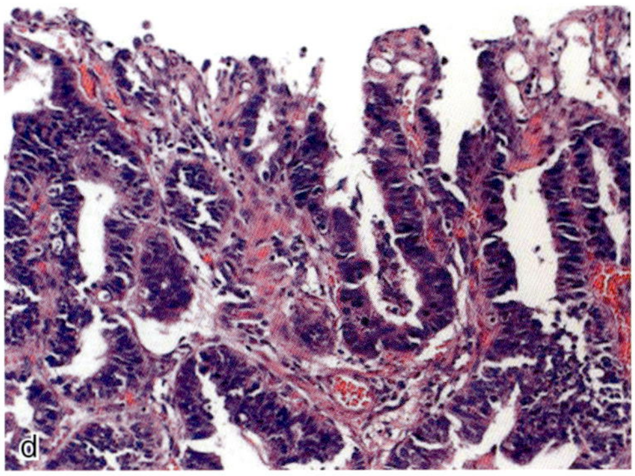

図 3　病理所見　切除標本肉眼所見(a)，組織学的再構築図(b)，♯ 77 のルーペ像(c)，♯ 77 の組織像(d).
最終病理診断は type 0-Ⅱa ＋ Ⅱc, SM, tub 2, 18 × 10 mm であった.

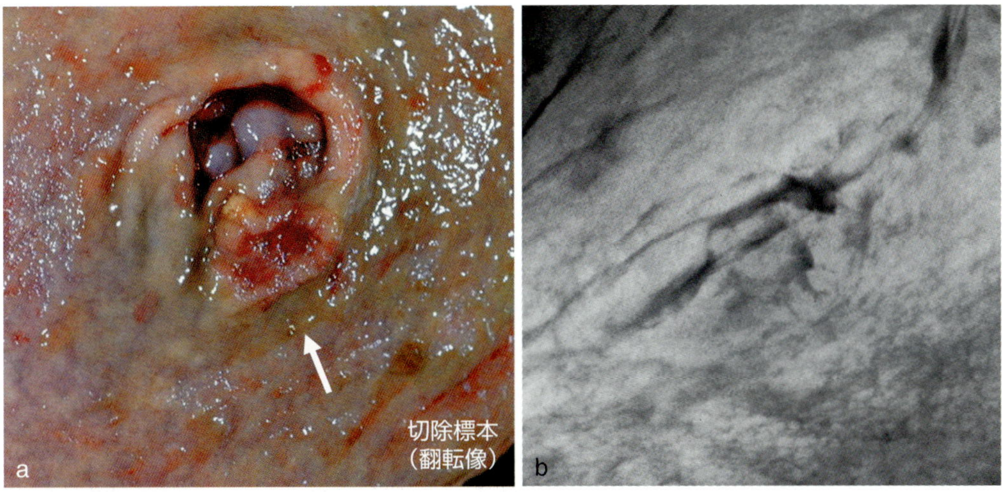

図 4　画像所見のまとめ　切除標本翻転像(a)と術前 X 線像(b)の比較である．X 線像における辺縁の透亮像，明瞭なバリウム陰影とその内部の結節状の透亮像は SM 以深の浸潤を示している(b).

コメント

発赤調の陥凹性病変であり，存在診断は容易である.
噴門部癌は小さくても SM 浸潤の可能性があり注意が必要である.

症例 29 粘膜下腫瘍様の形態を呈した噴門部 SM 癌（69 歳，女性）

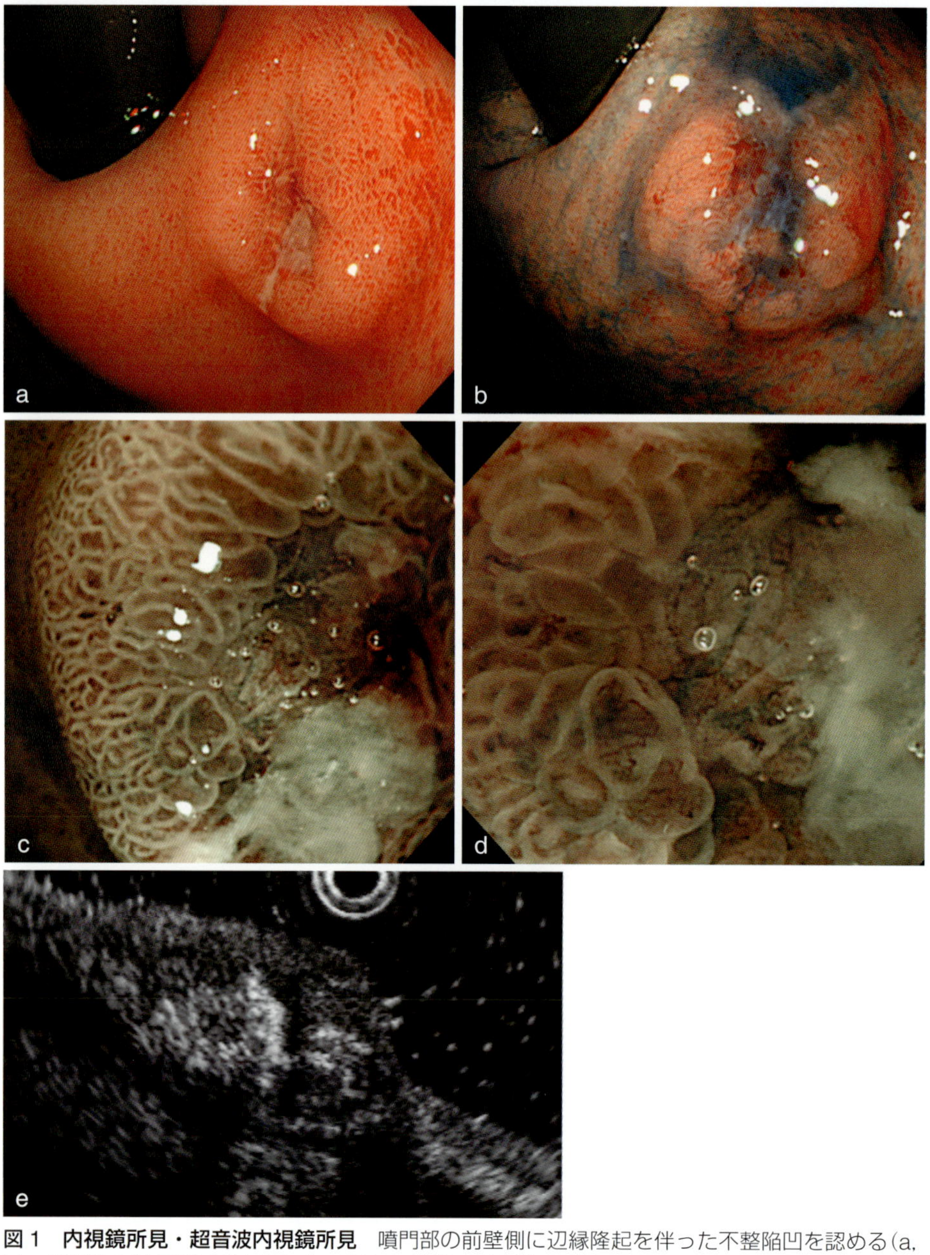

図 1　内視鏡所見・超音波内視鏡所見　噴門部の前壁側に辺縁隆起を伴った不整陥凹を認める（a, b）．辺縁隆起は正常粘膜に覆われており，粘膜下腫瘍様の形態である．NBI 併用拡大観察では陥凹部に胃粘膜微細模様の不整，消失の所見を認める（c, d）．超音波内視鏡像では第 3 層に高エコーと低エコーの混在した腫瘍エコー像を認める（e）．

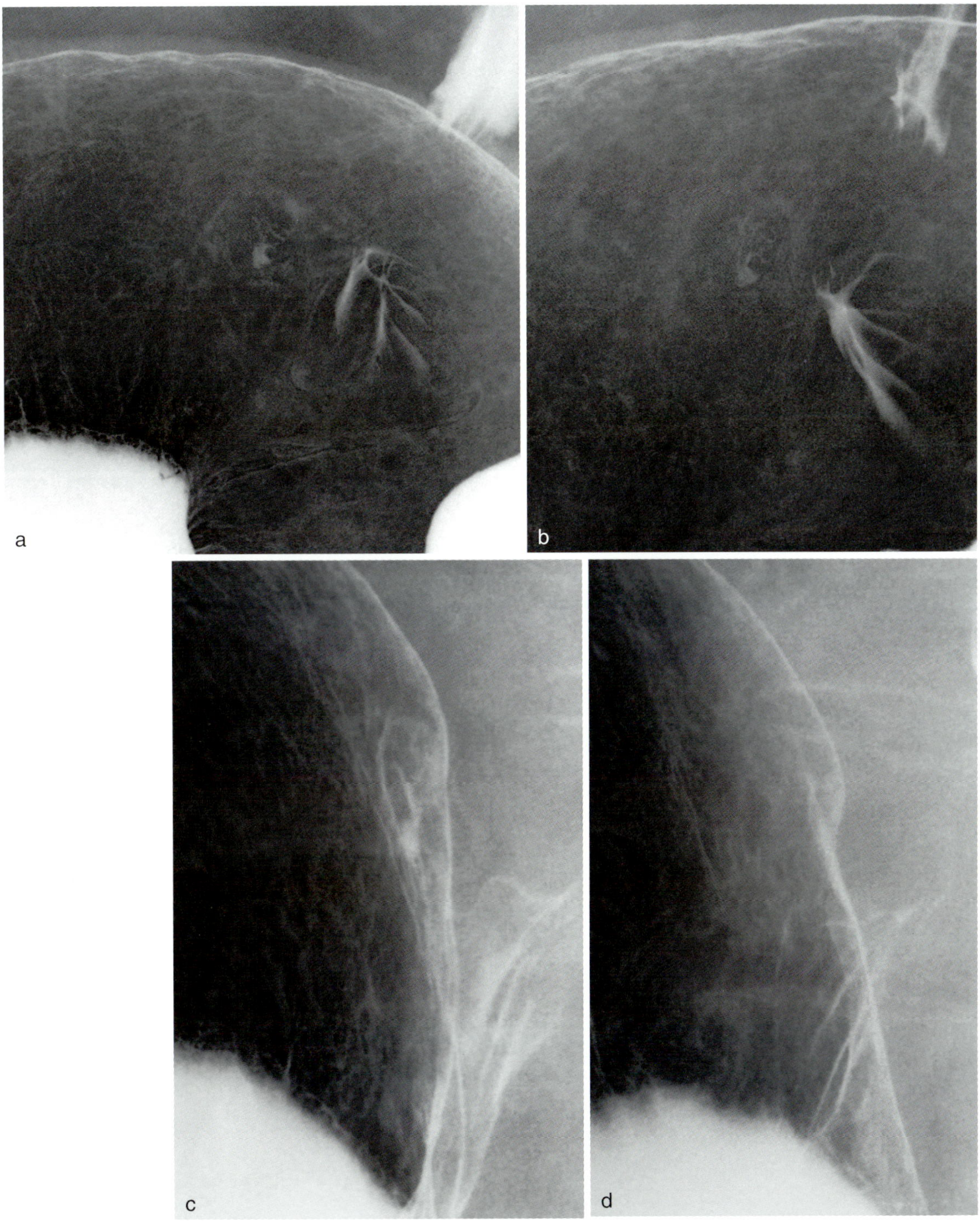

図2　X線所見　腹臥位第1斜位～右側臥位のX線像である(a, b)．噴門部前壁側に濃淡の差のある不整形のバリウム陰影を認める．バリウム陰影の周囲には同心円状に透亮像を伴っているが，その輪郭は平滑でぼんやりしており粘膜下腫瘍様の所見である．c, dは病変の側面像を捉えたX線像である．胃壁辺縁に直線化の所見を認める．

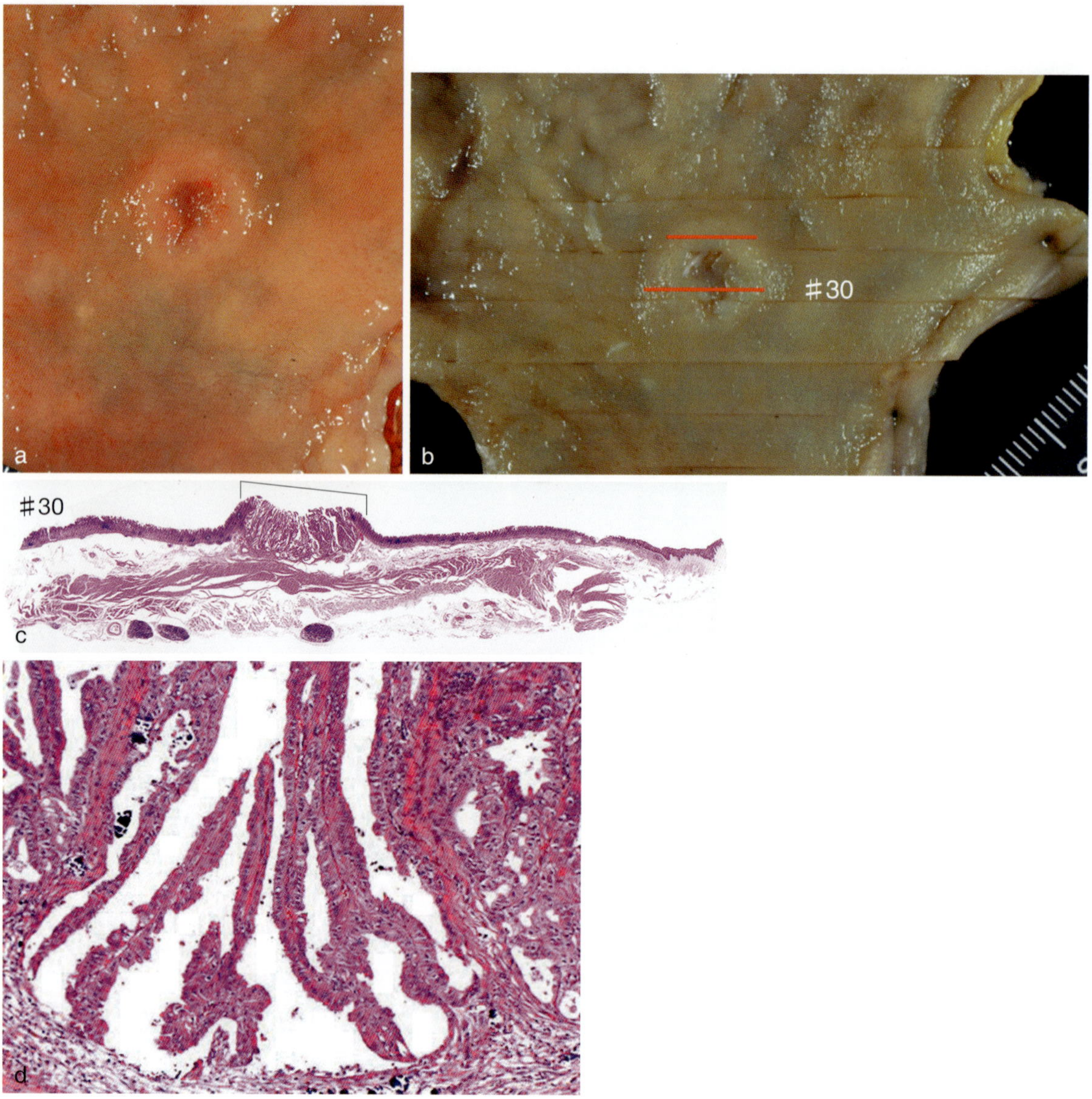

図3　病理所見　切除標本肉眼所見(a)，組織学的再構築図(b)，♯30のルーペ像(c)，♯30の組織像(d)．
最終病理診断は type 0-Ⅱa＋Ⅱc, SM, pap, 10×10 mm であった．

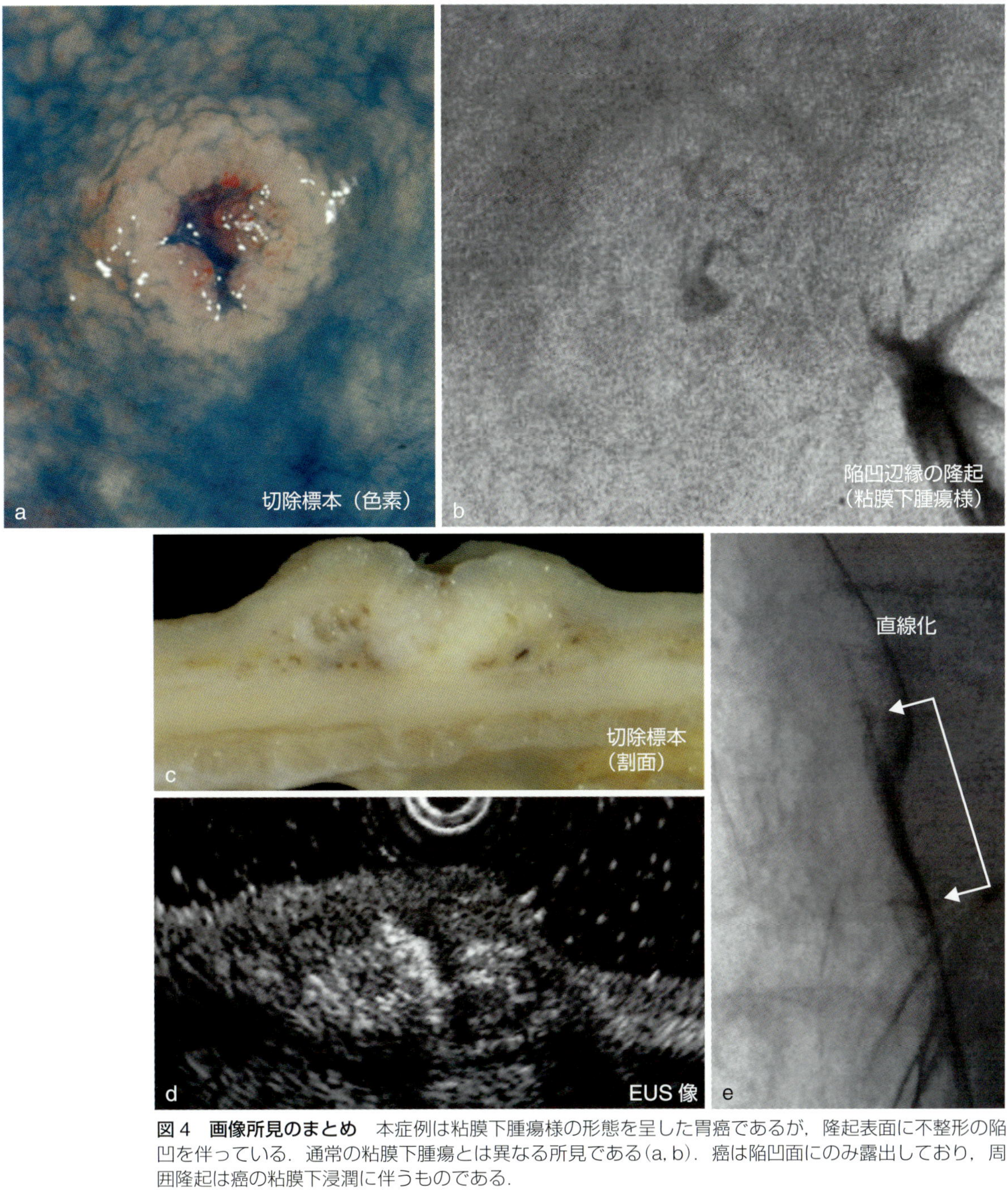

図4　画像所見のまとめ　本症例は粘膜下腫瘍様の形態を呈した胃癌であるが，隆起表面に不整形の陥凹を伴っている．通常の粘膜下腫瘍とは異なる所見である（a, b）．癌は陥凹面にのみ露出しており，周囲隆起は癌の粘膜下浸潤に伴うものである．

コメント

粘膜下腫瘍様の形態の癌は生検でも診断が確定されない場合がある．
癌が疑われる時には適切な部位を生検する必要があり，場合によってはEUS-FNAも有用である．

症例 30　深達度診断が困難であった噴門部早期癌（78 歳，男性）

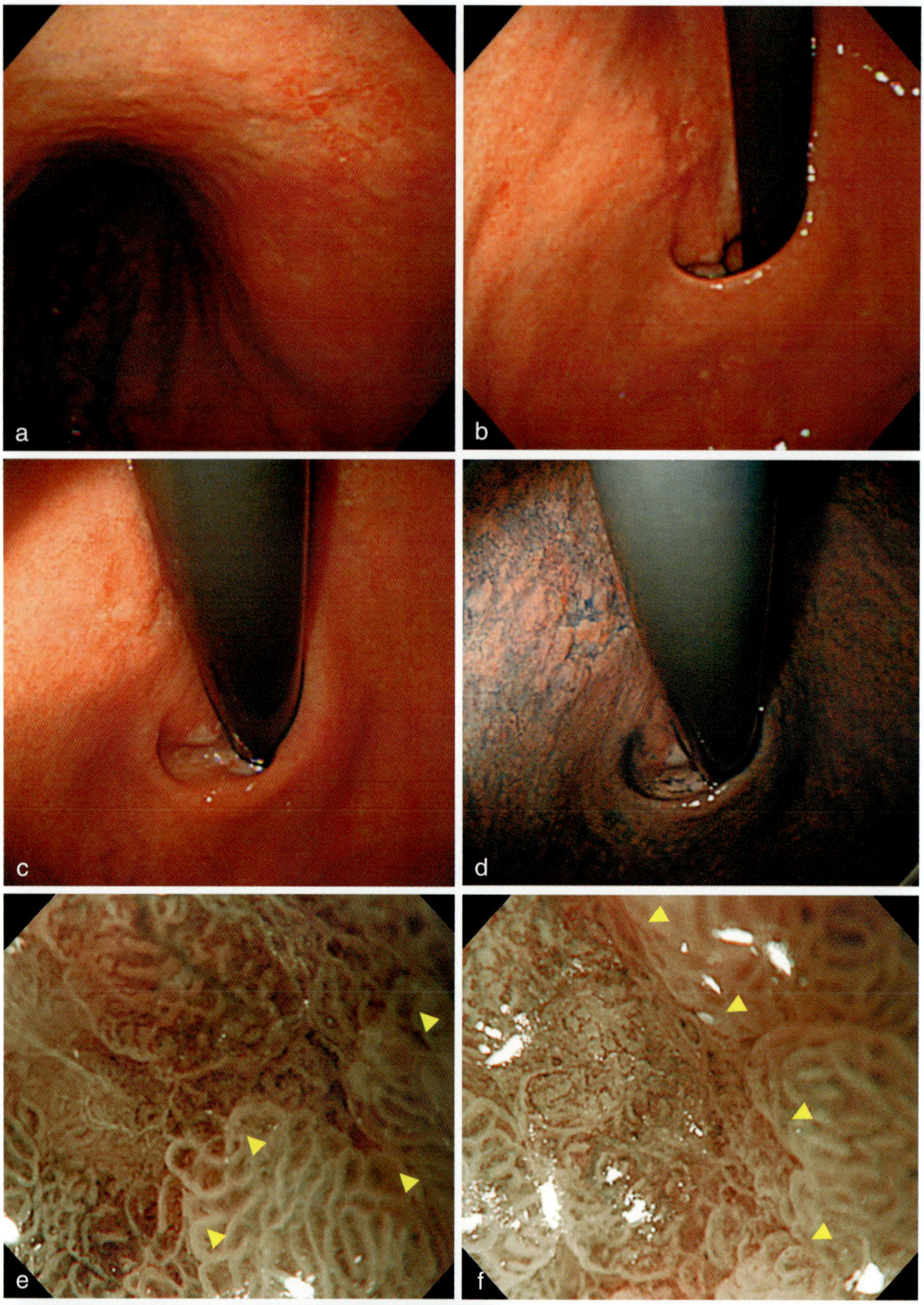

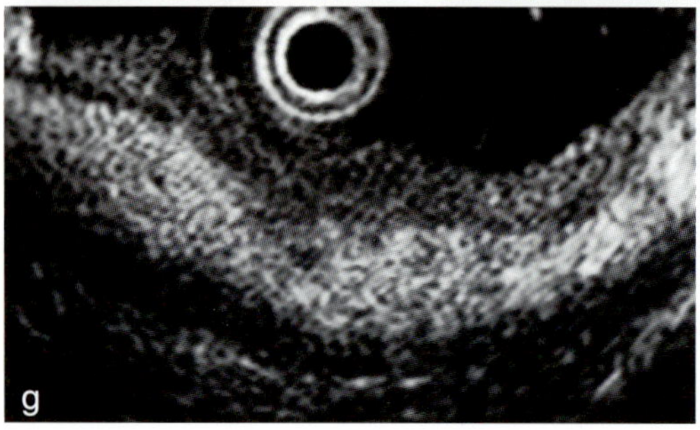

図 1　内視鏡所見・超音波内視鏡所見　a, b は斜視鏡の見下ろし観察と反転観察，c, d は直視鏡の反転観察．噴門部小彎に発赤調の陥凹性病変を認める．色素撒布で陥凹内には胃小区様の模様が残存し辺縁隆起もはっきりしない（d）．NBI 併用拡大観察では陥凹部に不規則な微小血管増生像，粘膜微細模様の不整を認める（e は病変肛門側，f は病変口側の拡大観察）．
超音波内視鏡像（g）では第 3 層に低エコー域を認め，SM 浸潤，リンパ濾胞や異所性胃粘膜などの鑑別が必要である．

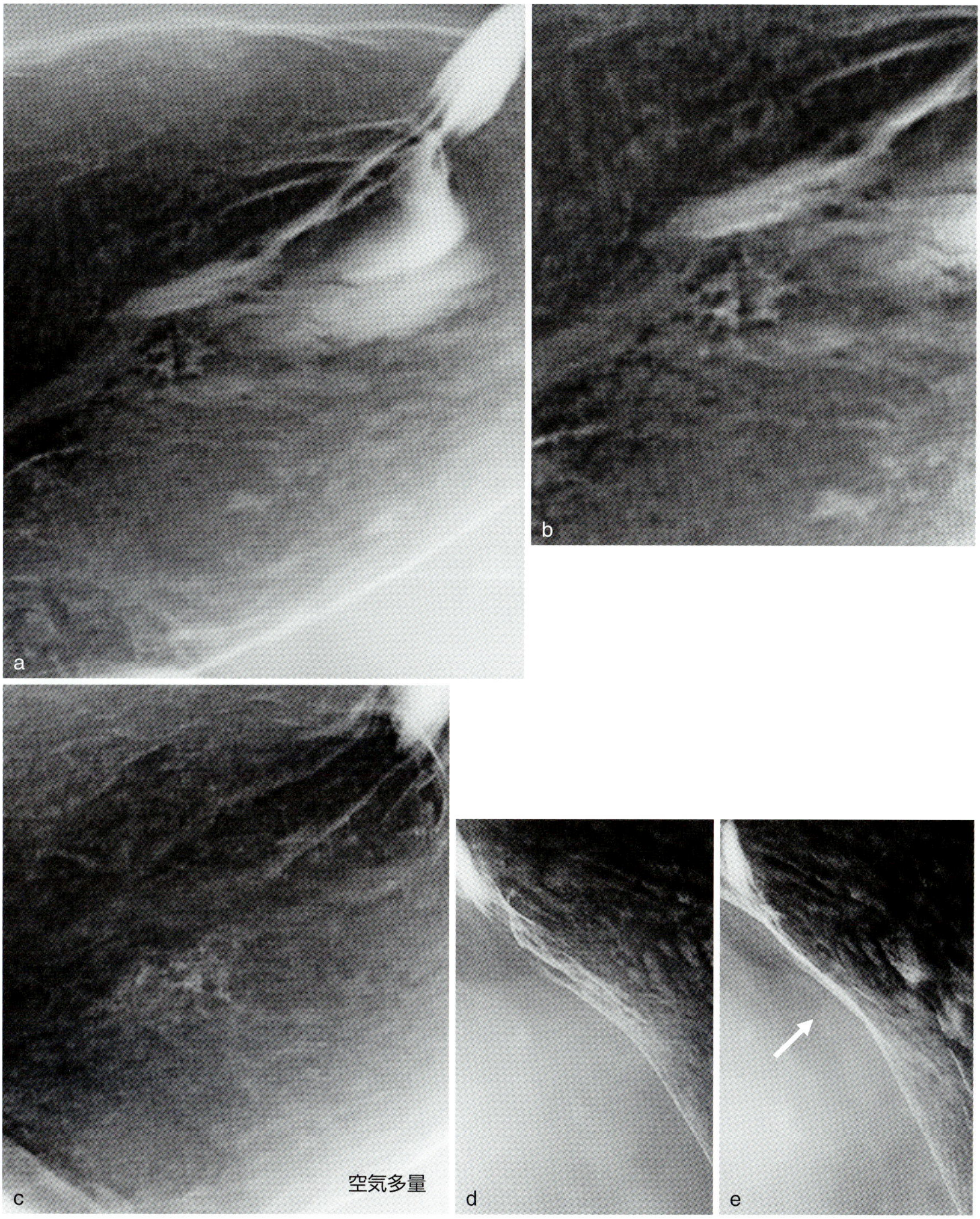

図2　X線所見　噴門部領域のX線像である(a〜cは右側臥位のX線像)．噴門部小彎に顆粒状の辺縁隆起を伴った限局した不整形のバリウム陰影を認める(a, b)．空気量を多量にすると顆粒状の辺縁隆起は消失し，淡いバリウム陰影のみが描出される(c)．病変の側面像でも辺縁の変形ははっきりしない(d, e)．

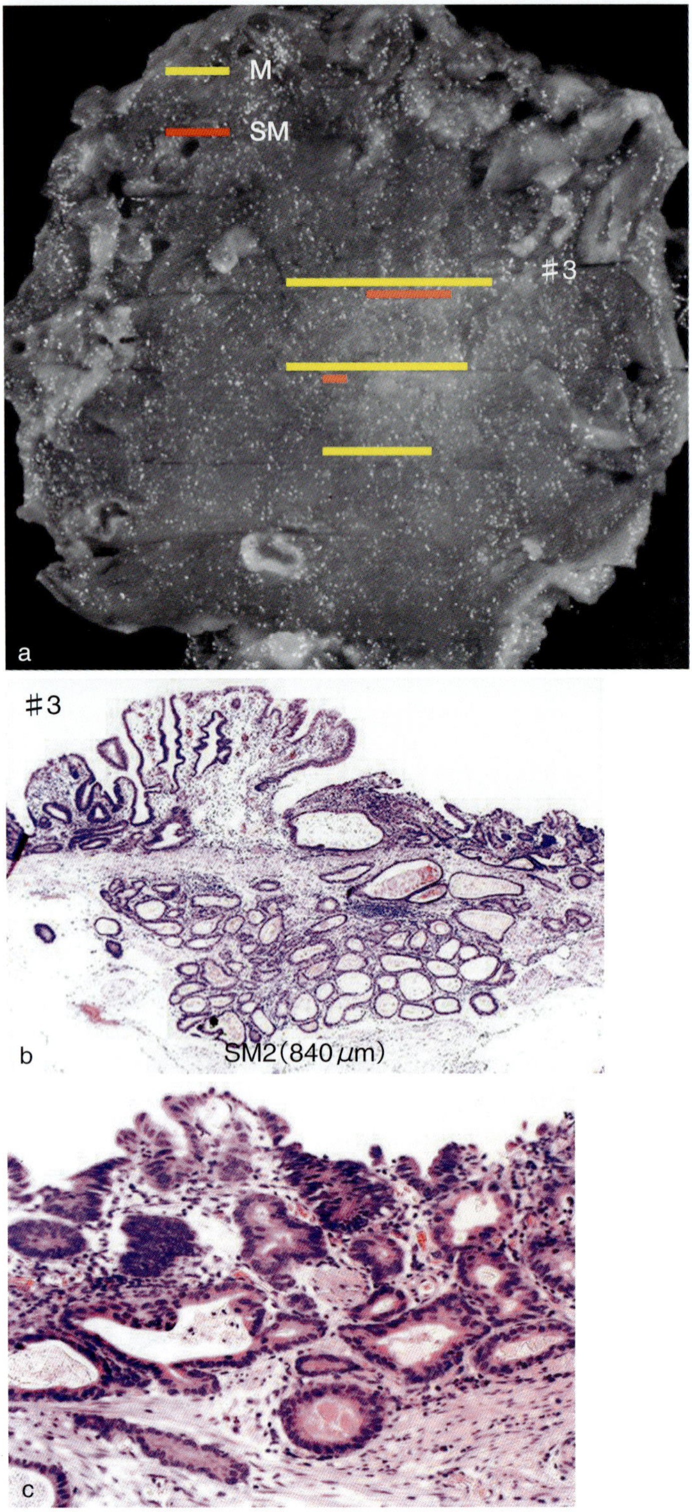

図 3　病理所見　組織学的再構築図(a)．♯3の組織所見(b, c)．
最終病理診断は type 0-Ⅱc, SM, tub 1, 11×9 mm であった．

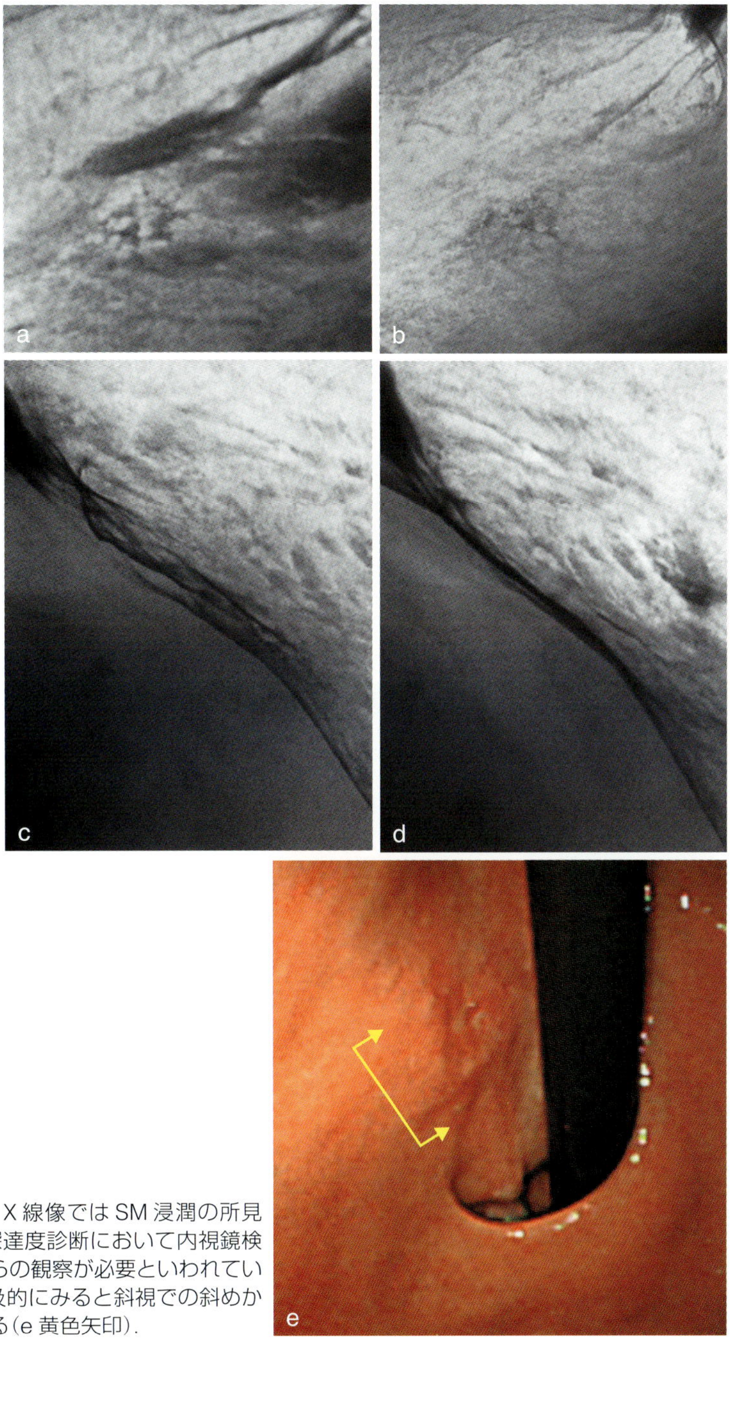

図 4　画像所見のまとめ　遡及的にみても X 線像では SM 浸潤の所見を拾い上げることは困難である（a〜d）．深達度診断において内視鏡検査では十分な空気量での遠見，斜め方向からの観察が必要といわれている（八尾ら，胃と腸 43：1109-1125）．遡及的にみると斜視での斜めからの観察で台状挙上の所見があると思われる（e 黄色矢印）．

コメント

840 μm の SM 浸潤癌であるが，SM 浸潤範囲が 5 mm 弱であること，粘膜筋板が保たれ陥凹内に胃小区様模様が残存していること，SM 浸潤部で反応性の線維形成が少ないことなどが深達度診断を困難にした原因と考えられる．噴門部癌は 1 cm 前後の大きさで約 3 割に SM 浸潤がみられるため，十分な検討が必要である．

症例 31　粘膜下層に微小浸潤を伴った噴門部早期癌（69 歳，男性）

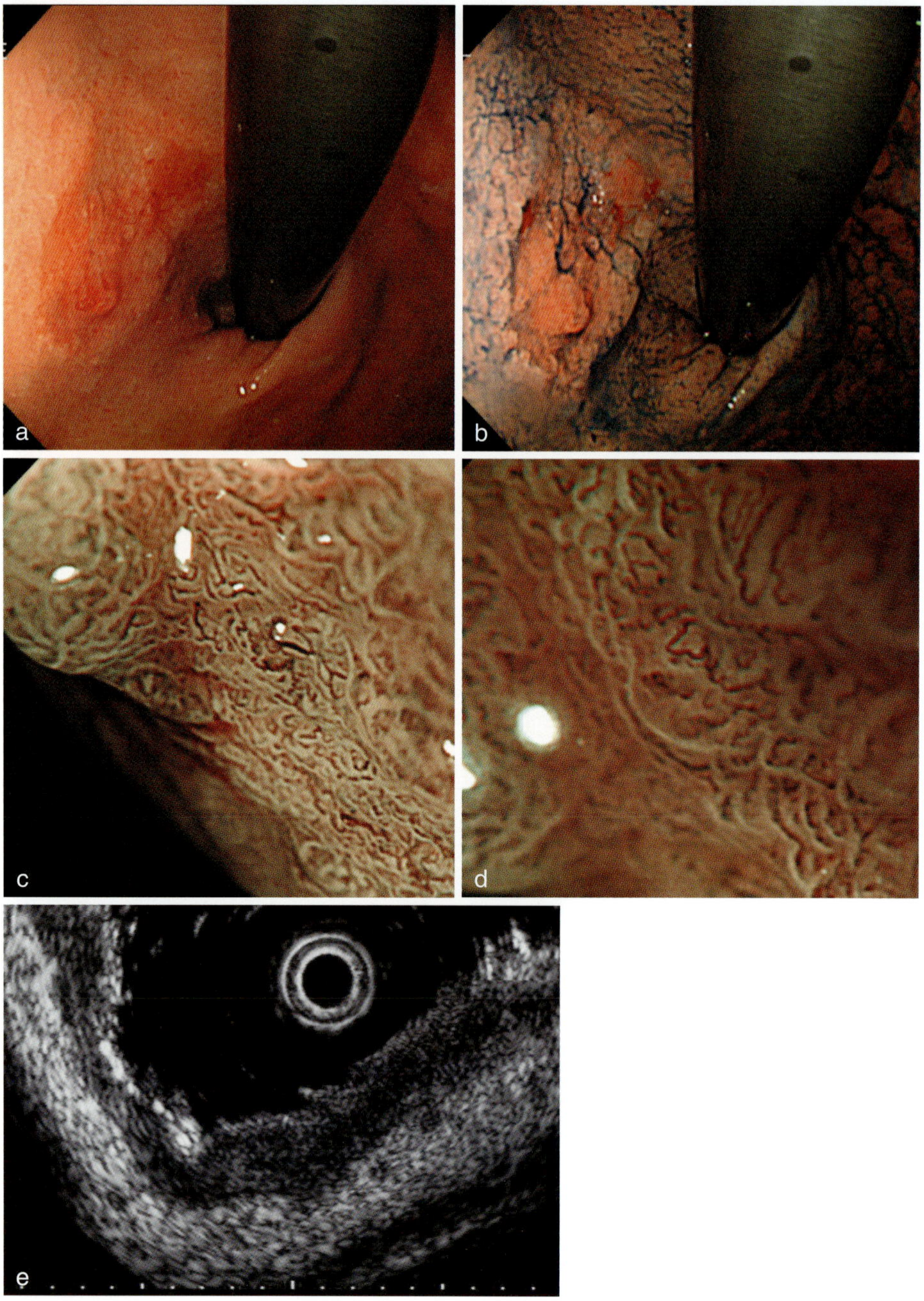

図 1　内視鏡所見・超音波内視鏡所見　噴門部後壁に発赤調の陥凹性病変を認める（a, b）．NBI 併用拡大観察では陥凹部に形状不均一な口径不同の微小血管を認める（c, d）．超音波内視鏡像では第 3 層上縁に不整像を認めるが，第 3 層の菲薄化や中断の所見はみられない（e）．

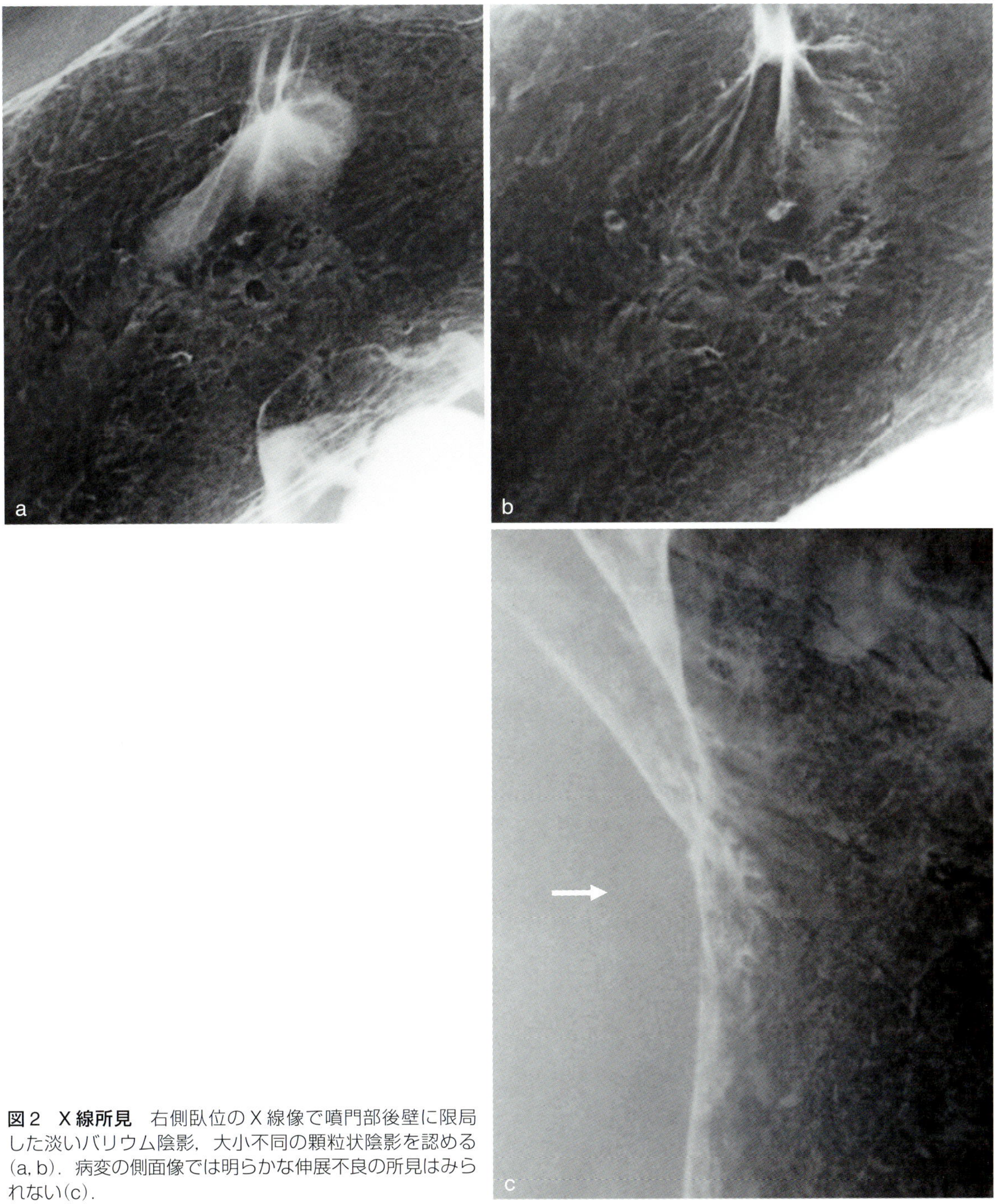

図2　X線所見　右側臥位のX線像で噴門部後壁に限局した淡いバリウム陰影，大小不同の顆粒状陰影を認める(a, b)．病変の側面像では明らかな伸展不良の所見はみられない(c)．

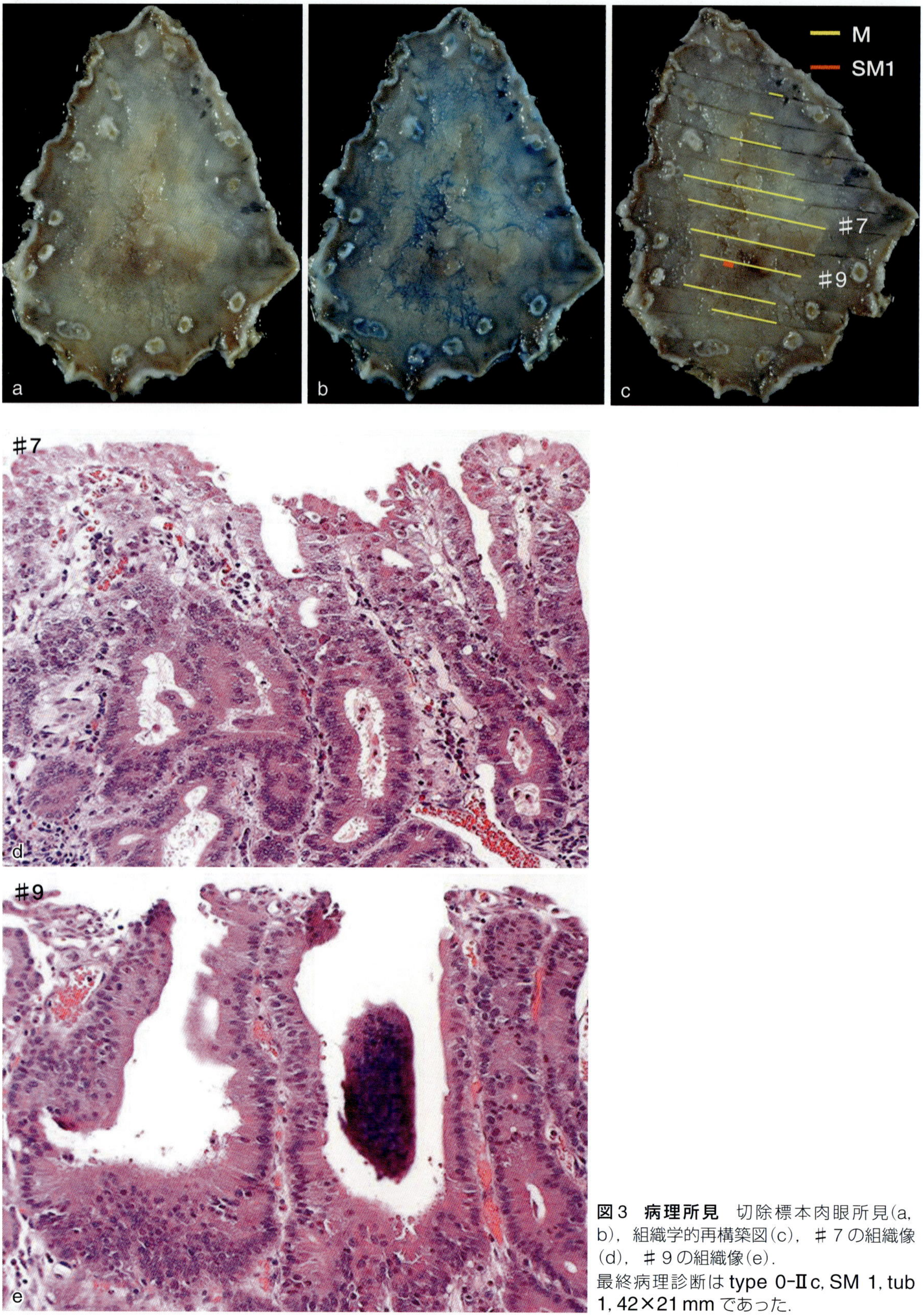

図 3　病理所見　切除標本肉眼所見（a，b），組織学的再構築図（c），＃7の組織像（d），＃9の組織像（e）.
最終病理診断は type 0-Ⅱc, SM 1, tub 1, 42×21 mm であった.

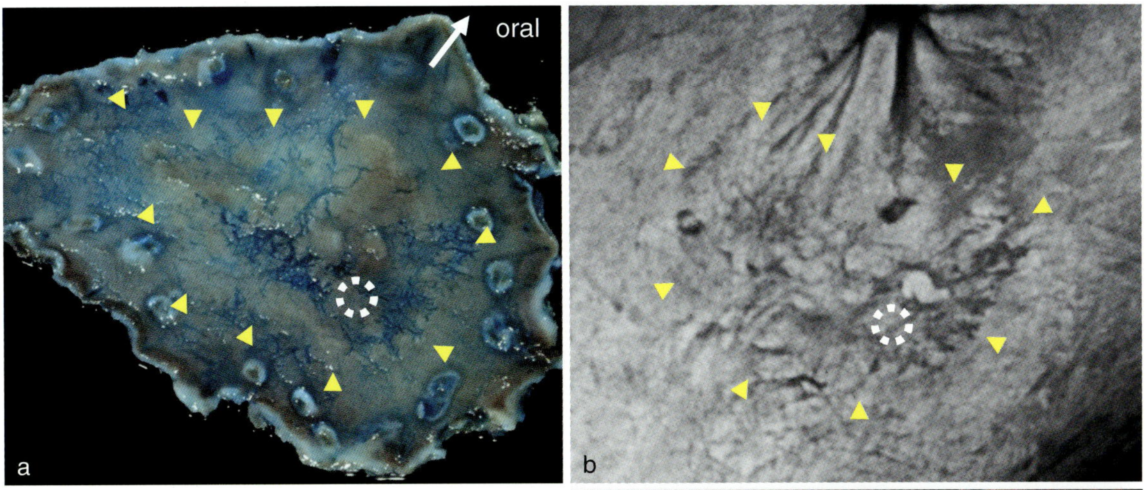

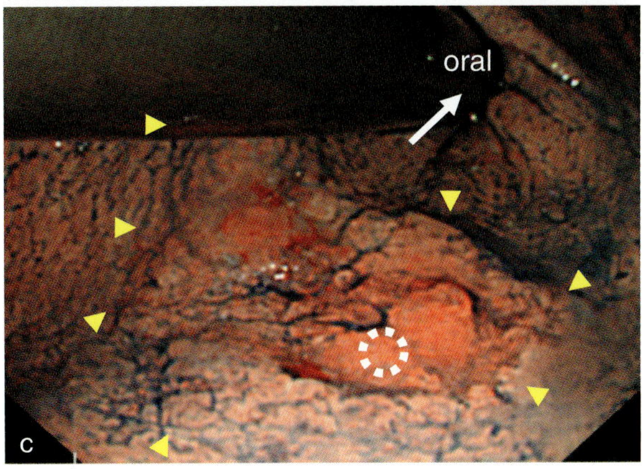

図4　画像所見のまとめ　病変の組織学的再構築図をもとに切除標本肉眼像(a)，X線像(b)，内視鏡像(c)における病変の範囲を示す(黄色矢印)．X線像においては病変の範囲に濃淡の差のある不整なバリウム陰影，大小不揃いな顆粒状陰影，胃小区の乱れを認める(b)．陥凹辺縁のわずかな隆起は癌の粘膜内増生によるものである(b, c)．辺縁隆起は非癌上皮の過形成，癌の粘膜内増生，癌の深部浸潤に伴うものなどがあり，術前検査で十分に検討する必要がある．SM1の浸潤部は遡及的にみても指摘できない(a〜cの白丸)．

コメント

発赤調の陥凹性病変であり，存在診断は容易である．
SM微小浸潤の診断は現時点では不可能と考えている．

症例 32 高度の粘膜下浸潤を伴っていた 0-Ⅰ ＋Ⅱa 病変（78 歳，男性）

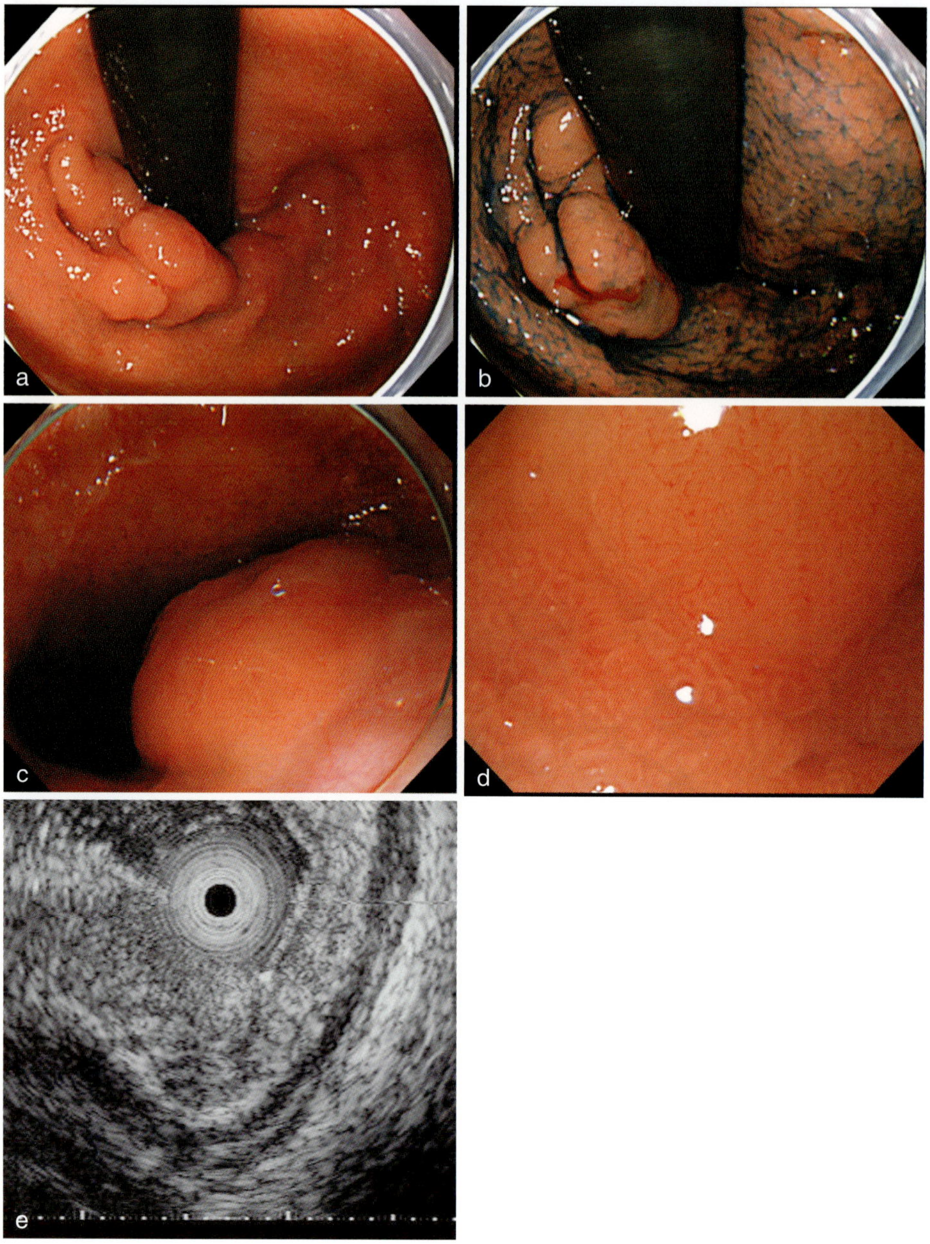

図 1 内視鏡所見・超音波内視鏡所見 反転観察像(a)，色素撒布像(b)，見下ろし像(c)，拡大観察像(d)．反転観察では噴門部後壁に正色調の結節状隆起がみられる．肛門側にはやや丈の低い隆起成分がみられる(a)．色素撒布後境界が比較的明瞭となった(b)．見下ろし観察では食道胃接合部に接する隆起性病変がみられる．表面は比較的平滑である(c)．拡大観察像では腫瘍境界部が微細粘膜模様の差として描出された(d)．超音波内視鏡像では軽度の粘膜下浸潤が疑われた(e)．

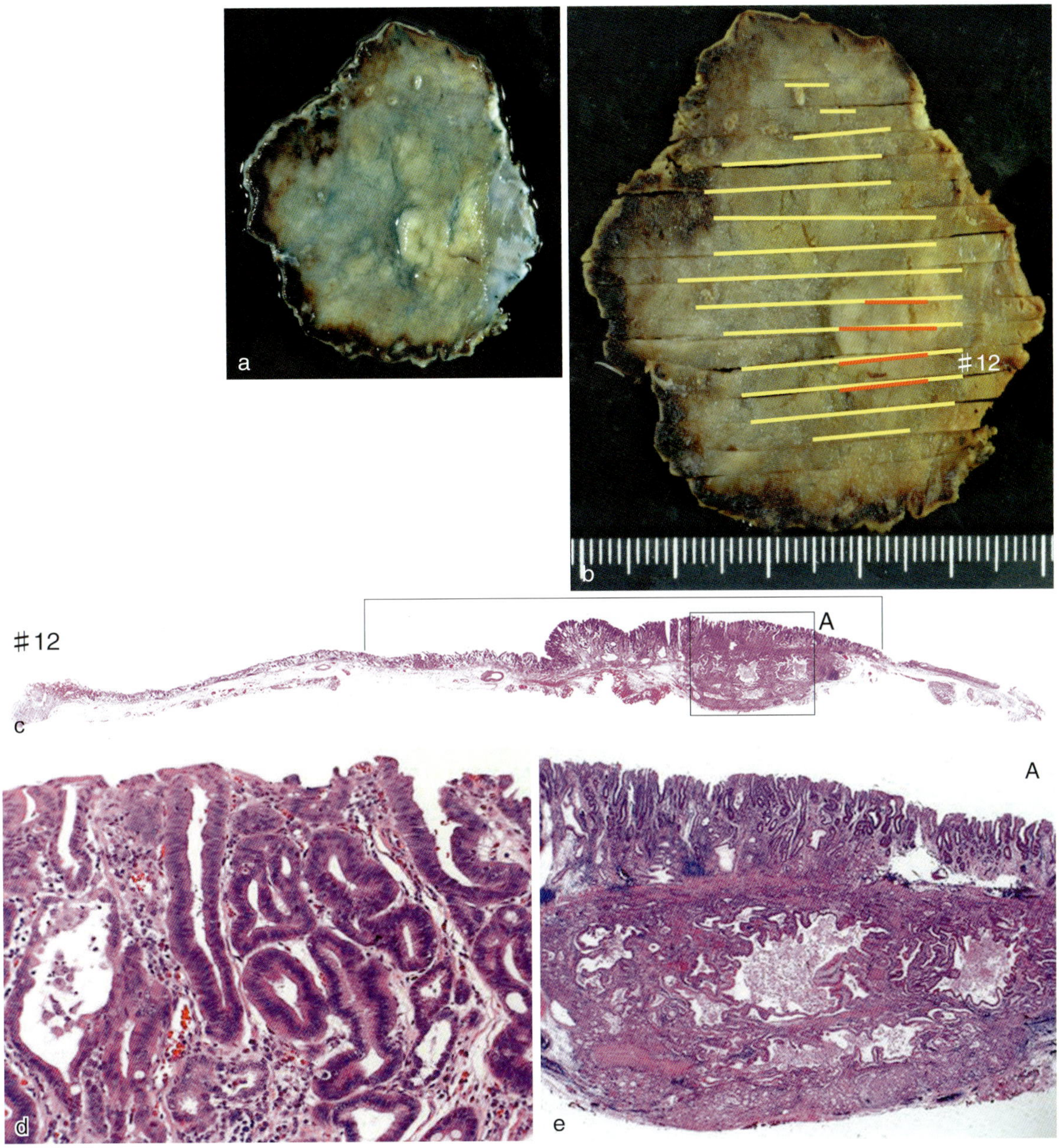

図 2　病理所見　切除標本肉眼所見(a)，組織学的再構築図(b)，♯12 のルーペ像(c)，♯12 の組織像(d, e)．隆起部には粘膜下層深部への浸潤がみられた．
最終病理診断は type 0-Ⅱa, SM, tub 1, 41×30 mm であった．

コメント

本症例は当初，生検で腺腫と診断され，経過観察されていた．切除標本の組織像でも表層は異型に乏しい腺腫様腺管がみられるが，深部浸潤部には高度の異型がみられた．噴門部の病変は超音波内視鏡時にスキャンが困難であり，また腫瘍径を過小評価してしまう可能性がある．

症例 33 lymphoid stroma を伴った SM 癌（73 歳, 女性）

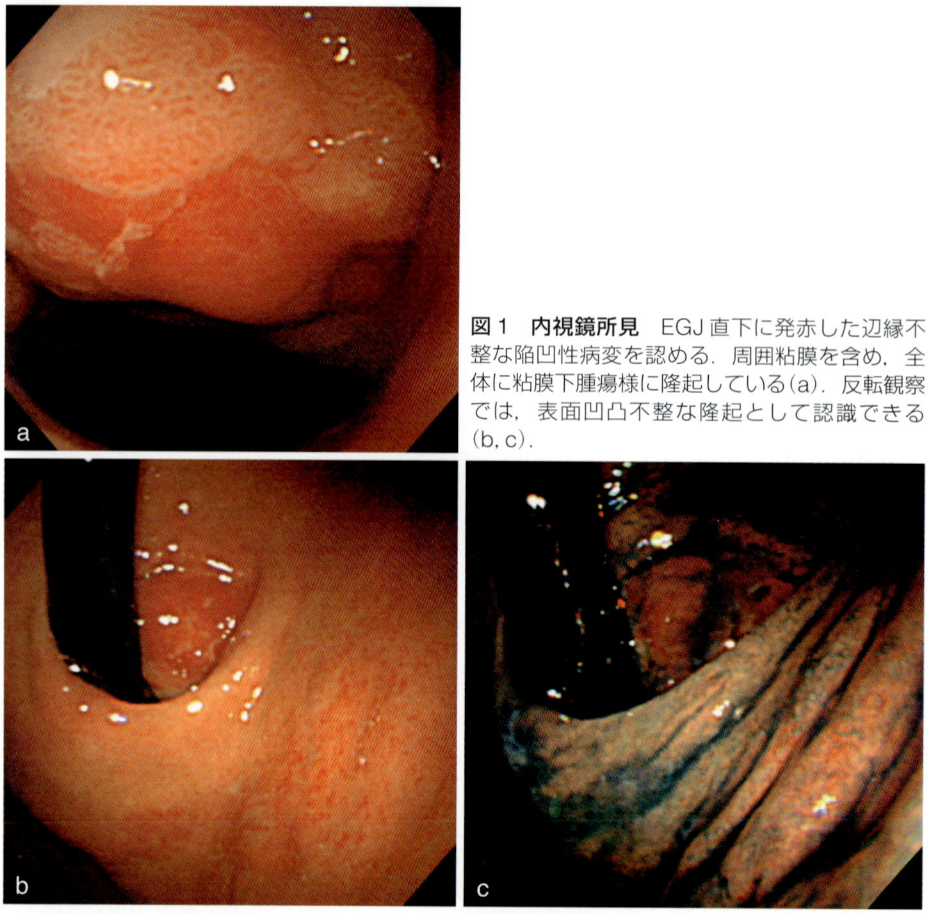

図 1　内視鏡所見　EGJ 直下に発赤した辺縁不整な陥凹性病変を認める．周囲粘膜を含め，全体に粘膜下腫瘍様に隆起している（a）．反転観察では，表面凹凸不整な隆起として認識できる（b, c）．

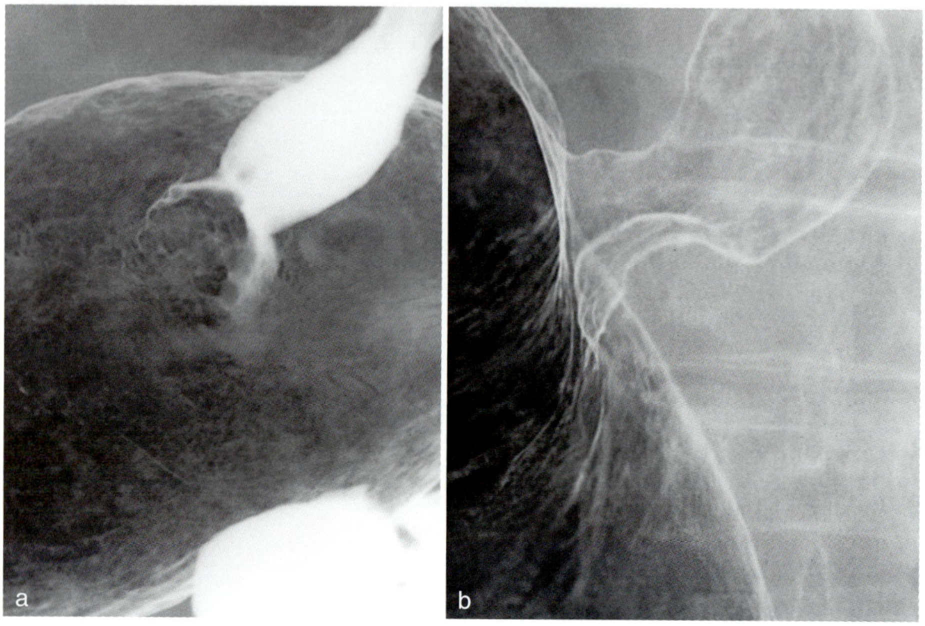

図 2　X 線所見　背臥位第 2 斜位像では，食道胃接合部に腫瘤陰影が描出されている．辺縁は凹凸不整であり，表面には蛇行する溝状陰影，顆粒状陰影がみられる（a）．腹臥位では側面像が捉えられ，二重輪郭と弧状変形を認める（b）．

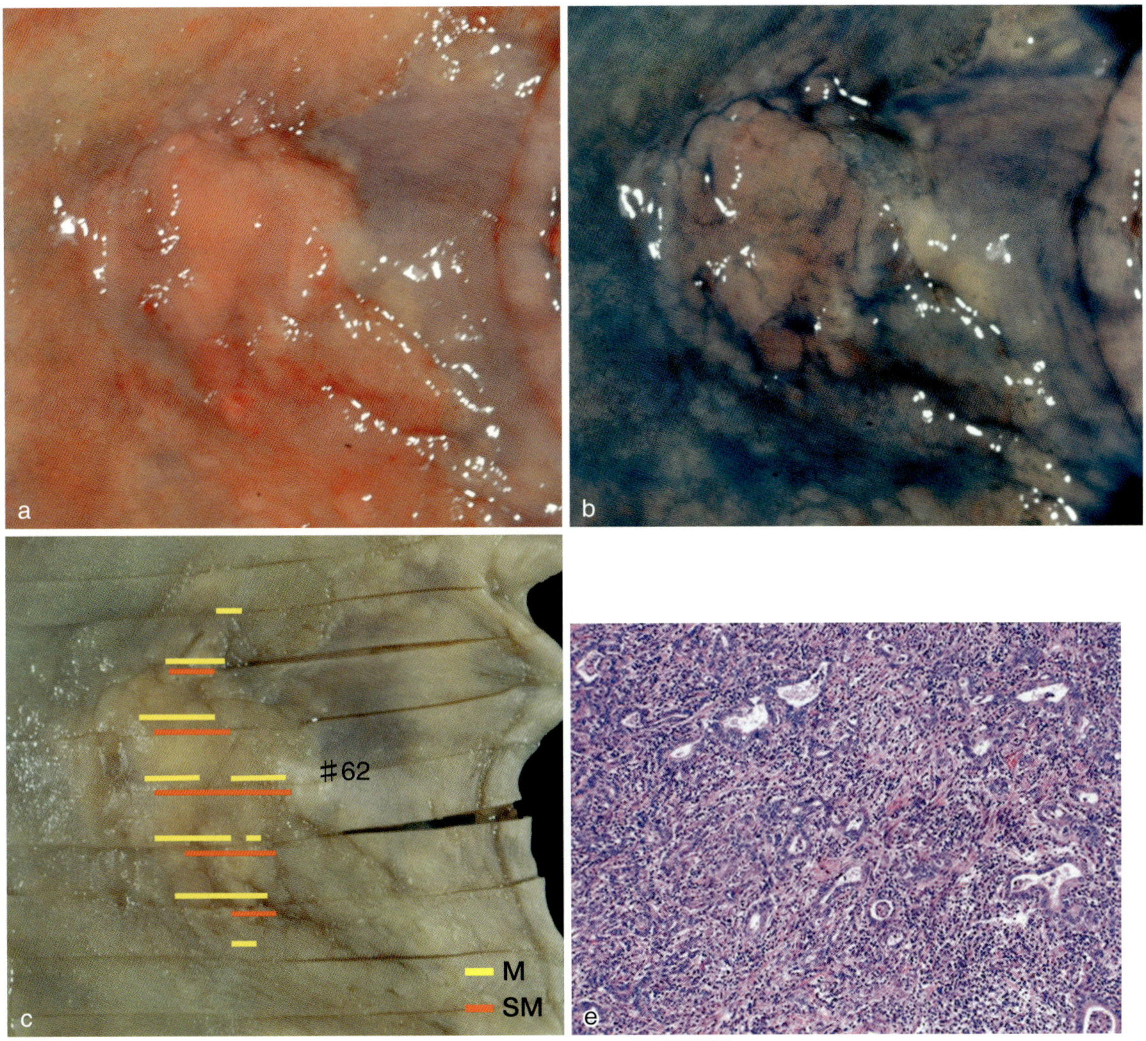

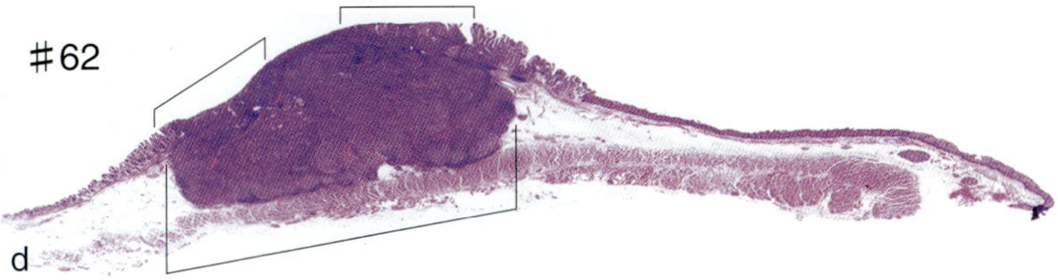

図3　病理所見　切除標本肉眼所見(a)，色素撒布像(b)，組織学的再構築図(c)，＃62のルーペ像(d)，組織像(e)．

最終病理診断はtype 0-Ⅱa, SM, tub 2 with lymphoid stroma, 33×13 mmであった．

コメント

lymphoid stromaのために粘膜下腫瘍様の形態を呈したと考えられる．

症例 34　SM 浸潤の診断が困難であった噴門部早期癌 (58 歳, 男性)

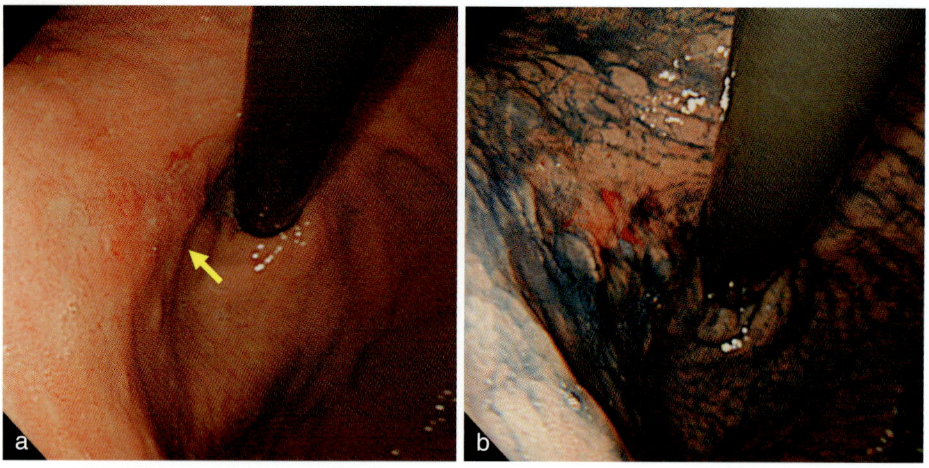

図 1　内視鏡所見　通常観察で噴門部後壁に不整なびらんを認める(a)．色素撒布では色素のはじき像，胃小区の乱れが前壁側にまで拡がる(b)．病変の中央部はなだらかに盛り上がっている(矢印)．

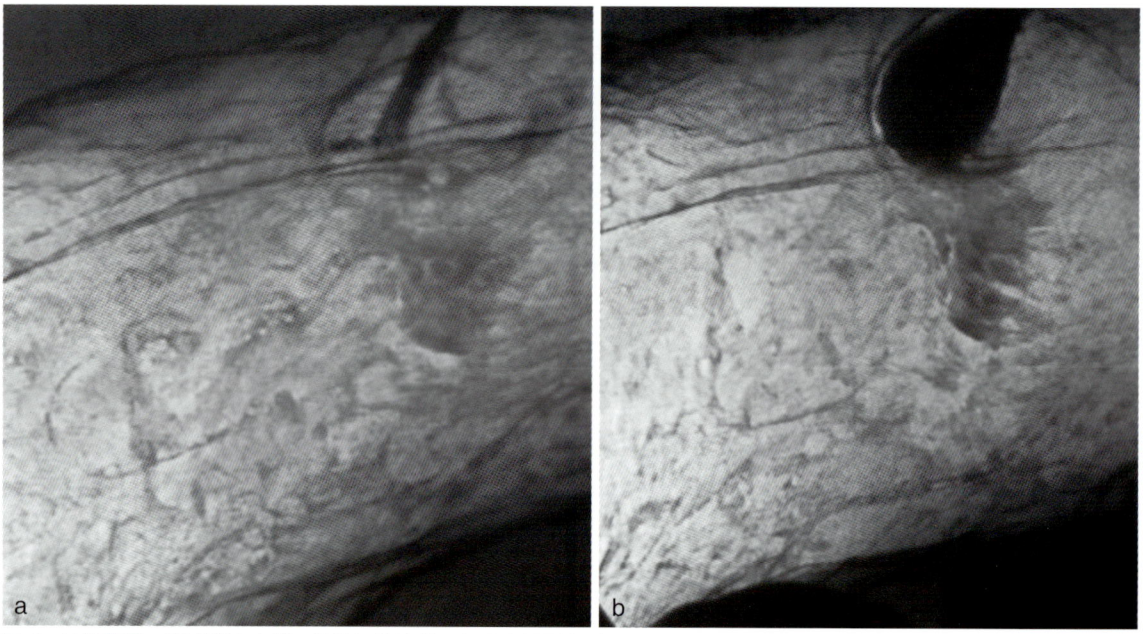

図 2　X 線所見　噴門部の小彎～後壁に濃淡差のある不規則なバリウム陰影，不整形の粗大顆粒の所見を認める．病変の指摘は容易であるがバリウムがべた付いており，読影がしにくい像である(多発癌症例で噴門部は後半の撮影)．

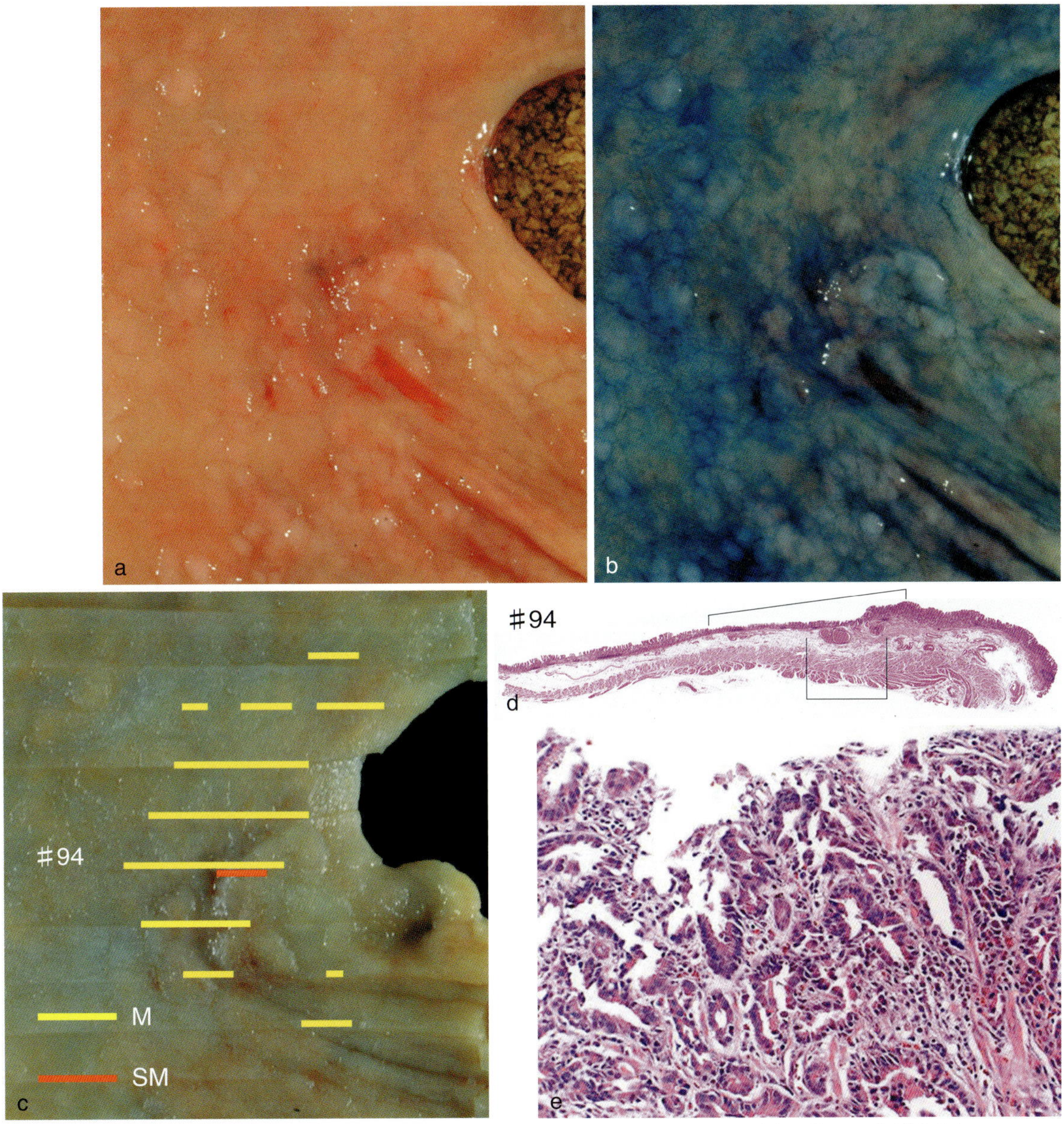

図3　病理所見　切除標本肉眼所見（a，b），組織学的再構築図（c），＃94のルーペ像（d），＃94の組織像（e）．
最終病理診断はtype 0-Ⅱc（＋Ⅲ）with Ul-Ⅱs, SM, tub 2, 30×15 mm であった．

コメント

SMに浸潤しているところは内視鏡でなだらかに盛り上がった部位に相当していた．

症例 35　粘膜下腫瘍様の形態を呈した噴門部 SM 癌（55 歳, 男性）

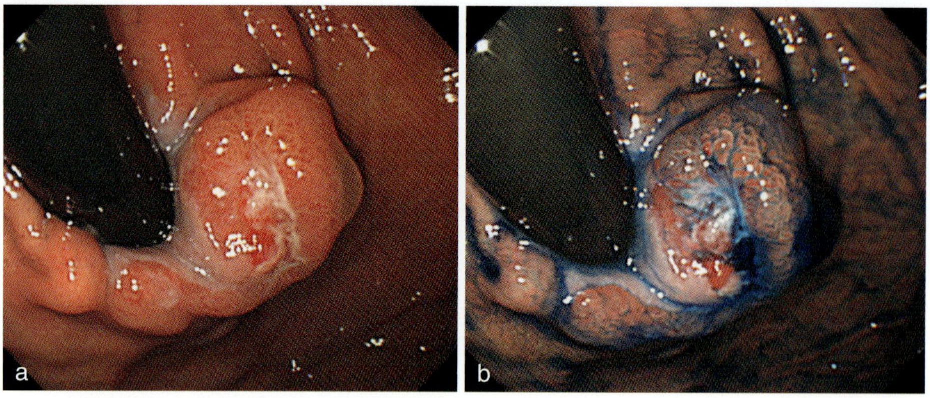

図 1　内視鏡所見　通常観察像および色素内視鏡像．噴門部前壁側に潰瘍を伴った粘膜下腫瘍様の隆起を認める．潰瘍は浅く不整形であり，隆起部は正常粘膜に覆われているが色素撒布にて表面の凹凸が明瞭となる．粘膜下腫瘍様の形態を呈した胃癌が疑われる（a, b）．

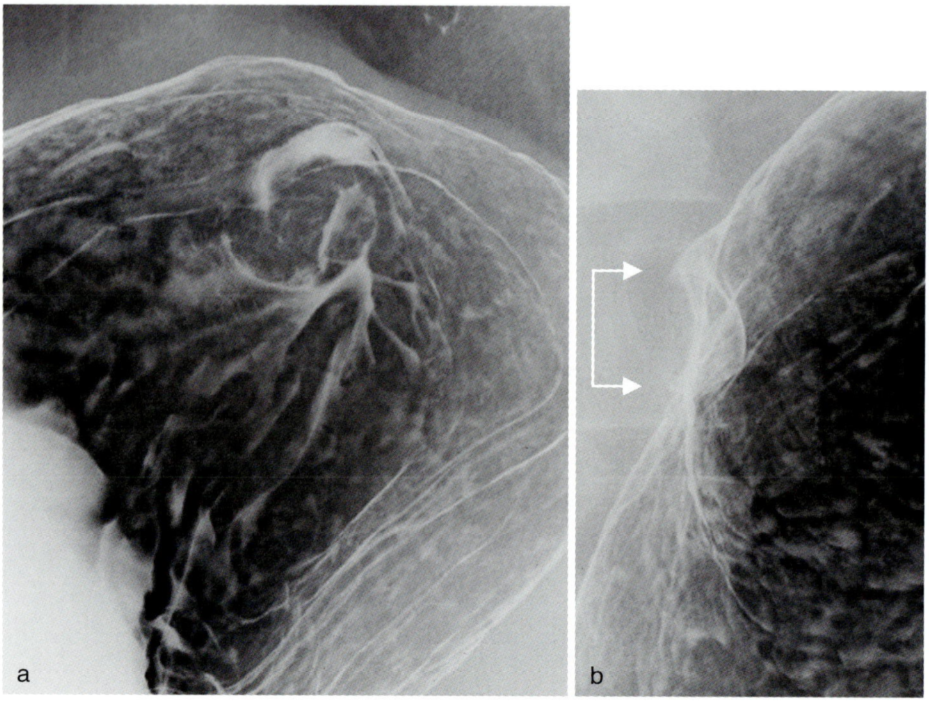

図 2　X 線所見　a は腹臥位第 1 斜位の X 線像である．噴門部前壁側に透亮像を認める．その表面には中央部から偏位した位置に濃淡差のある辺縁不整なバリウム陰影がみられる．バリウム陰影の内部には大小不揃いの顆粒状影も認める．内視鏡所見と同様に粘膜下腫瘍様の形態を呈した胃癌と診断できる．病変の側面像（b）では腫瘤陰影を認める．

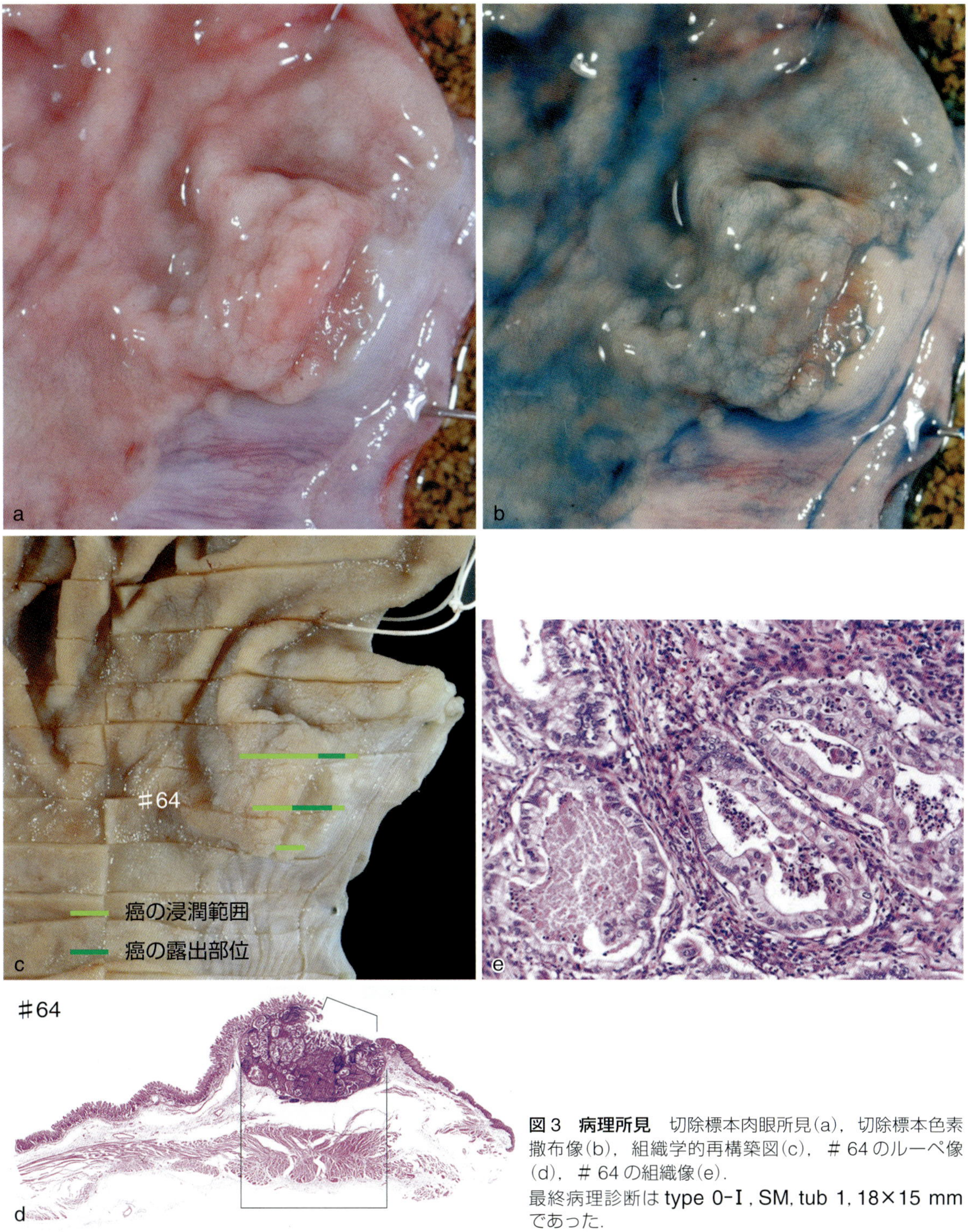

図 3　病理所見　切除標本肉眼所見(a)，切除標本色素撒布像(b)，組織学的再構築図(c)，♯64 のルーペ像(d)，♯64 の組織像(e).
最終病理診断は type 0-Ⅰ, SM, tub 1, 18×15 mm であった.

コメント

胃癌のなかで粘膜下腫瘍様の形態を呈するものは比較的稀である．本症例では腫瘍の粘膜下での膨張性発育が粘膜下腫瘍様の形態を呈した原因であった.

症例 36 SSBE 由来の腺癌（75 歳, 女性）

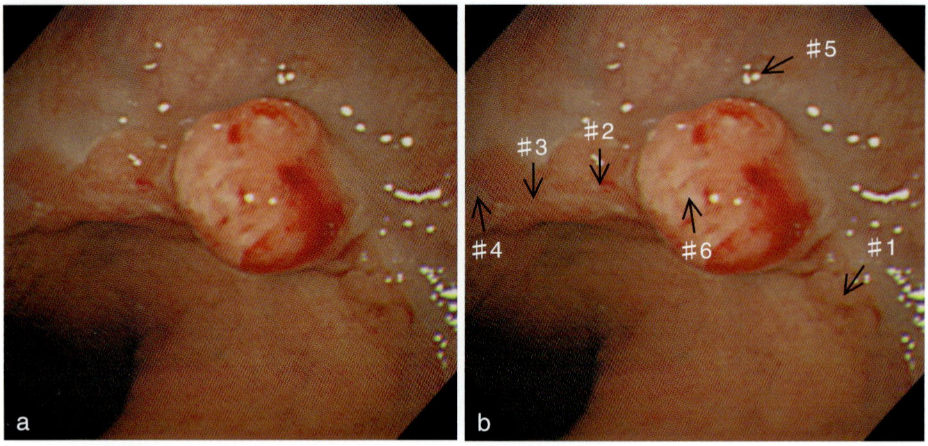

図 1　内視鏡所見　上部消化管内視鏡で食道胃接合部右壁に表面にびらんを伴う半球状の隆起性病変がみられ前壁側に扁平なびらん面が拡がっている．さらに前壁側には扁平上皮島を伴う局面がみられる．後壁側には顆粒状粘膜がみられる（a）．計 6 カ所（#1-6）の生検を行った（b）．生検 2, 3, 6 から高分化型腺癌が検出された．

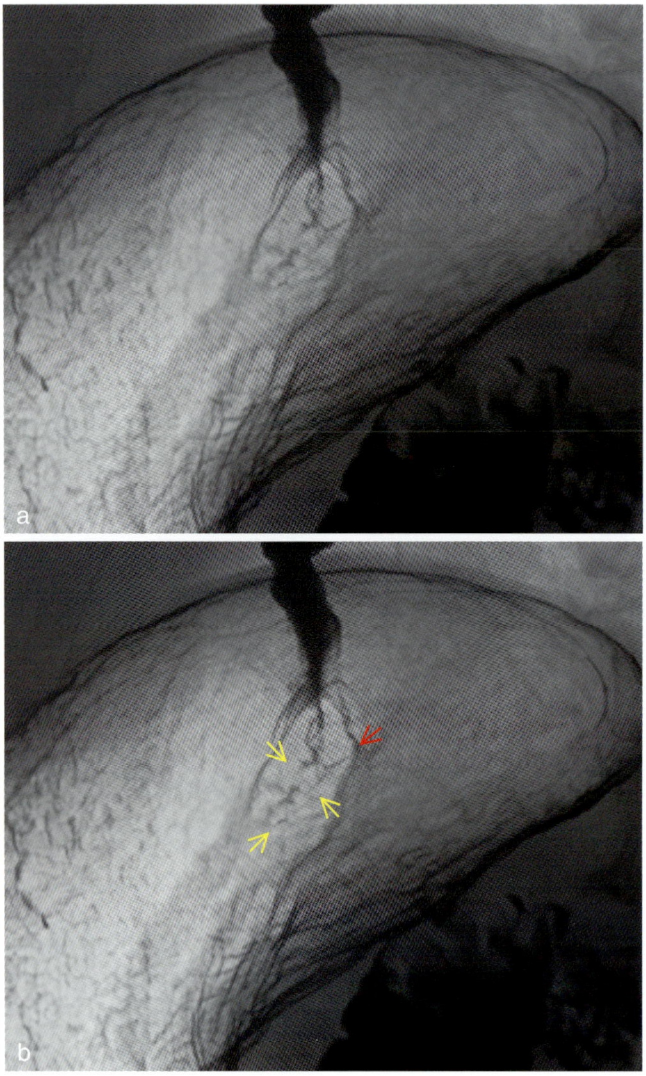

図 2　X 線所見　半立位腹臥位第 1 斜位像（a）．噴門部小彎に類円形の透亮像（赤矢印）がみられ，その前壁側に淡いバリウム斑（黄矢印）がみられる．生検部（#1-4, 6）が描出されている（b）．

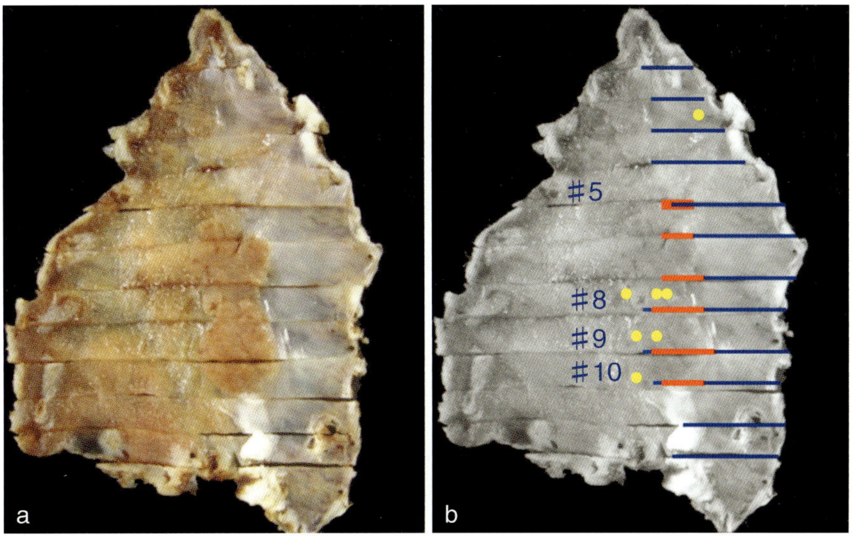

図 3　病理所見　切り出し図(a)，組織学的再構築図(b)．癌の範囲を赤線で示す．#8 から #10 のスライスには病変の口側，肛門側に扁平上皮(青線)がみられ，周囲の粘膜下層に食道腺(黄点)が分布していた．

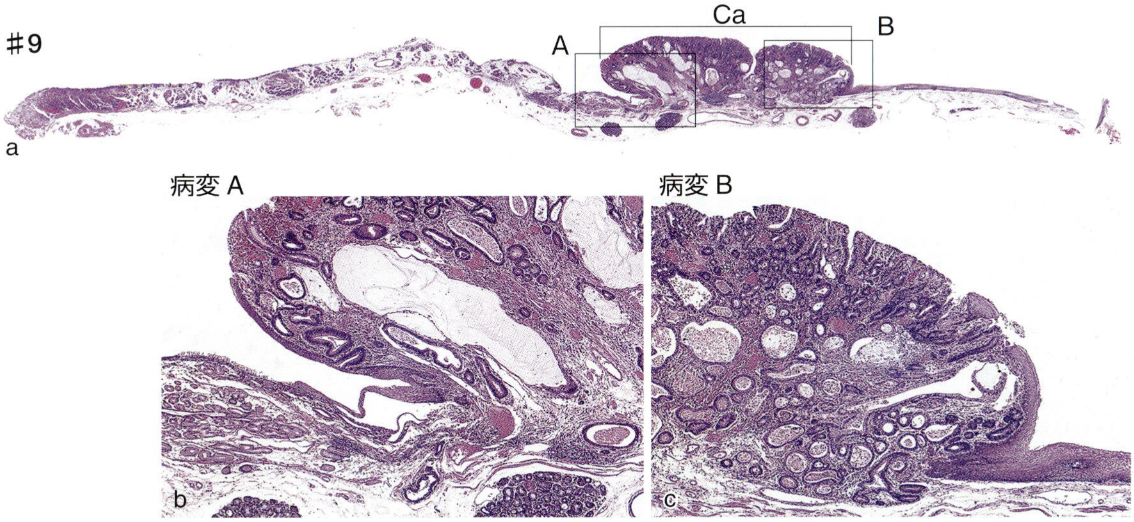

図 4　病理所見　＃9 のルーペ像(a)，＃9 の組織像(b, c)．腺窩上皮型の腺腫様腺管を伴う高分化型腺癌がみられ SSBE に伴う腺癌と診断された．
最終病理診断は type 0-Ⅱa, M, tub1,（**バレット腺癌**），16×5 mm であった．

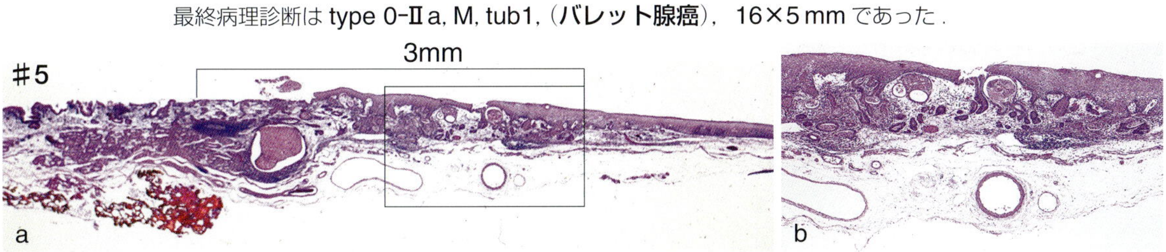

図 5　病理所見　ルーペ像．口側の扁平上皮下に異型腺管が認められた(b)．浸潤距離は 3 mm であった．

コメント

SSBE 由来の腺癌である．扁平上皮下への浸潤の診断は困難であるため，内視鏡的切除術を行う際は十分なマージンを確保する必要がある．

症例 37 バレット腺癌の重複例（65 歳, 男性）

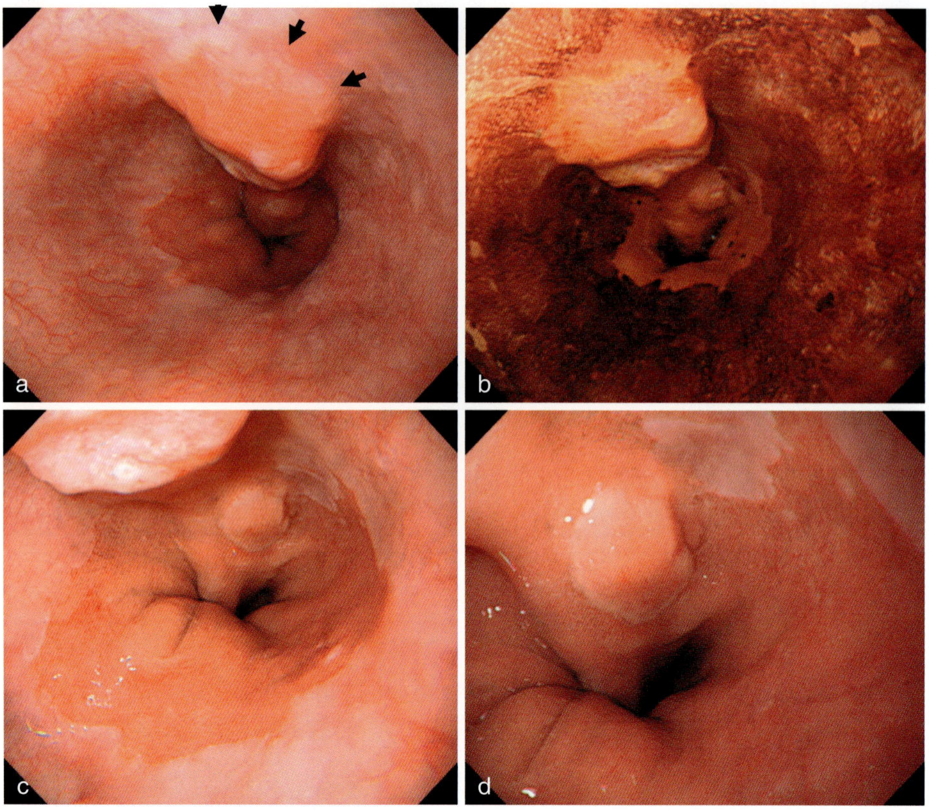

図 1　内視鏡所見　食道下部の内視鏡像である．通常観察(a) およびヨード染色像(b)で，下部食道に隆起性病変を認め，その肛門側にバレット粘膜を認める．隆起の頂部にはなだらかな陥凹を伴っている．また，隆起の基部は周囲の正常な扁平上皮を押し上げている(矢印)．c および d はさらに肛門側の通常観察像である．胃粘膜ヒダと粘膜の色調変化からの EGJ の位置が推定できる．その line に接する部にも結節状の隆起性病変を認める．表面は平滑，辺縁部は白色調で中心部はやや発赤調である．噴門部癌あるいはバレット腺癌が疑われる．

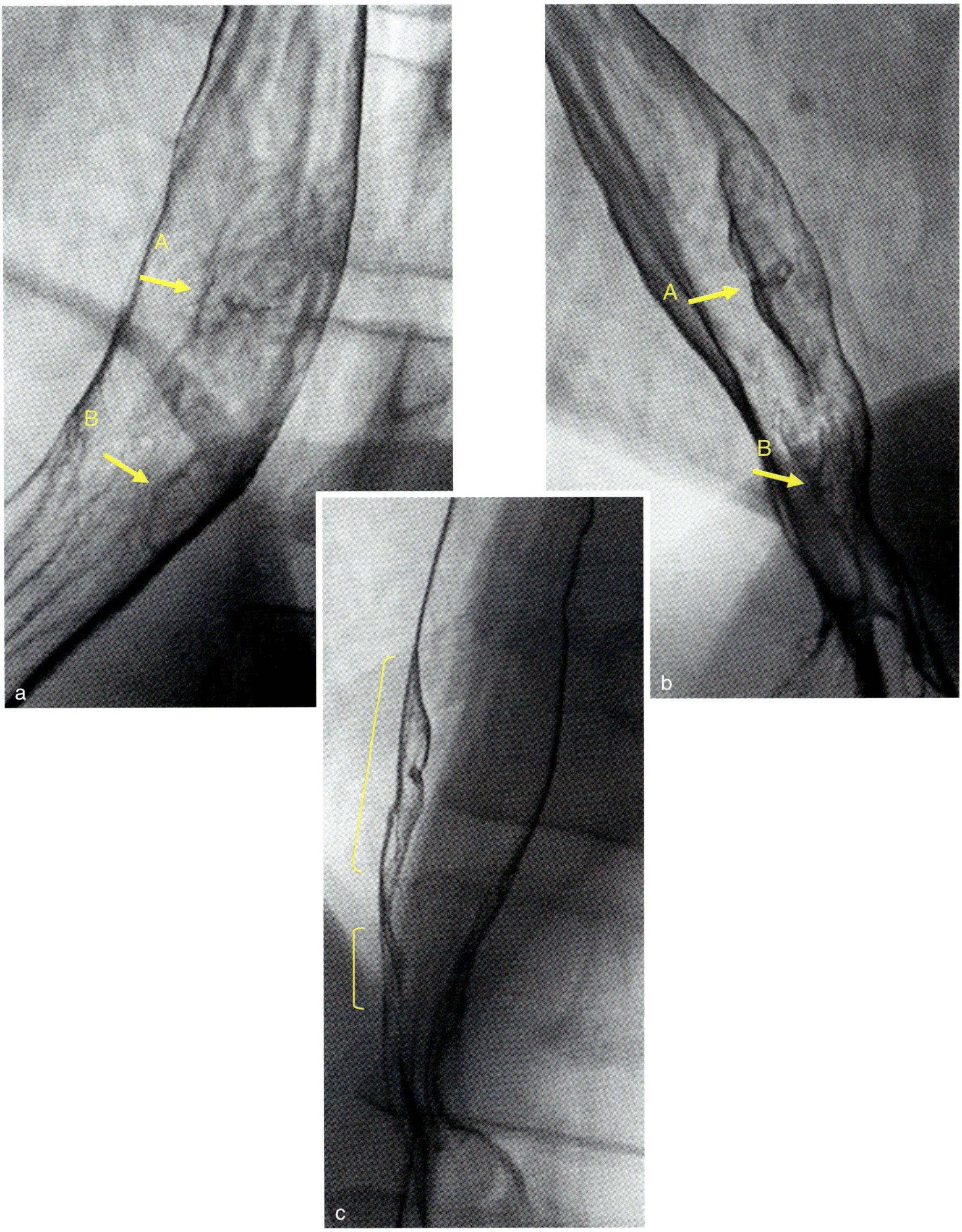

図 2　X 線所見　食道の X 線像である．内視鏡で認めた 2 個の隆起性病変 A，B のうち，a では A 病変が，b では B 病変が正面像として描出されている．A 病変は SMT 様のなだらかな立ち上がりであるため，口側と肛門側の境界が不明瞭である．B 病変は A 病変から伸びるヒダ状の隆起に連続する透亮像として描出されている．また，a で胃粘膜側から伸びるヒダが途切れる部分でバリウムの付着の差がみられ，EGJ の位置が認識できる．B 病変はこの線に接しているのがわかる．c では両病変のほぼ側面像が描出されているが．伸展不良は軽度である．

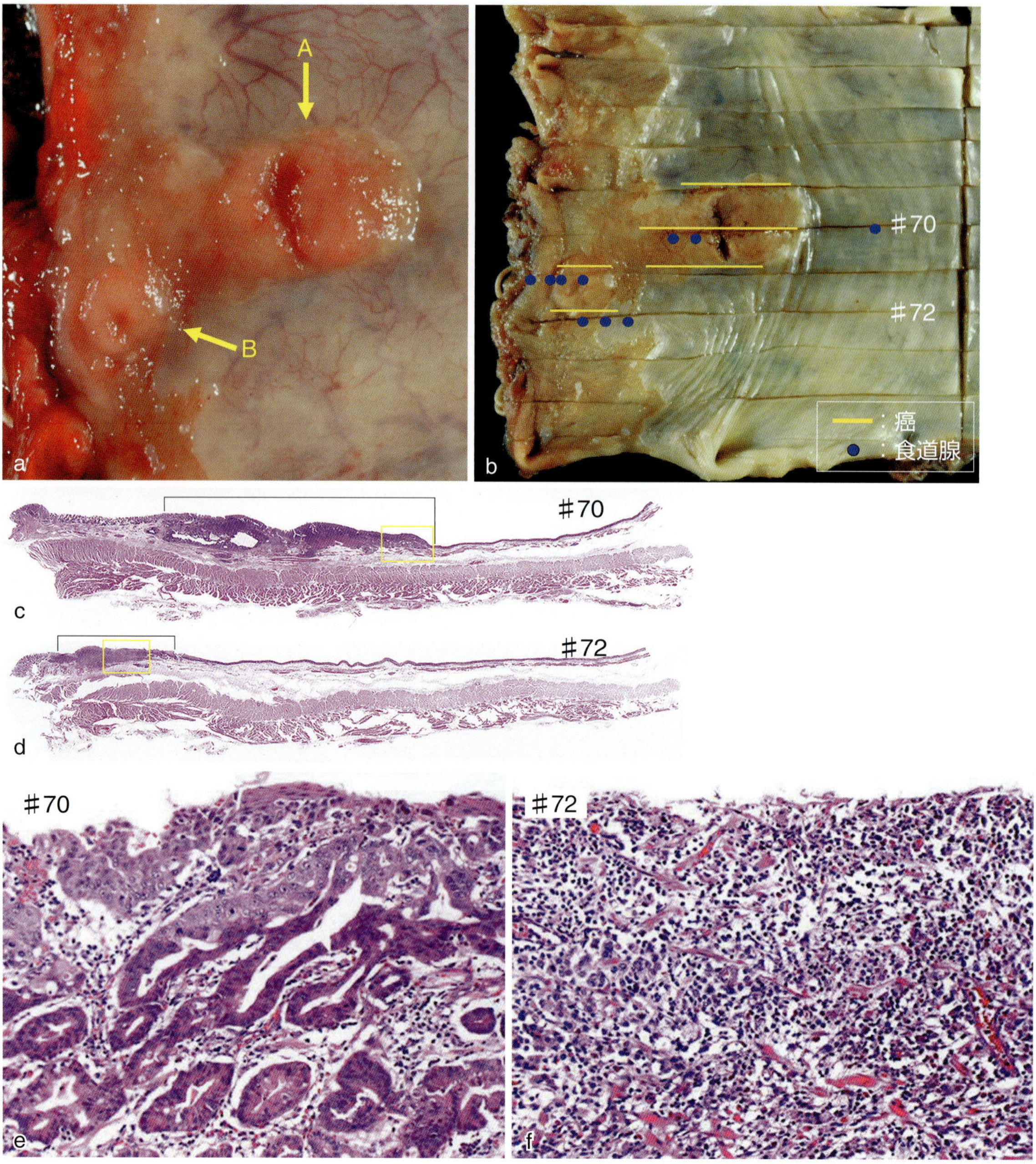

図 3　病理所見　a の新鮮切除標本肉眼像で，A 病変はバレット粘膜から舌状に口側に伸びる発赤調の長径約 2 cm 大の隆起性病変で中心に横軸方向の陥凹を伴う．また，その口側の立ち上がり部分は周囲の扁平上皮を押し上げている．B 病変は SCJ の肛門側にある約 1 cm 大の結節状隆起で中心に小陥凹を伴っている．b の組織学的再構築図から，A 病変の肛門側のなだらかな隆起部も癌の範囲であることがわかる．c，e は，割面 #70 における A 病変のルーペ像と病理組織像である．口側辺縁部では腺癌が扁平上皮下に進展しているのがわかる．d，f は，割面 #72 における B 病変のルーペ像と病理組織像である．低分化型腺癌で腺管形成に乏しい像を呈している．
最終病理診断は**病変** A: Type 0-Ⅱa, T1a MM, tub 1（Barrett's ca.），20×17 mm，**病変** B: Type 0-Ⅱa, T1a MM, por（Barrett's ca.), 10×10 mm であった.

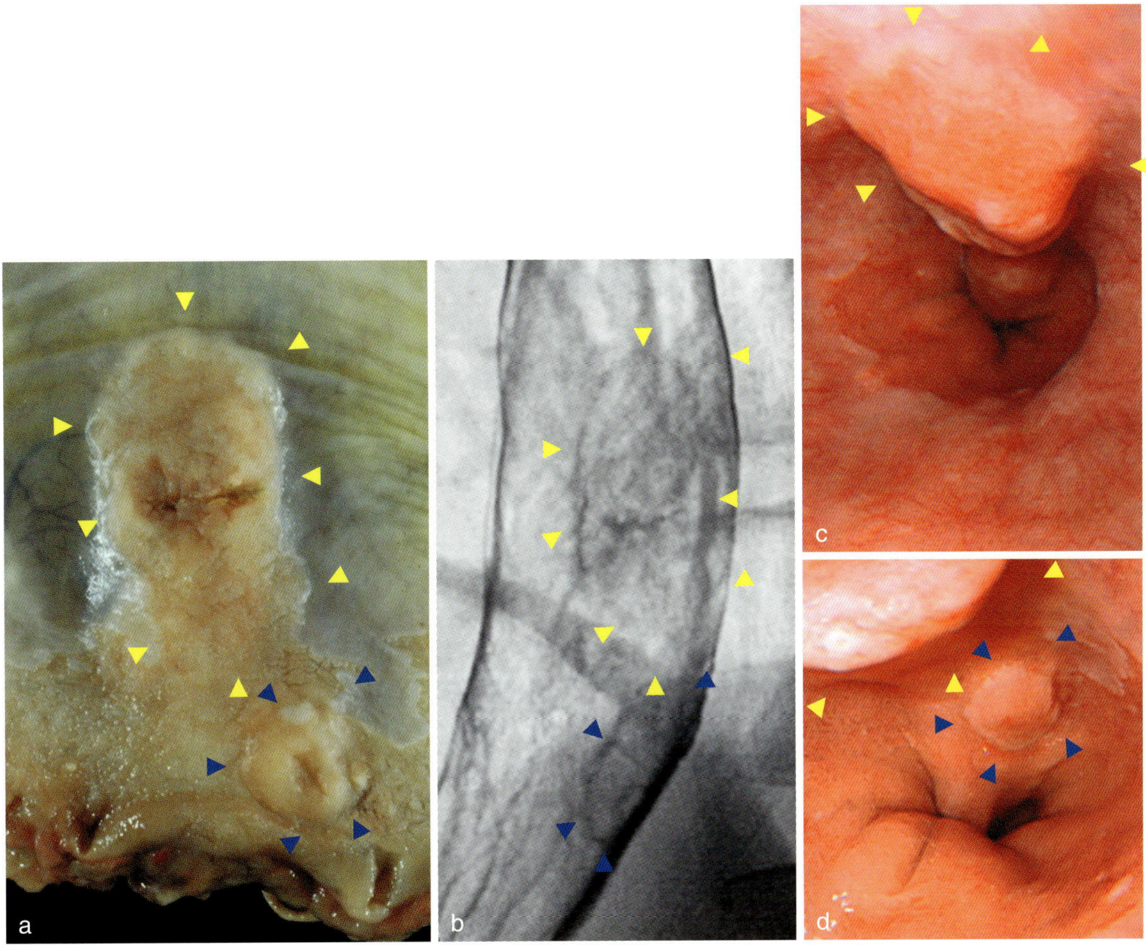

図 4　画像所見のまとめ　マッピング後の肉眼像を，X 線および内視鏡像と対比し，対応する部位を黄色（A 病変）と青色（B 病変）の点で表示した．本症例は，バレット腺癌の 2 重複例である．

コメント

X 線で EGJ における縦ヒダを読影することによりバレット食道を診断し，それに連続する粘膜の異常からバレット腺癌の診断が可能であった症例である．

症例 38 バレット腺癌 (78 歳, 男性)

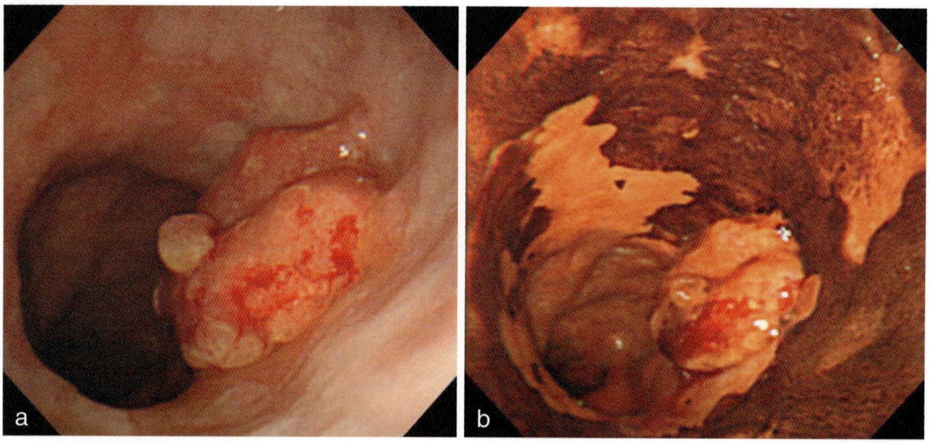

図 1　内視鏡所見　食道胃接合部に易出血性の発赤した隆起性病変を認める．縦方向に溝状の陥凹があり，肛門側に結節を認める (a)．逆流性食道炎のため柵状血管が不明瞭であり，胃粘膜ヒダから EGJ を同定した．ヨード染色で口側へ伸びる円柱上皮が明瞭となり，バレット粘膜と診断した (b)．

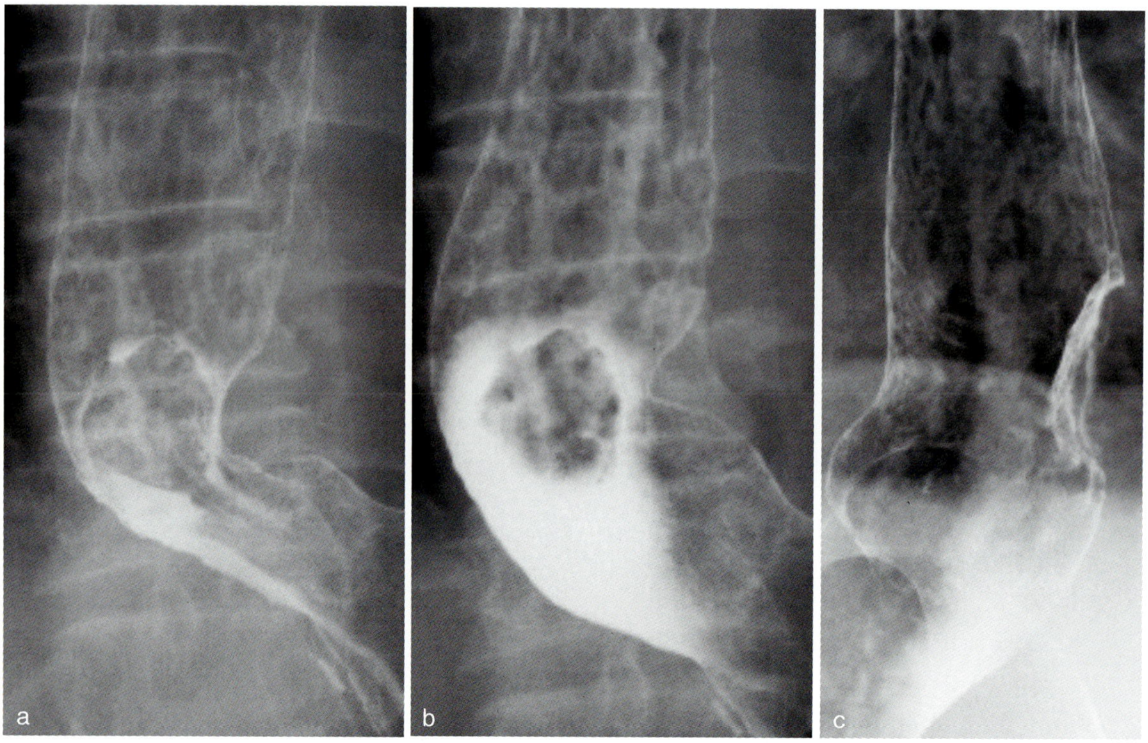

図 2　X 線所見　a は立位正面像である．病変は食道胃接合部に境界明瞭な透亮像として描出されている．病変の中央やや右側に縦走する溝状のバリウム陰影を認め，胃のヒダが病変の肛門側辺縁で中断している．半立位でバリウムを溜めると隆起表面が凹凸不整であることがわかる (b)．病変の側面像で明らかな変形を認める (c)．

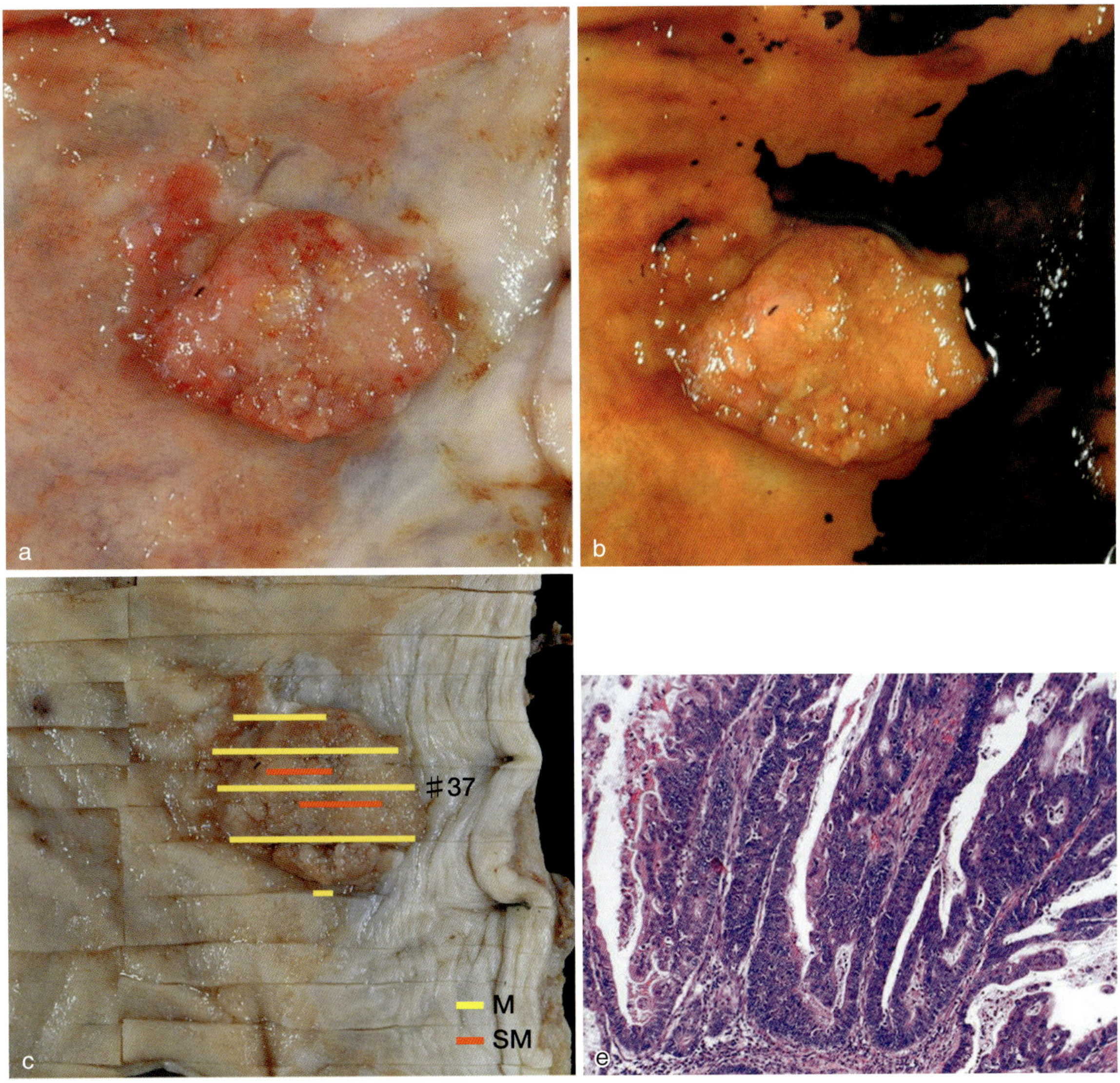

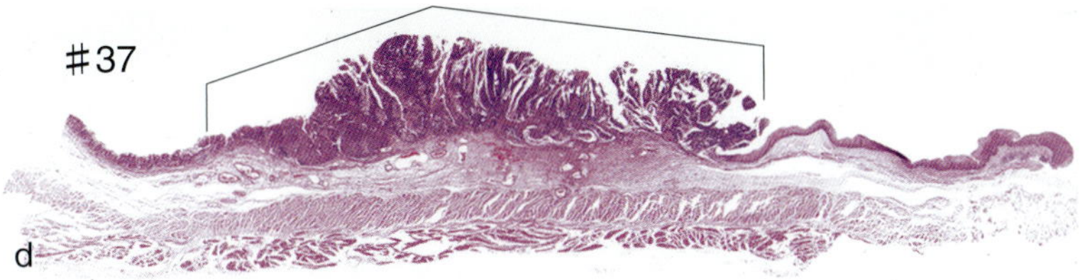

図3　病理所見　切除標本肉眼所見(a)，ヨード染色像(b)，組織学的再構築図(c)，♯37のルーペ像(d)，♯37の組織像(e).
最終病理診断は **type 0-Ⅰ, SM, pap, 25×25 mm** (Barrett's adenocarcinoma)であった.

コメント

バレット粘膜に発生した腺癌である．X線像上，EGJの同定は可能で，病変の境界は明瞭である．側面像から深達度診断も可能であった.

症例 39　浸潤範囲診断が困難な噴門部進行癌（56 歳，男性）

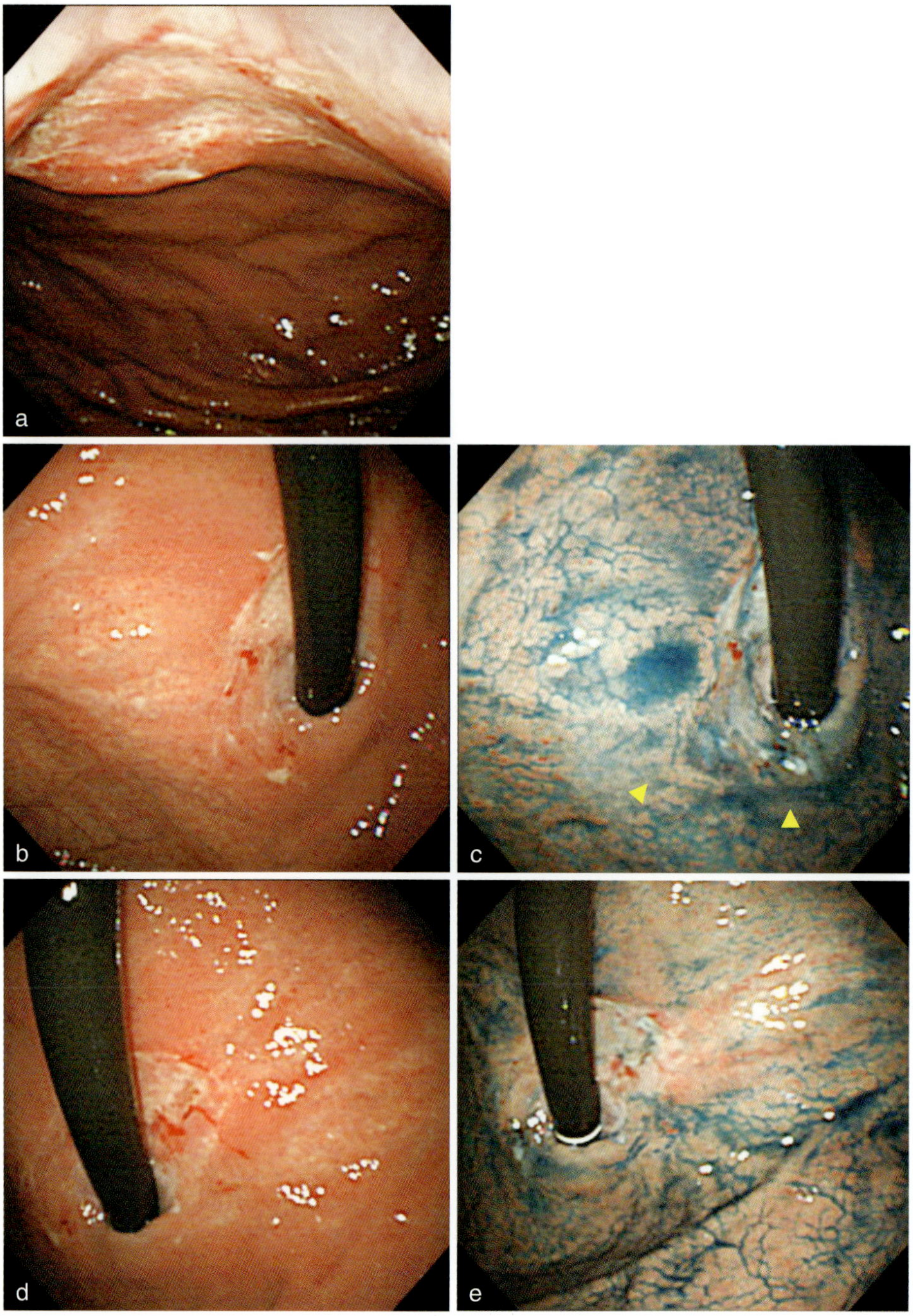

図 1　内視鏡所見　斜視鏡の見下ろし観察で噴門部小彎～後壁に薄い白苔を伴う潰瘍性病変を認める（a）．後壁側には不整形の陥凹が拡がっており，噴門部癌と診断可能である（b, c 矢頭）．前壁側および肛門側の病変の拡がりは不明瞭である（d, e）．

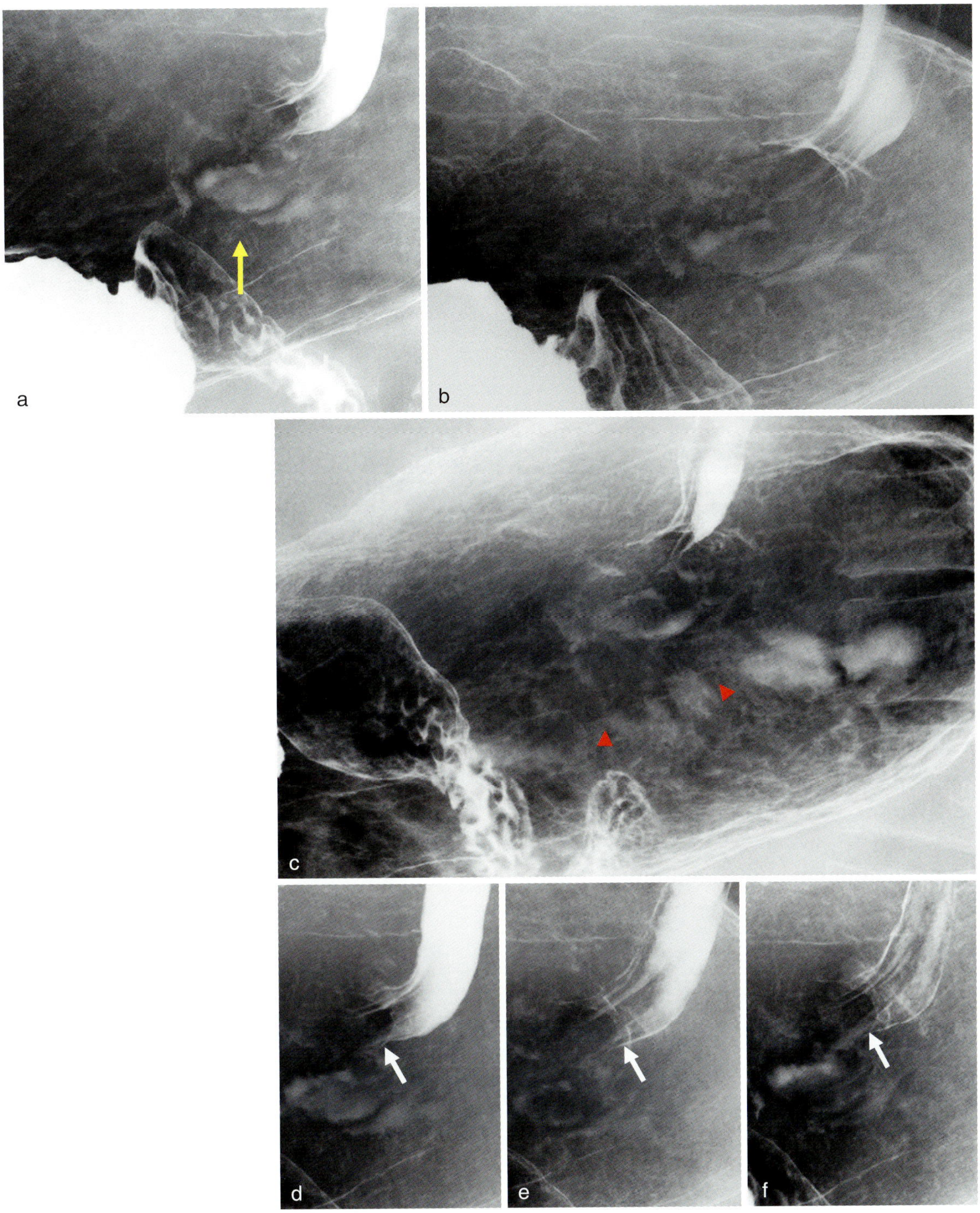

図2　X線所見　a～cは腹臥位第1斜位から右側臥位のX線像である．噴門部小彎後壁に濃い不整形のバリウム陰影（a 黄矢印）がみられ，その周囲にも不均一なバリウムの付着の所見を認めるが，病変の範囲診断は容易ではない．バリウムを薄く溜めた像（c）では噴門部から胃体上部の広い範囲にバリウムのはじき像を認める（赤矢頭）．粘膜下以深で病変が拡がっている可能性を指摘できる．d～fは食道造影（腹臥位第1斜位）である．下部食道の粘膜面に明らかな異常所見はみられない．しかし下部食道の粘膜ヒダが軽度肥厚しており，上皮下に腫瘍が浸潤している可能性がある（白矢印）．

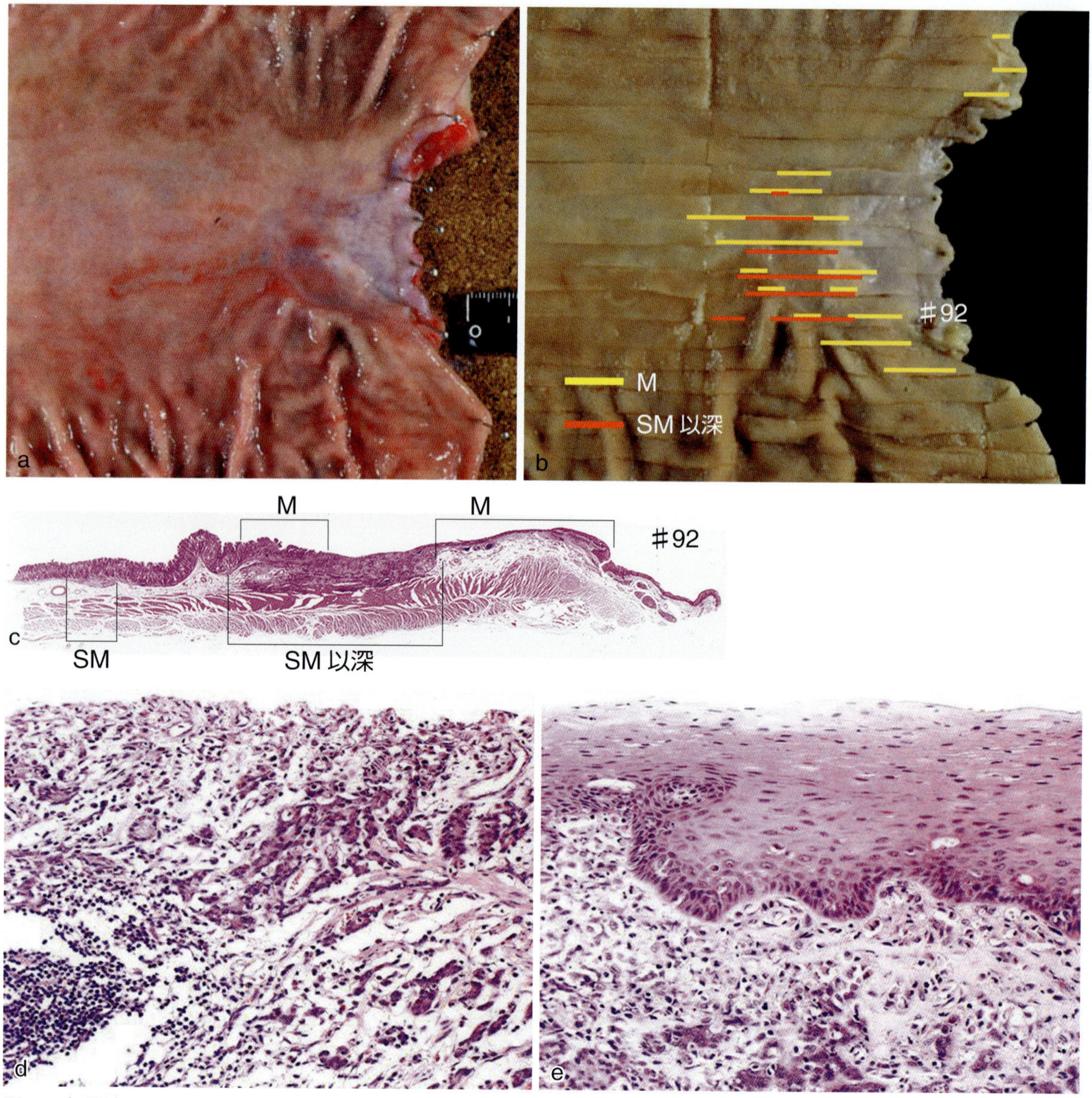

図 3　病理所見　切除標本肉眼所見(a)，組織学的再構築図(b)，＃ 92 のルーペ像(c)，＃ 92 の組織像(d, e)．最終病理診断は type 5, SS, por 2, 70×30 mm であった．癌は食道の上皮下にも浸潤している．

図 4　画像所見のまとめ　切除標本翻転像(a)における病変の範囲を矢頭に示す.
黄色矢頭：粘膜に癌が浸潤している領域.
赤矢頭：粘膜下層以深に癌が浸潤している領域.
X 線像(b)では癌が粘膜面に露出している領域にバリウムの付着異常を認める. 病変の肛門側では異常所見が軽度であるため病変の指摘は容易ではない. バリウムを薄く溜めた像(c)でみられた透亮像は癌の粘膜下層以深の浸潤に伴う所見である(赤矢頭). 内視鏡像(d)は癌の粘膜の浸潤範囲(肛門側)を示している(黄色矢頭). 悪性所見に乏しく病変の指摘は容易ではない. また, 内視鏡像(e)の赤丸の領域で癌は表面に露出していないが粘膜下以深で進展している.

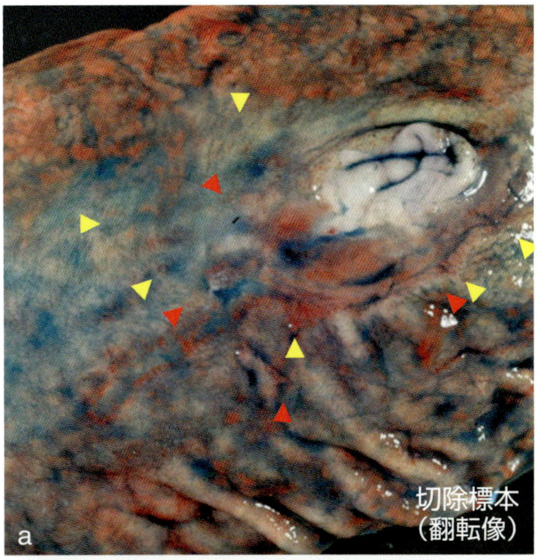

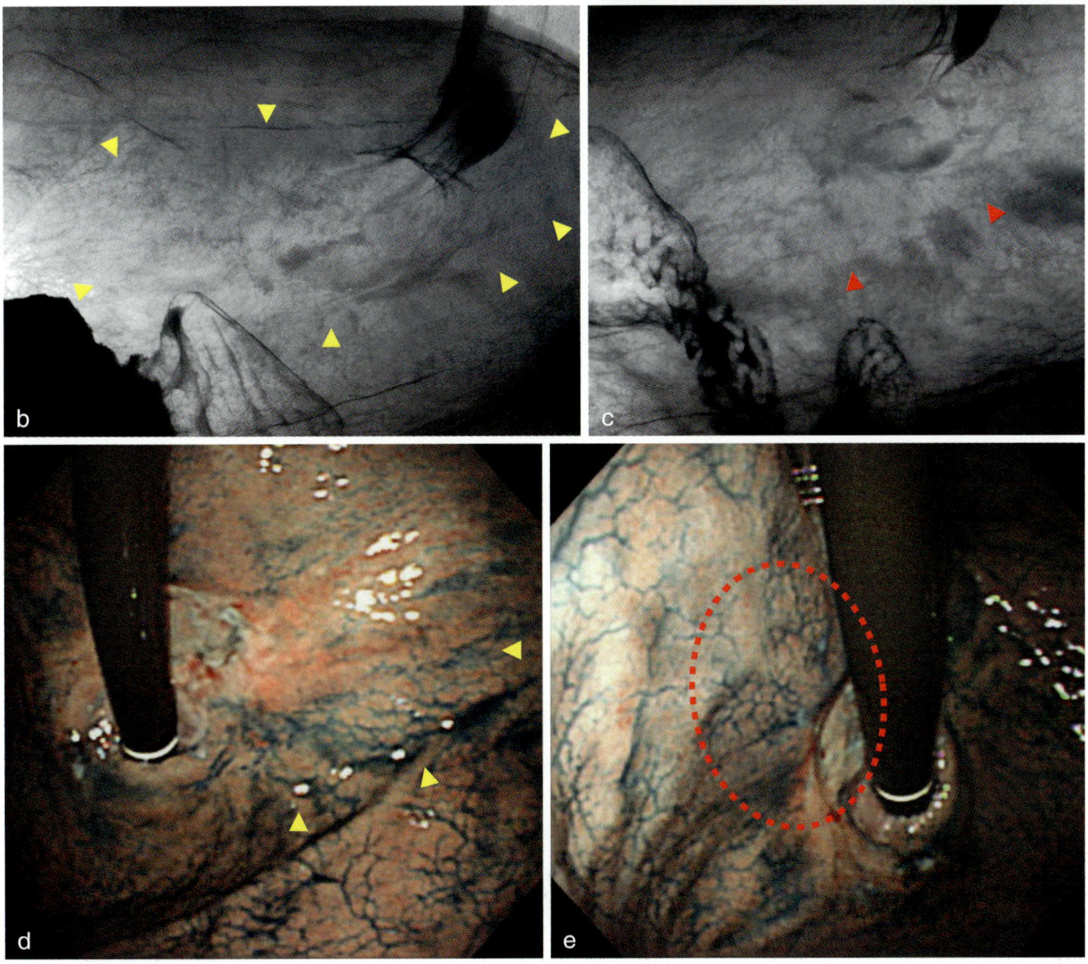

コメント

病変の全体像の把握や SM 浸潤に伴う壁肥厚所見は, X 線検査のほうが捉えやすい.

症例 40 食道浸潤を伴った噴門部進行癌（66 歳，男性）

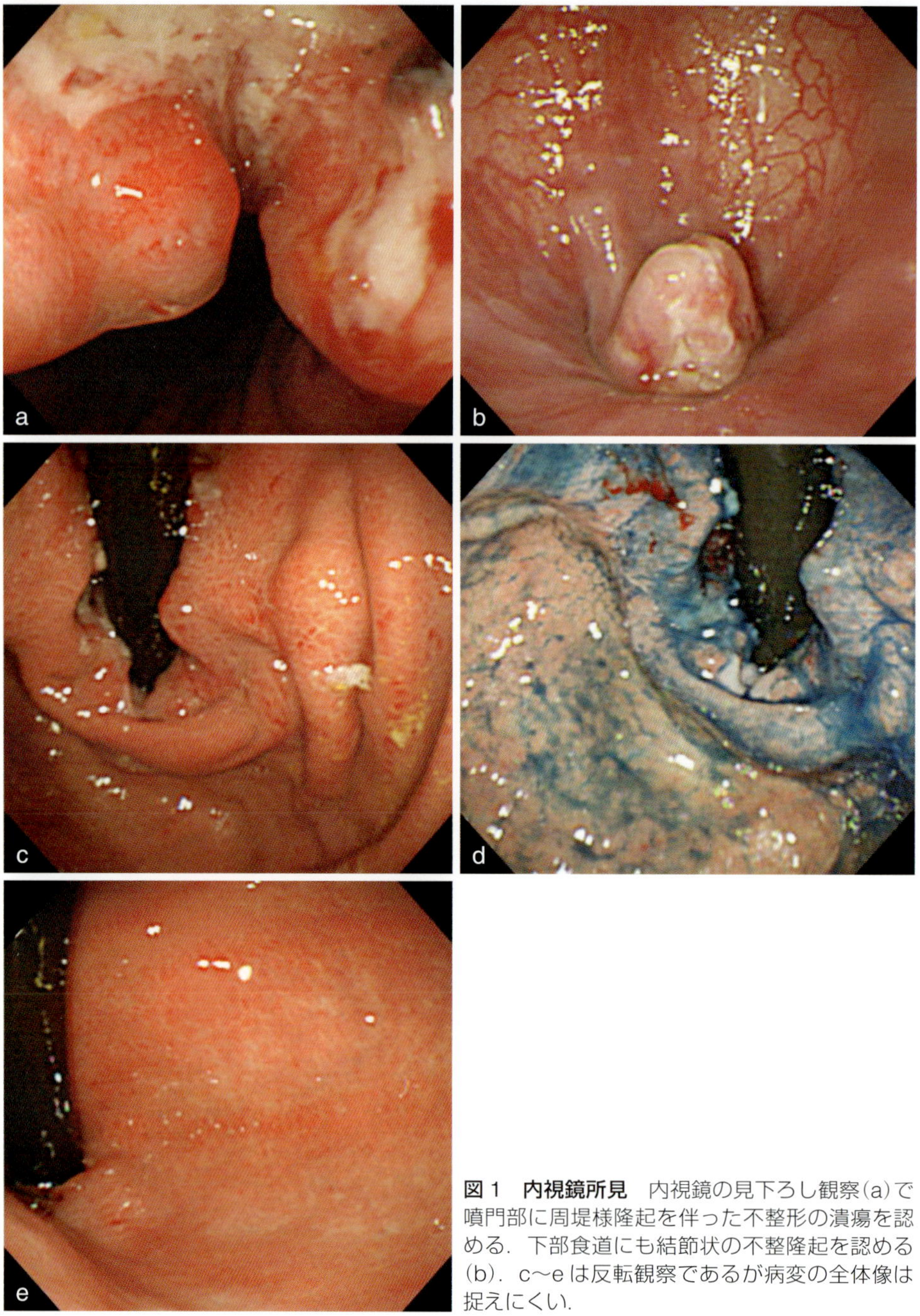

図 1　内視鏡所見　内視鏡の見下ろし観察(a)で噴門部に周堤様隆起を伴った不整形の潰瘍を認める．下部食道にも結節状の不整隆起を認める(b)．c〜e は反転観察であるが病変の全体像は捉えにくい．

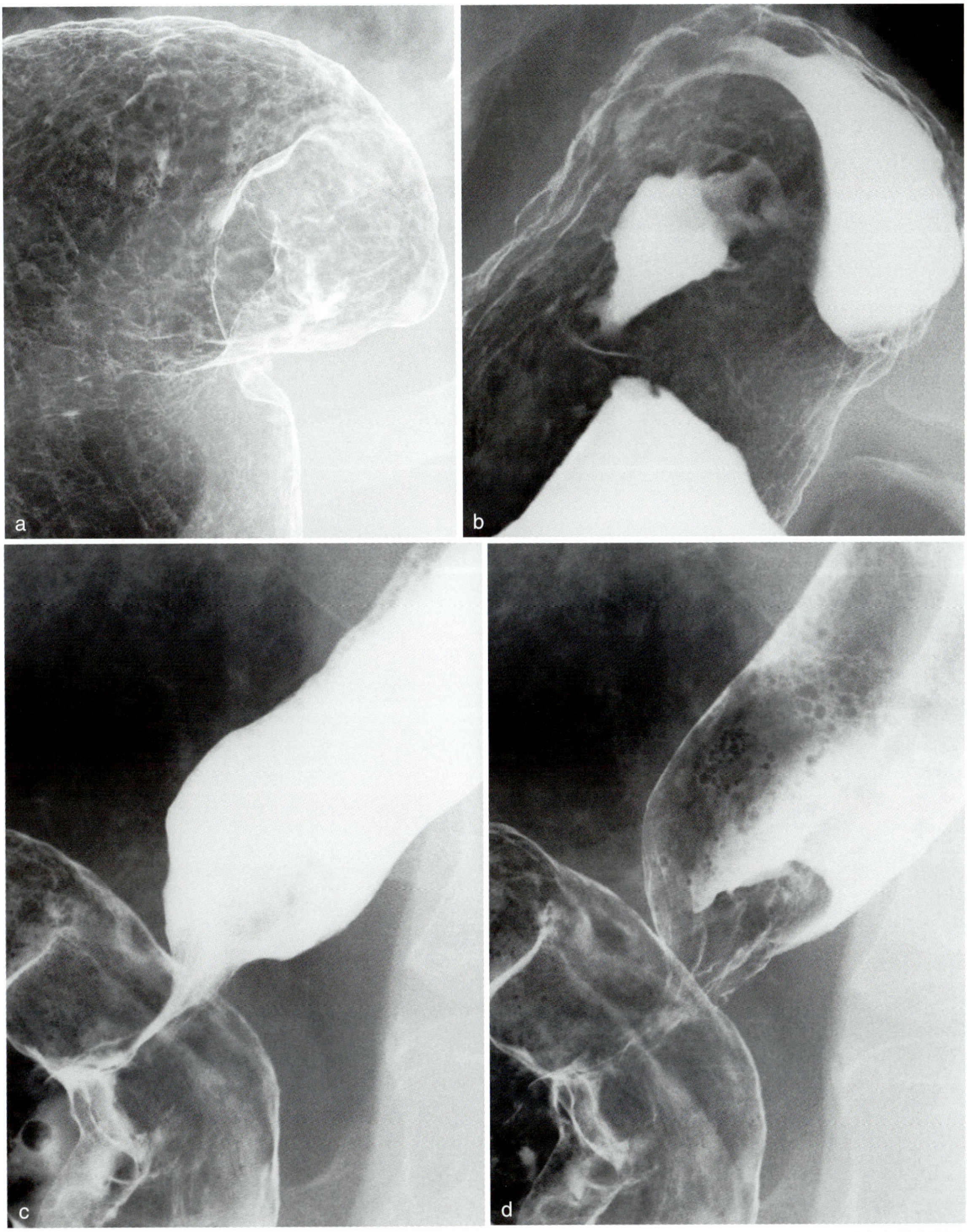

図2　X線所見　腹臥位第1斜位(a)，背臥位第2斜位(b)のX線像である．噴門部小彎を中心に2型の腫瘤陰影を認める．輪郭は平滑かつ明瞭であり，正常粘膜が急峻に立ち上がっていることがわかる．内部には不整形のニッシェ，濃淡差のあるバリウム陰影を認める．病変の全体像はX線検査のほうが捉えやすい．c，dは食道X線像(腹臥位第1斜位像)である．食道胃接合部の狭小化と下部食道に輪郭が不整な結節状の透亮像を認める．表面には濃淡差のある不均一なバリウム陰影も伴っている．下部食道への浸潤の所見である．

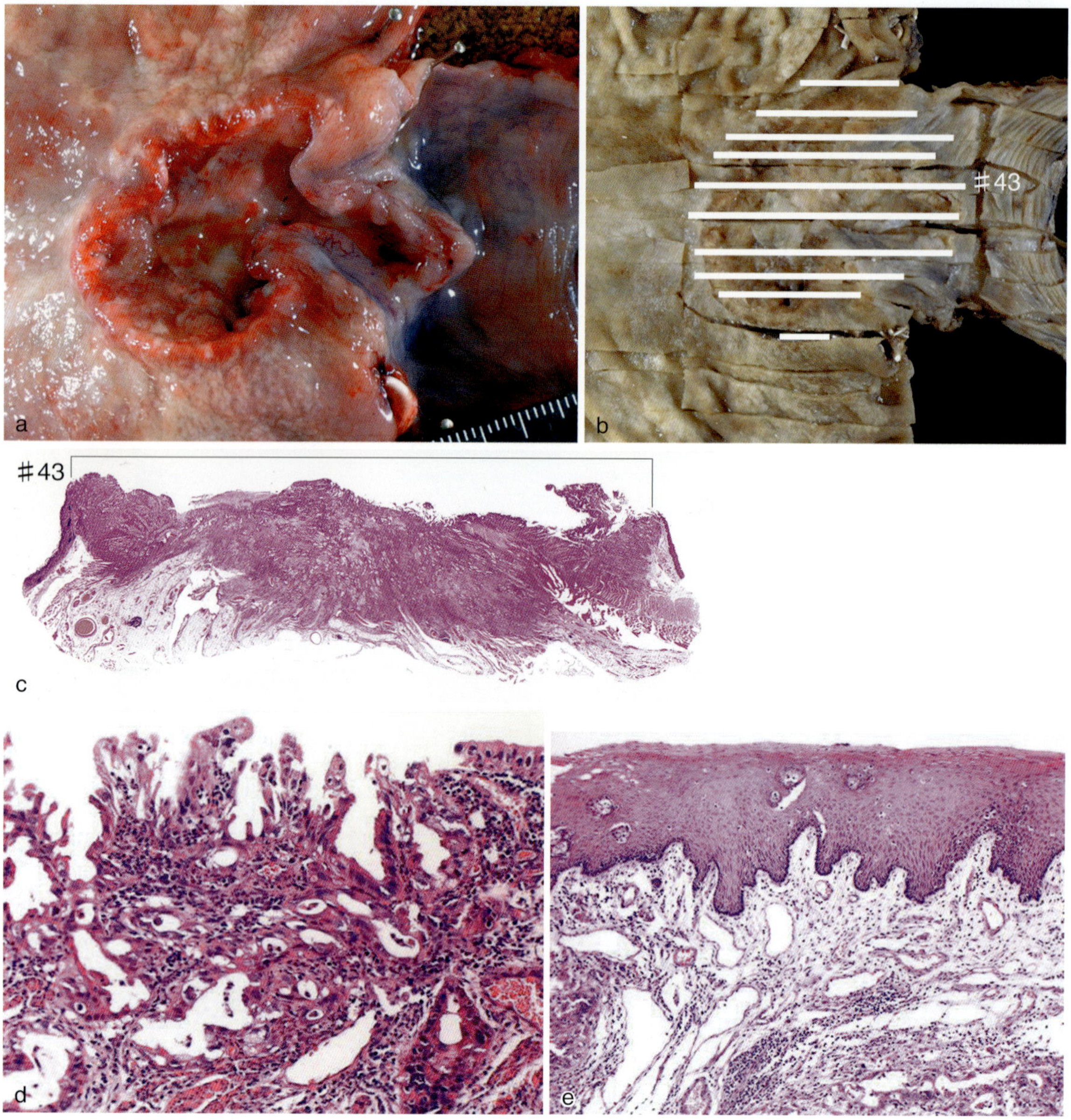

図 3　病理所見　切除標本肉眼所見(a)，組織学的再構築図(b)，♯ 43 のルーペ像(c)，♯ 43 の組織像(d, e)．最終病理診断は type 2, SE, tub 2 ＞ por 2, 52×50 mm であった．癌は食道の上皮下にも浸潤している．

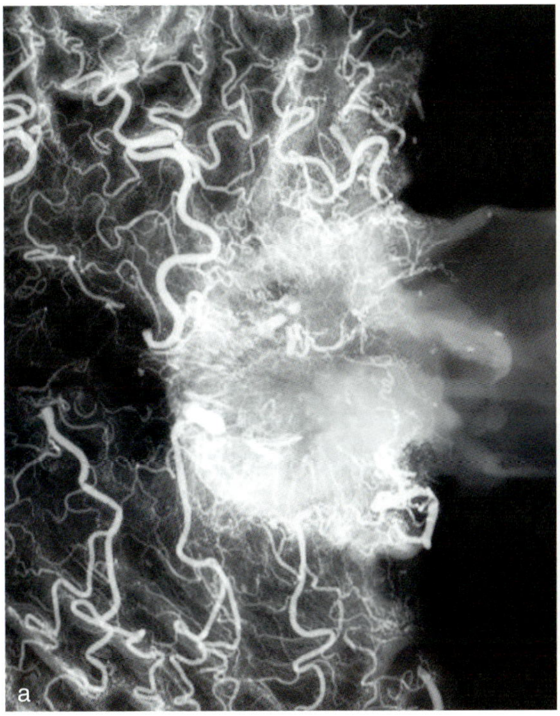

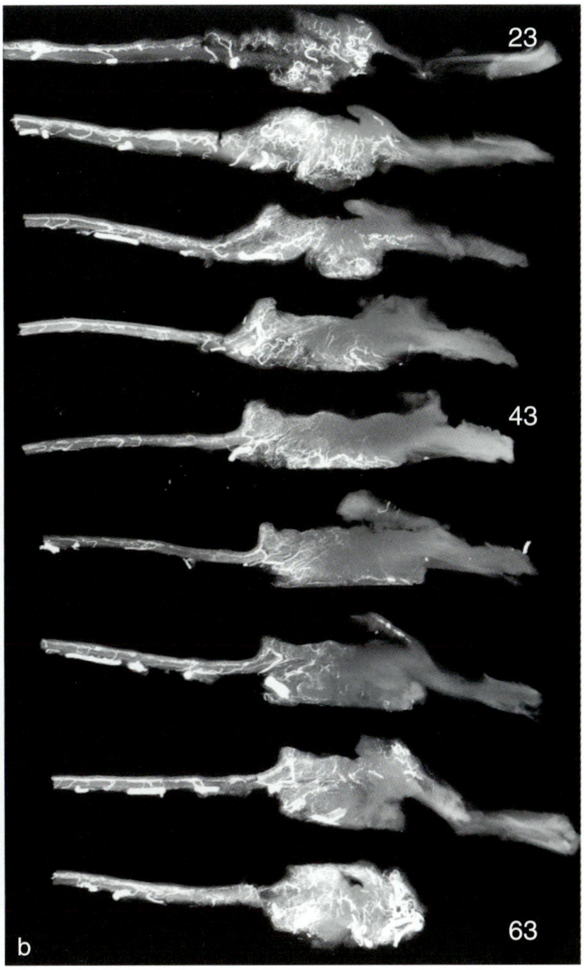

図4　マイクロアンギオグラム　切除標本における病変部の血管像を示す(a)．腫瘍部分では血管の分布の密度がまばらになっている(b：割面像)．噴門部早期癌の潰瘍の合併は稀である．噴門部進行癌は血流障害から突然癌性潰瘍を形成して2，3型進行癌の形態に変化する発育進展形式が推定される．

コメント

われわれの経験では，噴門部領域の進行癌の68.6％に食道浸潤を認めている．外科的切離線を決める際に食道浸潤の診断は重要である．

X線検査では腹臥位第1斜位から右側臥位の体位も有用であり，不整形の透亮像，食道ひだの肥厚像，壁不整像，狭小化などの所見を捉える必要がある．

症例 41 浸潤範囲診断が困難な噴門部進行癌（69歳，女性）

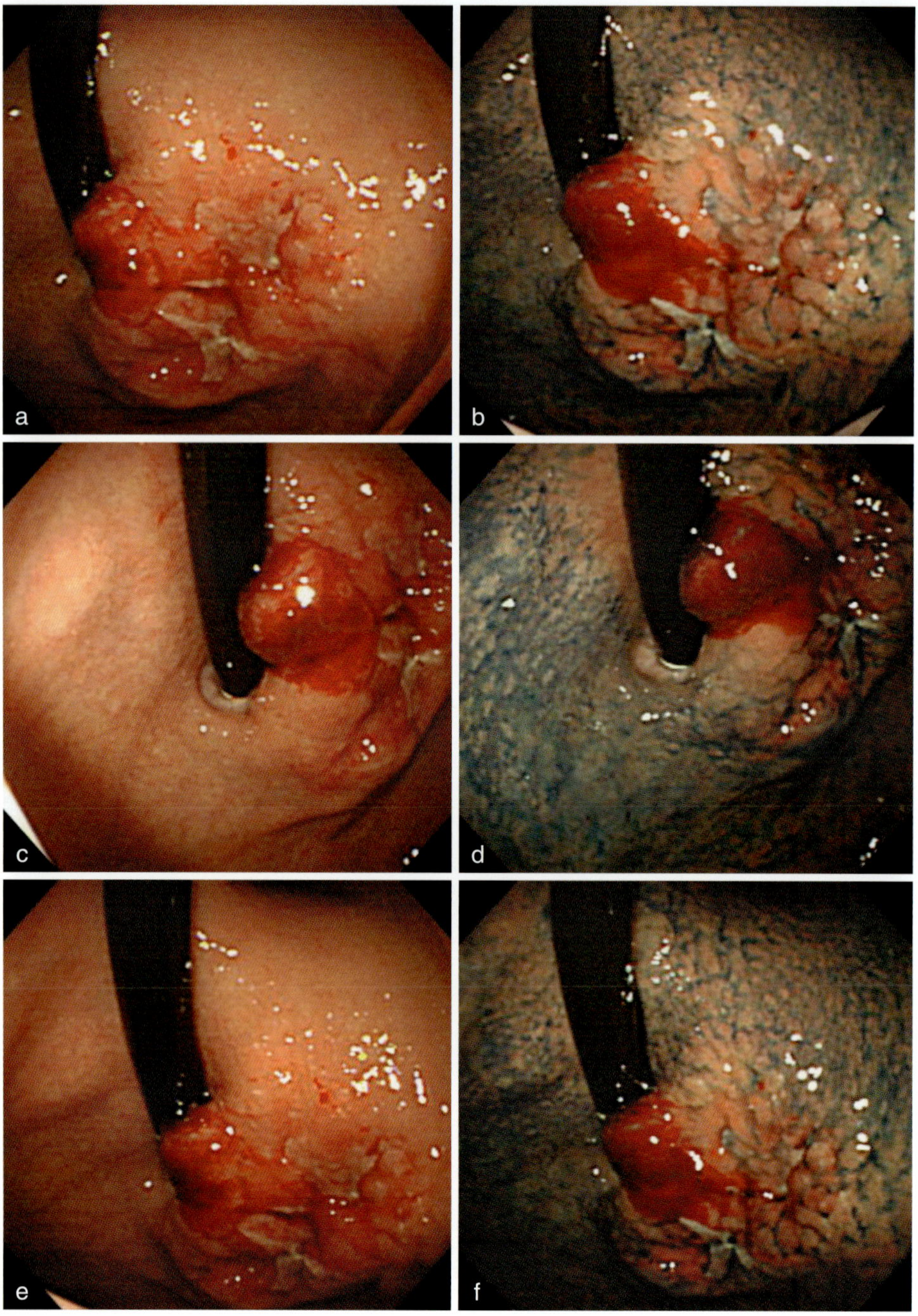

図1 内視鏡所見 胃上部の反転観察（a，b）で，噴門部前壁に不整のびらん，潰瘍を伴う 4～5 cm の結節状の腫瘤を認める．c，d は後壁側からの観察，e，f は遠景からの観察である．内視鏡検査では前壁側に限局した病変と診断した．

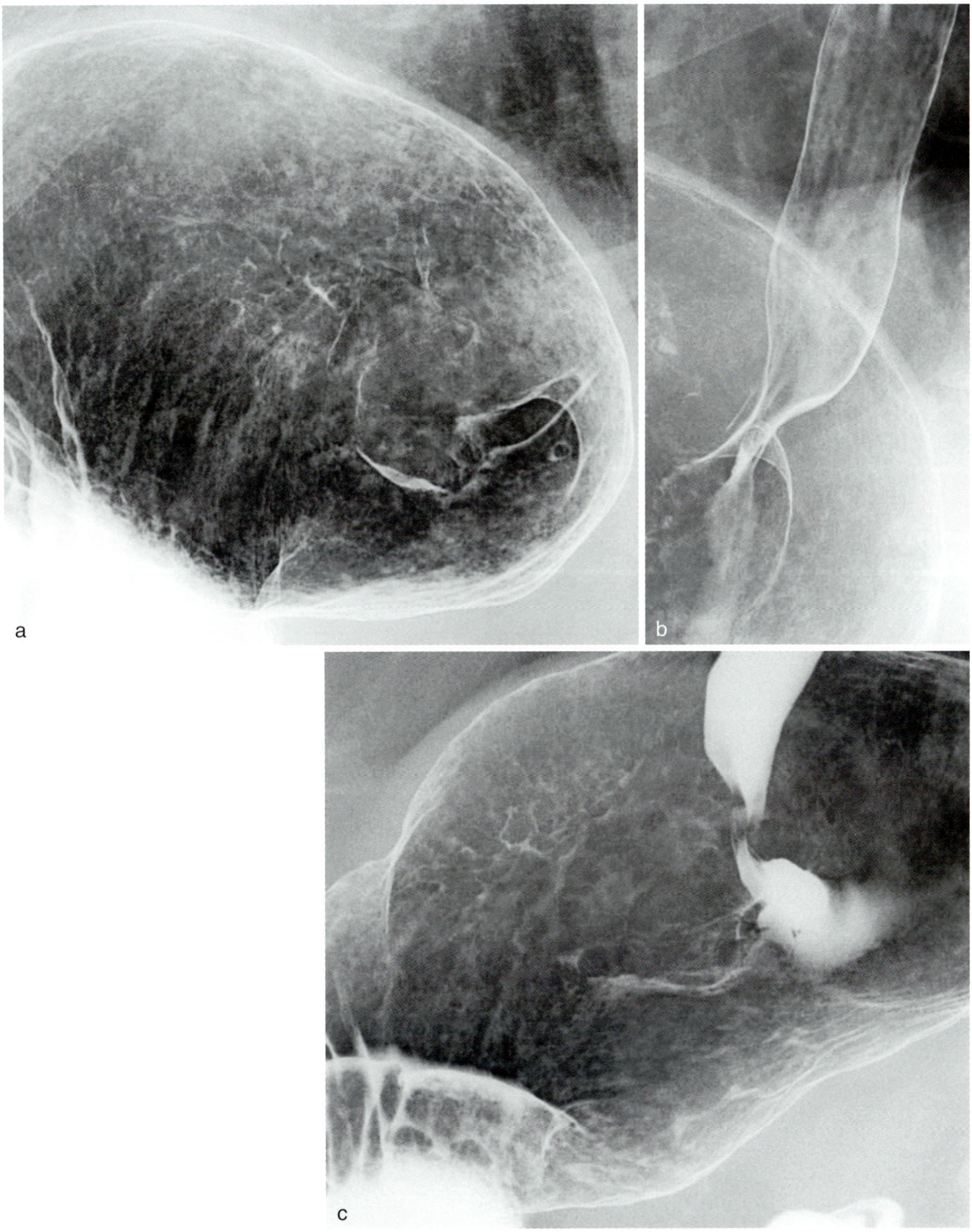

図 2　X 線所見　噴門部領域，下部食道の X 線像である．噴門部前壁に不均一なバリウム陰影を伴う結節状の腫瘤陰影を認める(a, c)．X 線像では結節状の腫瘤陰影の周囲に大小不同の顆粒状影，バリウム付着異常，さらにその外側にぼんやりとしたバリウムのはじき像が認められ，病変が広範に拡がっていることが診断できる(c)．下部食道の粘膜に明らかな異常所見はみられない(b)．

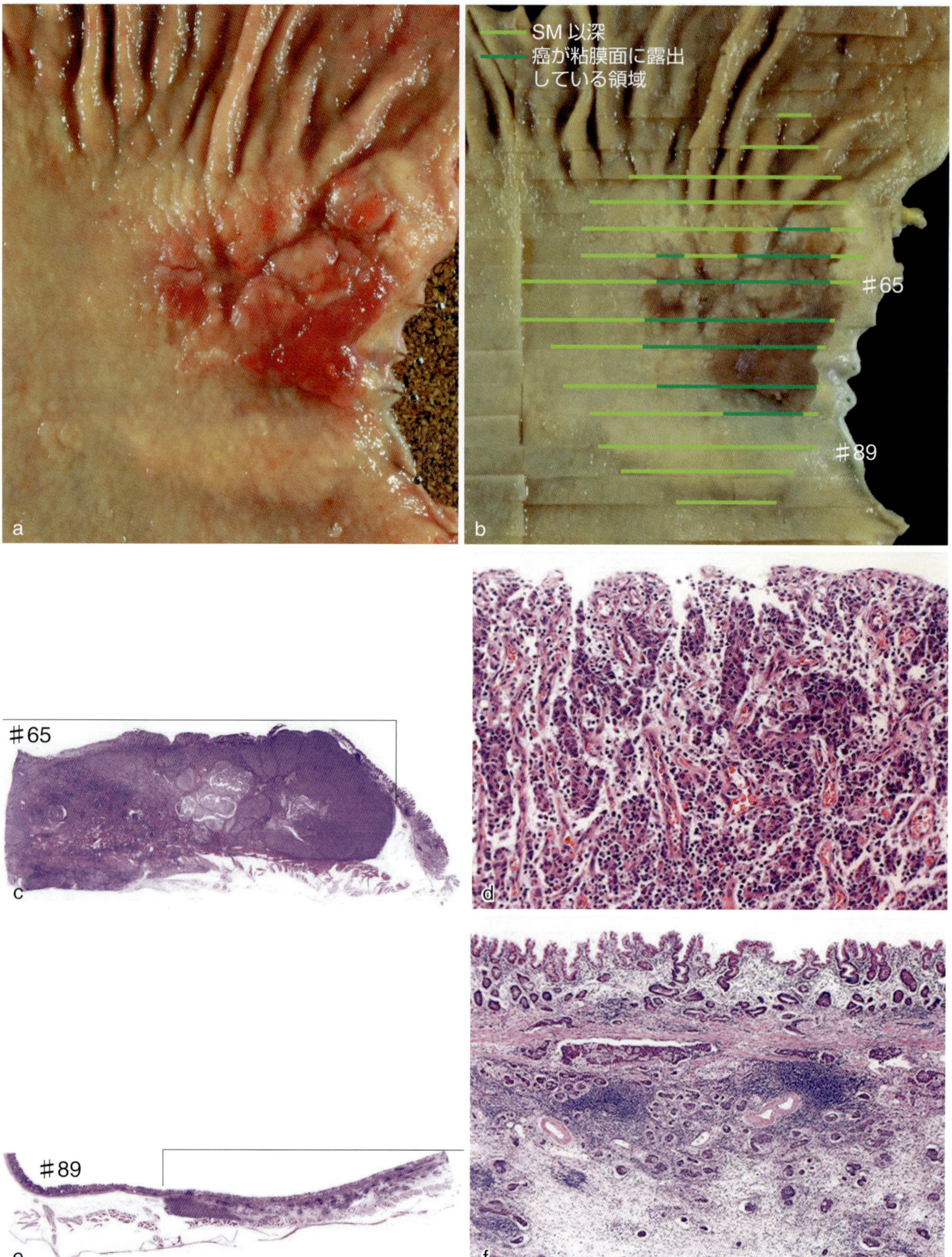

図 3　病理所見　切除標本肉眼所見(a)，組織学的再構築図(b)，♯65 のルーペ像(c)・組織像(d)，♯89 のルーペ像(e)・組織像(f).

最終病理診断は type 5, SE, por 1, 100×80 mm であった．腫瘤形成の周囲にも癌は SM 以深で広範に拡がっている(e, f).

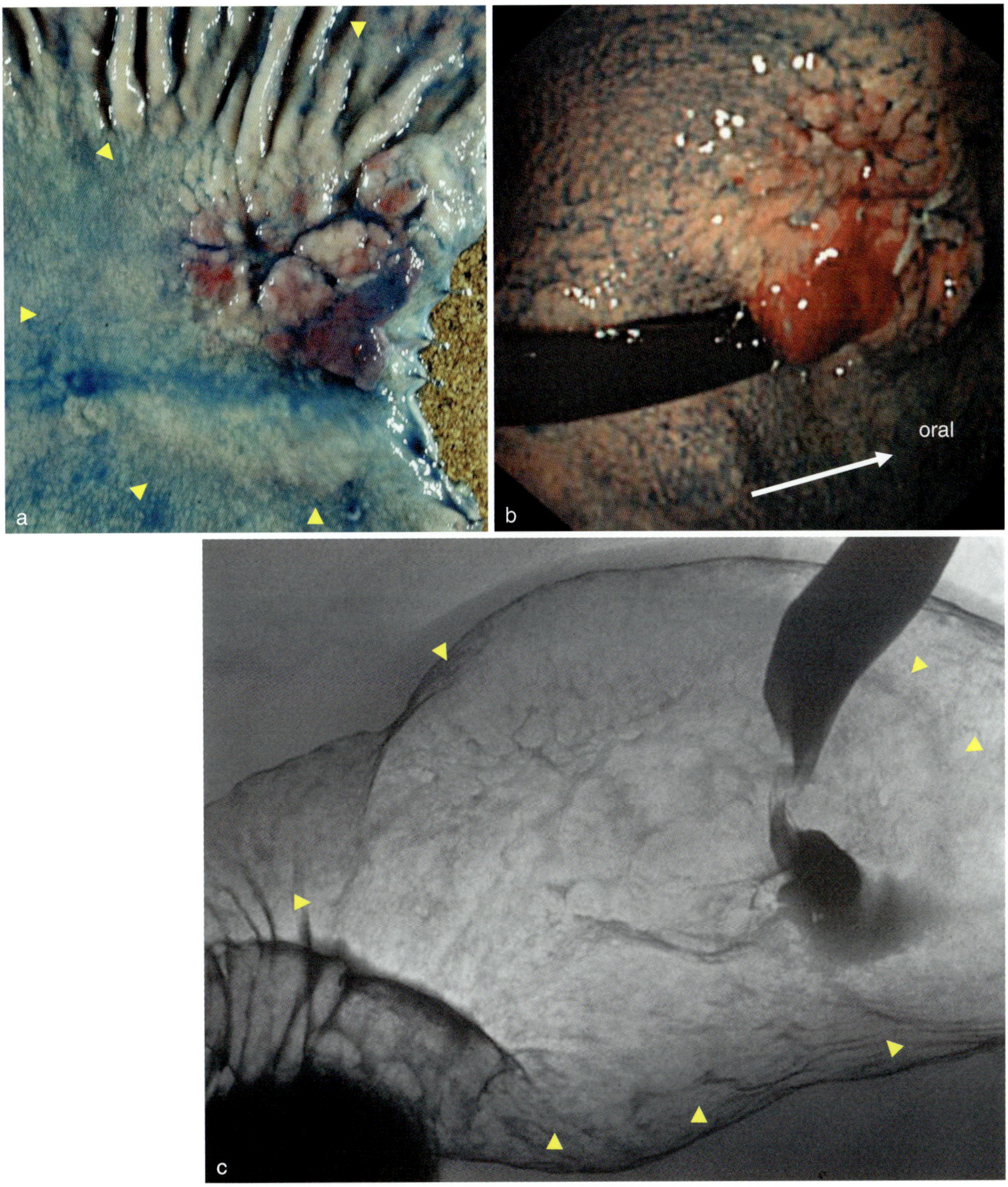

図4　画像所見のまとめ　切除標本色素撒布像(a)，X線像(c)における病変の範囲を黄色矢頭で示す．X線像(c)で結節状の腫瘤陰影の周囲にバリウムのはじき像や付着異常の所見を認めるが，これらの所見は病変がSM以深で拡がっていることを示している．内視鏡像では遡及的にみても病変の拡がりの診断は困難である(b)．

コメント

粘膜下以深で癌が広範に浸潤した症例である．病変の浸潤範囲はX線像のほうが捉えやすい．
術前検査では各種検査の長所，短所を踏まえて総合的に診断する必要がある．

症例 42 噴門部の 2 型進行癌（42 歳, 男性）

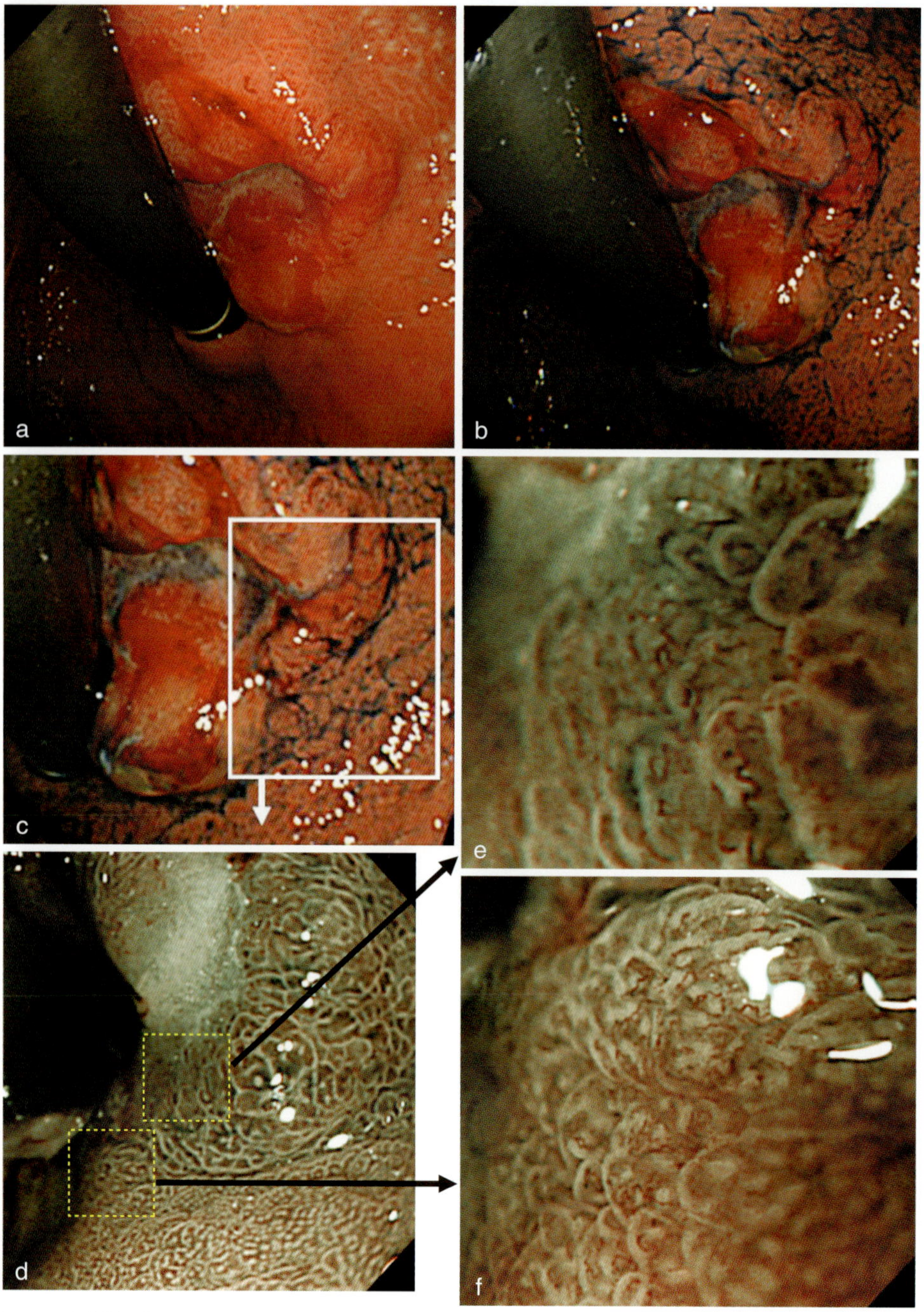

図 1　内視鏡所見　噴門部の反転観察である．噴門部小彎に 3～4 cm の易出血性の腫瘍性病変を認める（a，b）．表面は不整陥凹を伴い，一部潰瘍化している．拡大観察では腫瘤表面に拡張した異常血管，不整な粘膜微細模様を認める（e）．腫瘤の前壁側の平坦な粘膜にも同様の所見を認める（f）．前壁側の平坦な粘膜への病変の拡がりは，拡大観察なしでは診断は困難である．

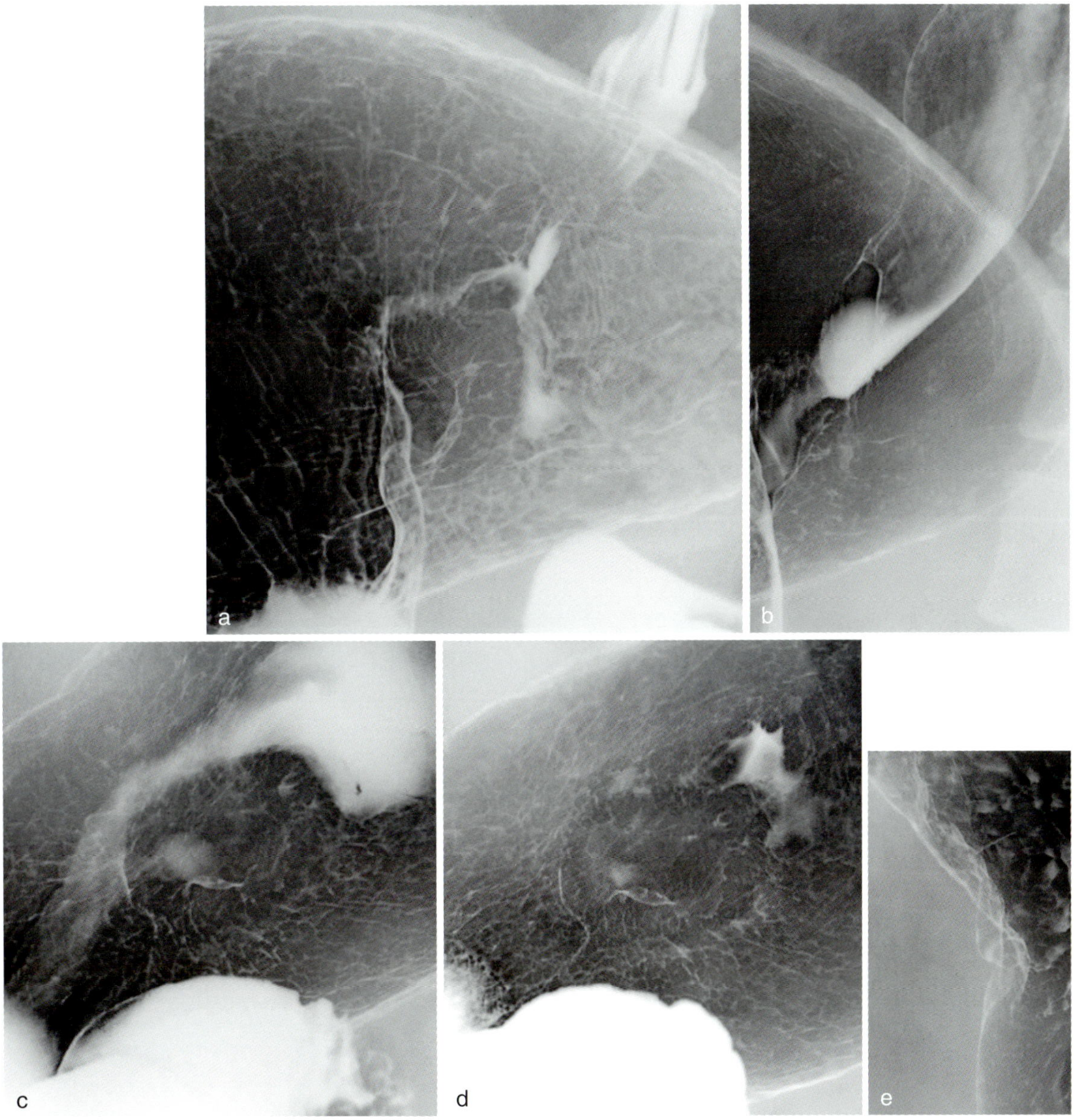

図2　X線所見　胃上部，下部食道のX線像である．噴門部小彎に2型の腫瘤陰影を認める(a, c, d)．腫瘤の表面には濃淡の差のある不整形のバリウム陰影を認める．病変は食道胃接合部に近接しているが，下部食道に異常所見はみられない(b)．側面像ではニッシェを伴う陰影欠損として描出されている(e)．

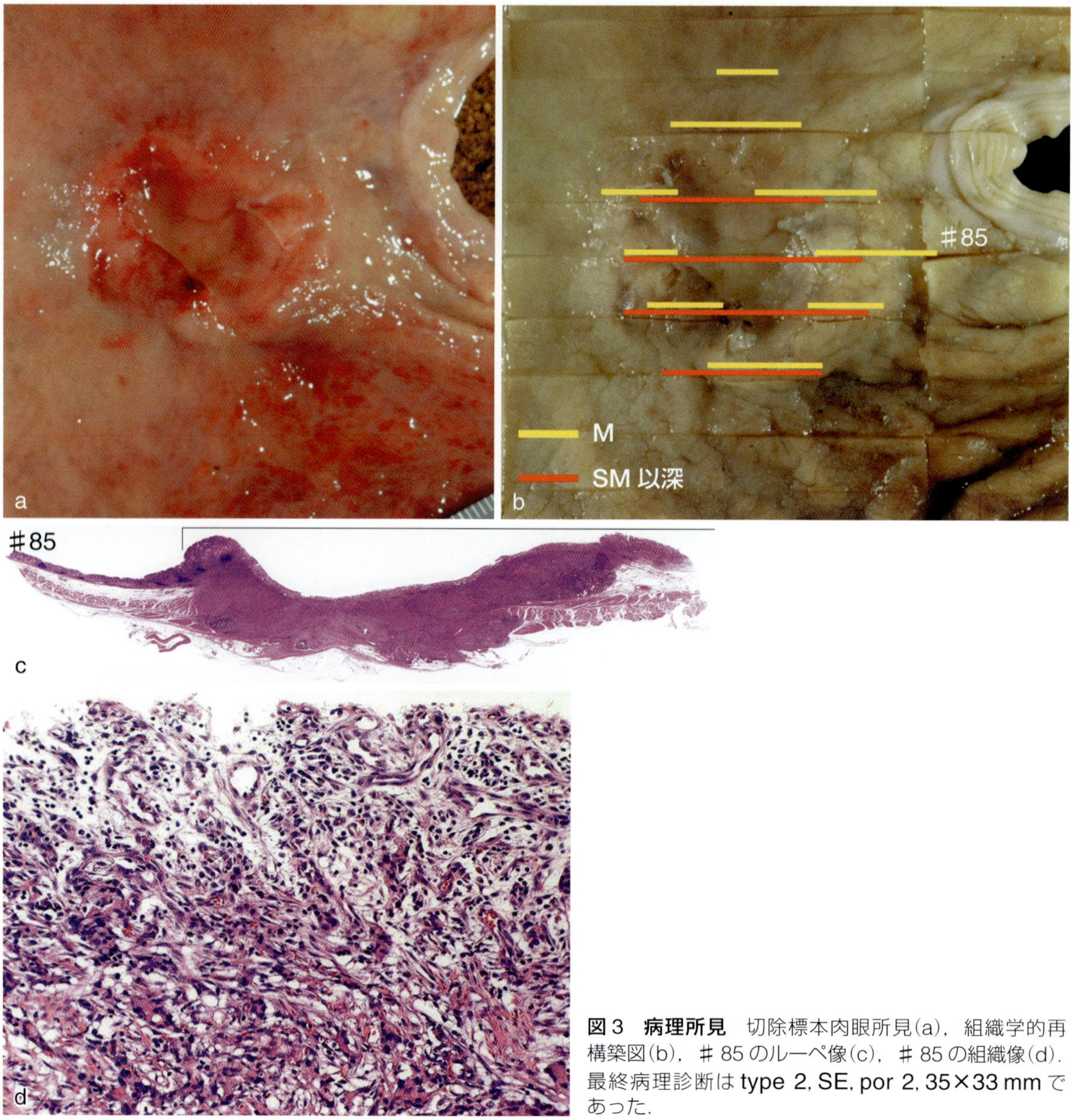

図3　病理所見　切除標本肉眼所見(a)，組織学的再構築図(b)，♯85のルーペ像(c)，♯85の組織像(d)．最終病理診断はtype 2, SE, por 2, 35×33 mmであった．

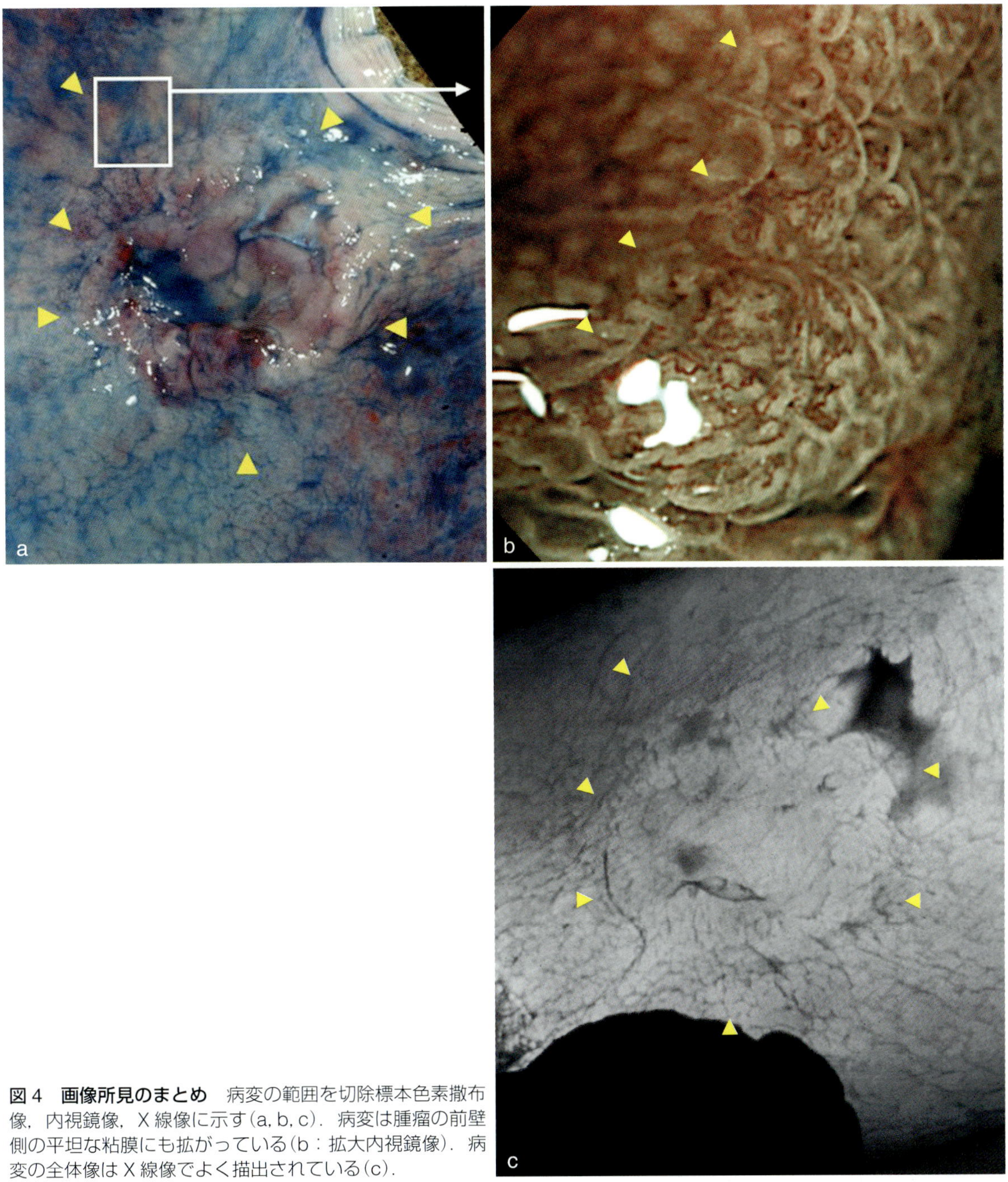

図 4　画像所見のまとめ　病変の範囲を切除標本色素撒布像，内視鏡像，X 線像に示す(a, b, c)．病変は腫瘤の前壁側の平坦な粘膜にも拡がっている(b：拡大内視鏡像)．病変の全体像は X 線像でよく描出されている(c)．

コメント

進行癌であってもⅡb 様の粘膜進展を伴っていたり，多発癌が存在することもあり，早期胃癌と同様に詳細な検索が必要である．

症例 43 食道腺由来の食道胃接合部癌（65 歳, 男性）

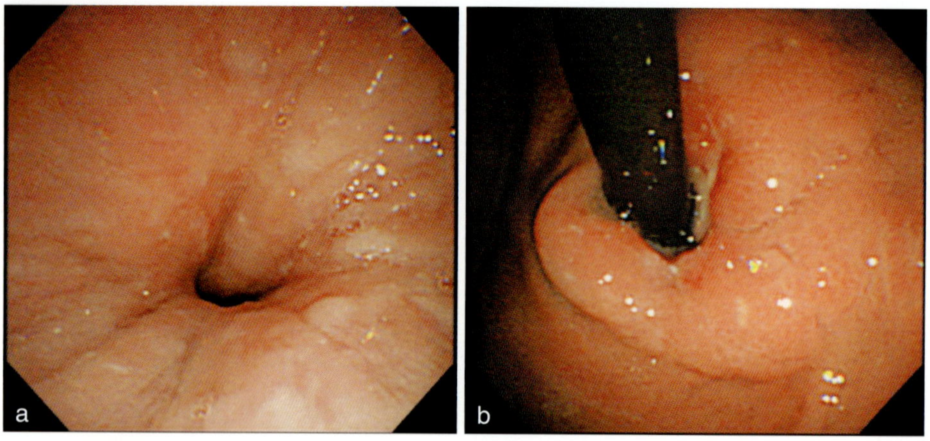

図 1　**内視鏡所見**　見下ろし像（a），反転像（b）．下部食道に狭小化がみられ，反転観察で食道胃接合部に潰瘍形成がみられるが，全体像の把握は困難である．

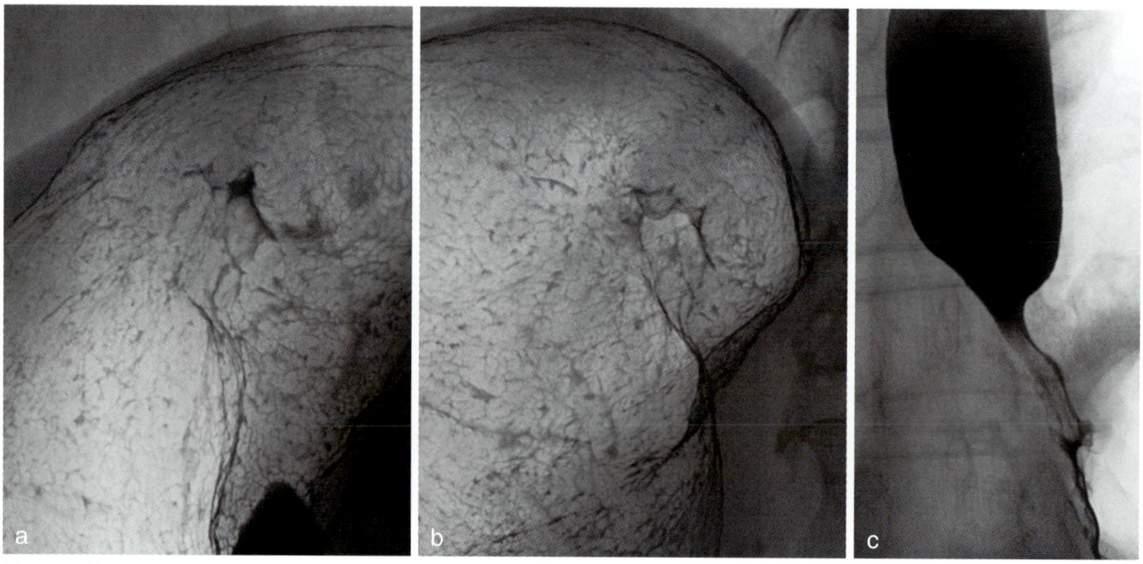

図 2　**X 線所見**　食道胃接合部小彎に境界明瞭な不整形ニッシェがみられ，周囲に腫瘤陰影が認められる．胃壁のひきつれを伴っている右側臥位像（a），腹臥位第 1 斜位像（b）．食道造影では下部食道に非対称性の辺縁平滑な狭小化が認められる（c）．

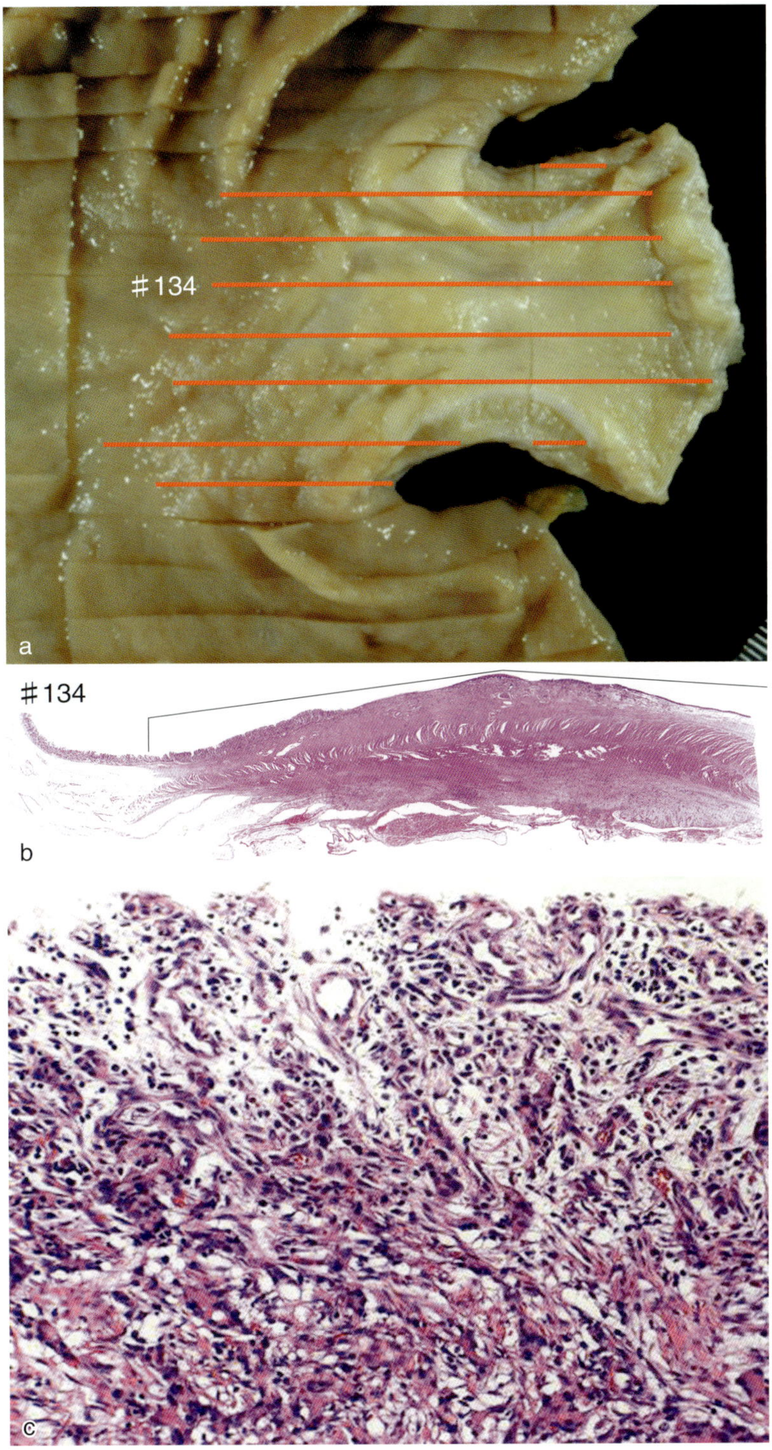

図3　病理所見　組織学的再構築図(a)，＃134のルーペ像(b)，＃134の組織像(c)．下部食道扁平上皮下に広範に進展する食道腺由来の腺癌であった．
最終病理診断はtype 5, SE, tub 2, 70×45 mmであった．

コメント

粘膜下を主体とする食道胃接合部癌の範囲診断にはX線検査が有用である．

症例 44　食道胃接合部を原発とするLP型胃癌（51歳，女性）

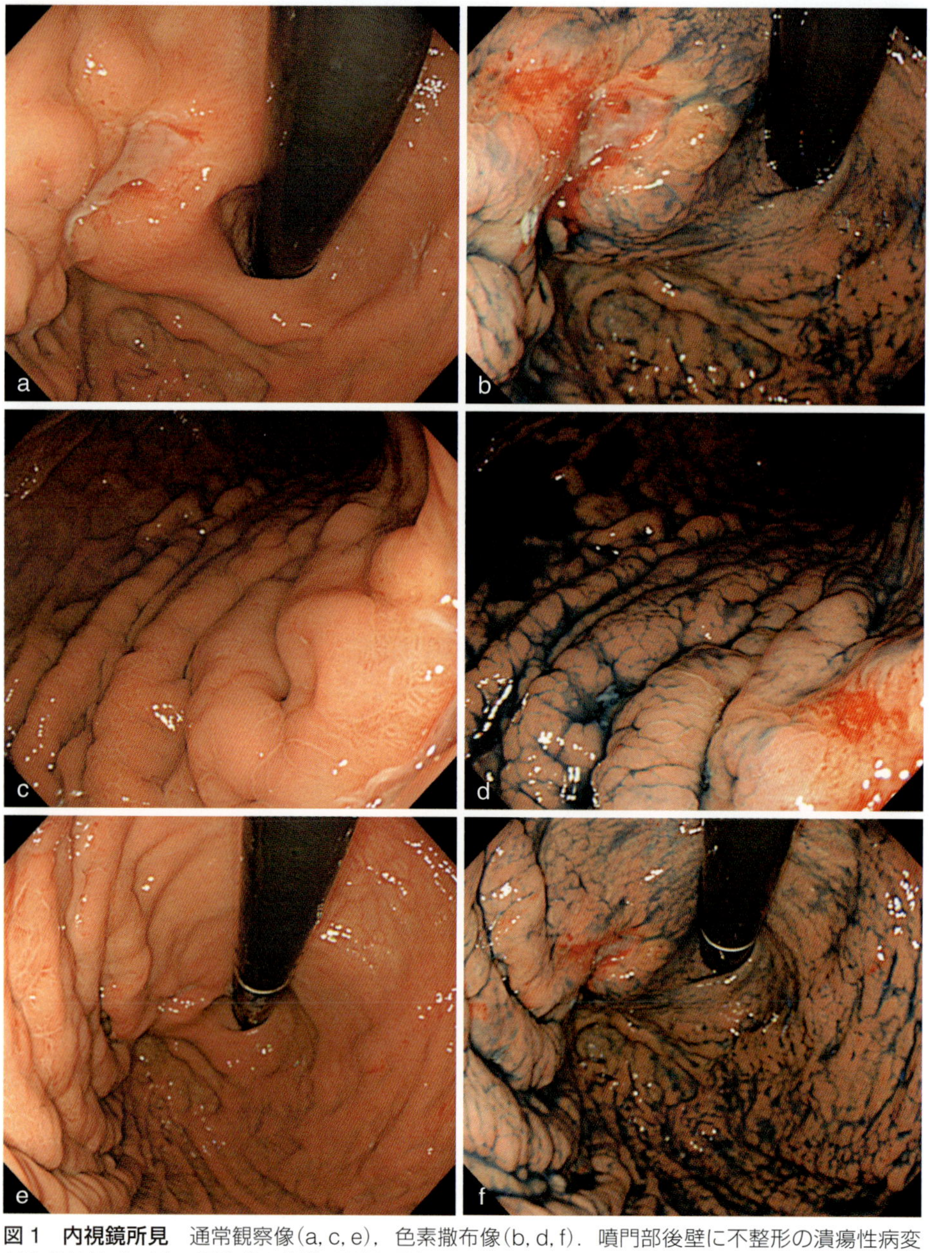

図1　内視鏡所見　通常観察像（a, c, e），色素撒布像（b, d, f）．噴門部後壁に不整形の潰瘍性病変がみられる（a, b）．胃体部の粘膜ひだは不均一に肥厚している（c, d）．穹窿部には伸展不良がみられる（e, f）．

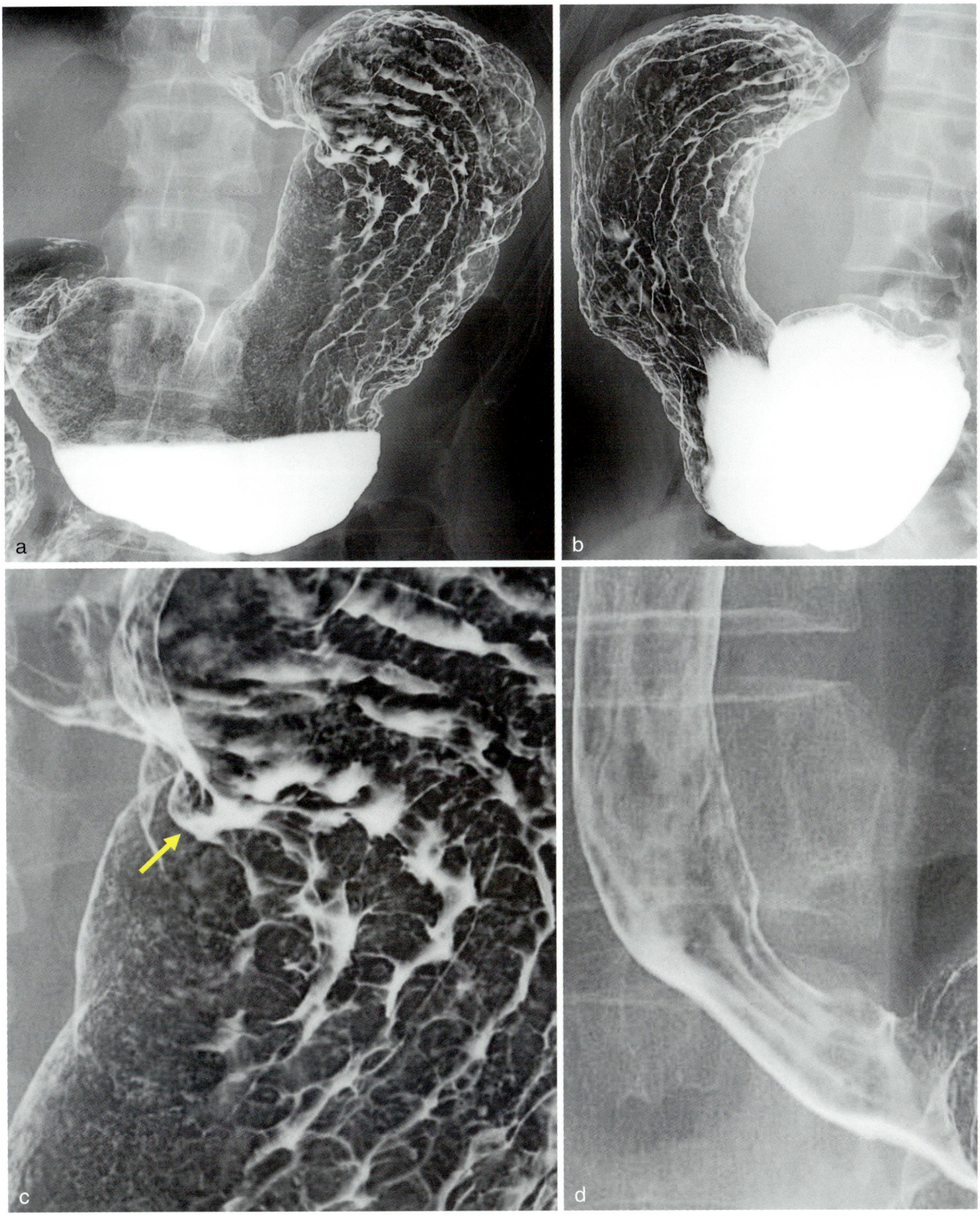

図2　X線所見　立位(a)および腹臥位(b)．体部から穹窿部に軽度ないし中等度の伸展不良がみられる．粘膜ヒダは肥厚しており，ヒダの辺縁には硬化像がみられる．ヒダ間は狭小化している．典型的なlintitis plastica型胃癌の所見である．原発巣が側面ニッシェとして描出されている(黄色矢印)．ヒダ上には横走する溝状陰影がみられる(c)．下部食道には伸展不良がみられ，食道浸潤が疑われる(d)．

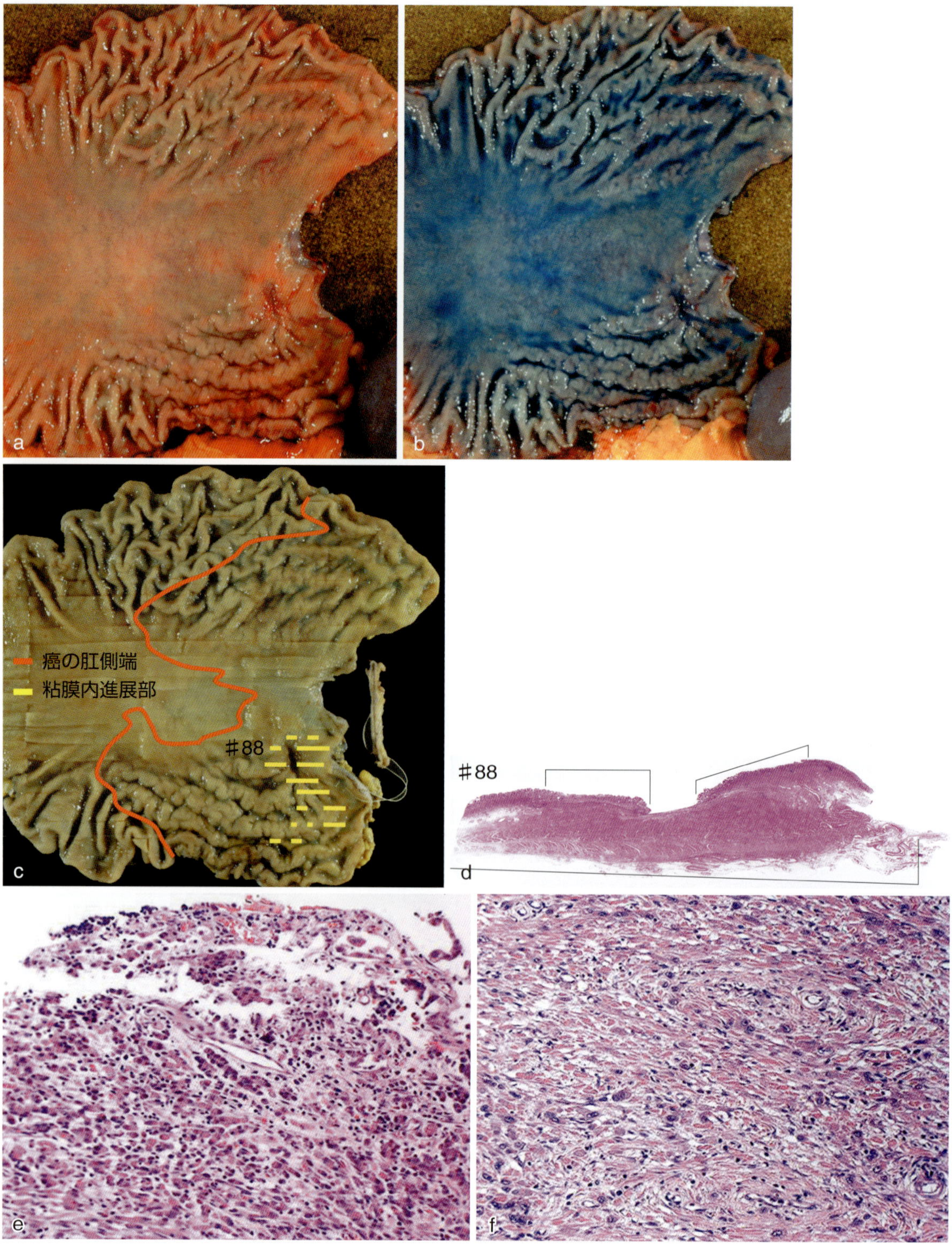

図 3　病理所見　新鮮切除標本(a)，色素撒布像(b)，組織学的再構築図(c)，ルーペ像(d)，組織像(e, f).
最終病理診断は type 4 (so called linitis plastica type), SE, por 2, infilrating to the esophagus, 190×130 mm であった.

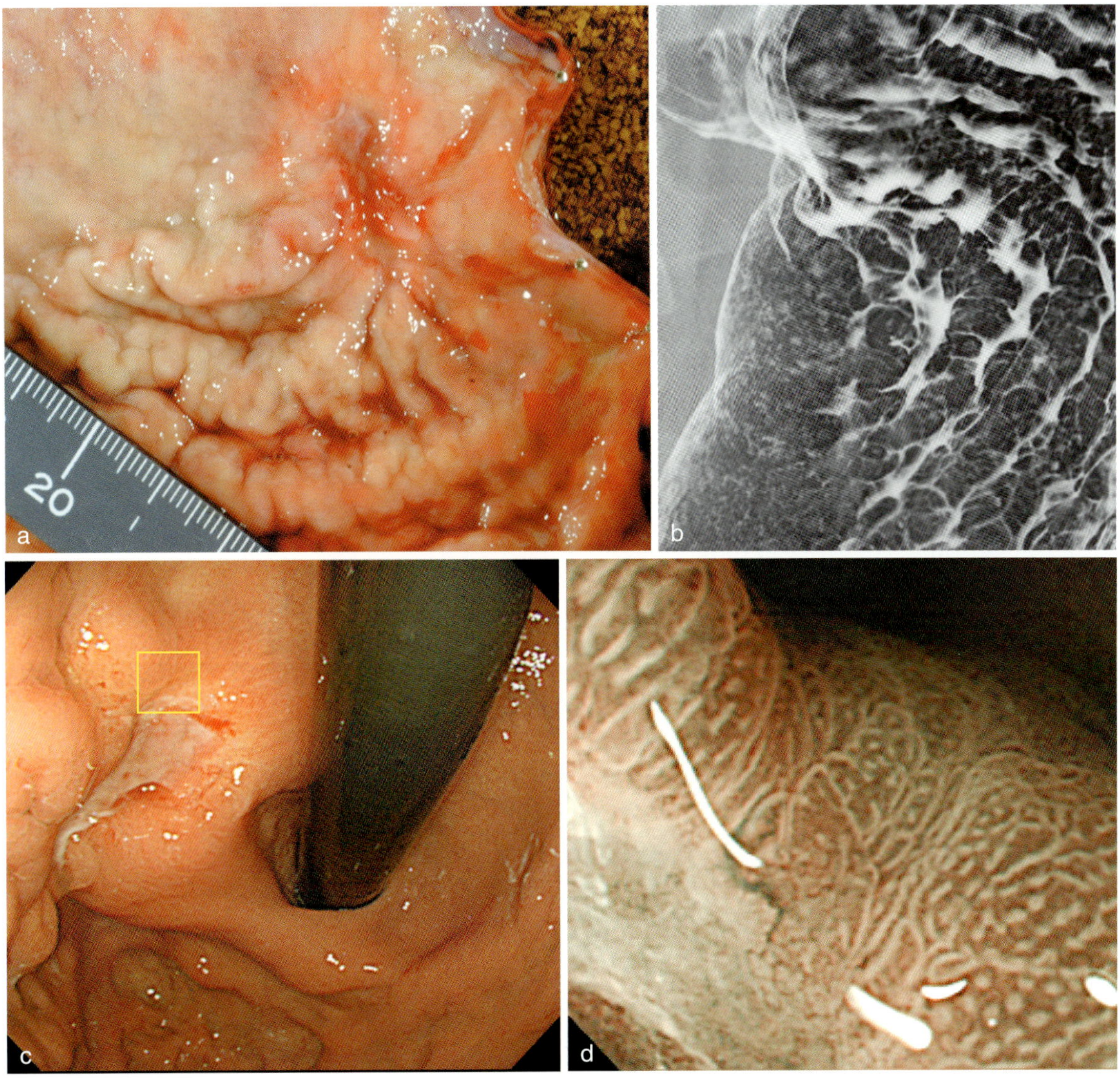

図4　画像所見のまとめ　新鮮切除標本（a），X線所見（b），内視鏡所見（c），NBI拡大観察像（d）．

コメント

噴門部を原発とするLP型癌．粘膜面の癌露出は一部であったが，広範に伸展不良，ヒダの不均一な肥厚，硬化像がみられたことからLP型胃癌の診断は容易であった．

症例 45　下部食道に壁外性圧排所見を呈した進行癌（76 歳, 女性）

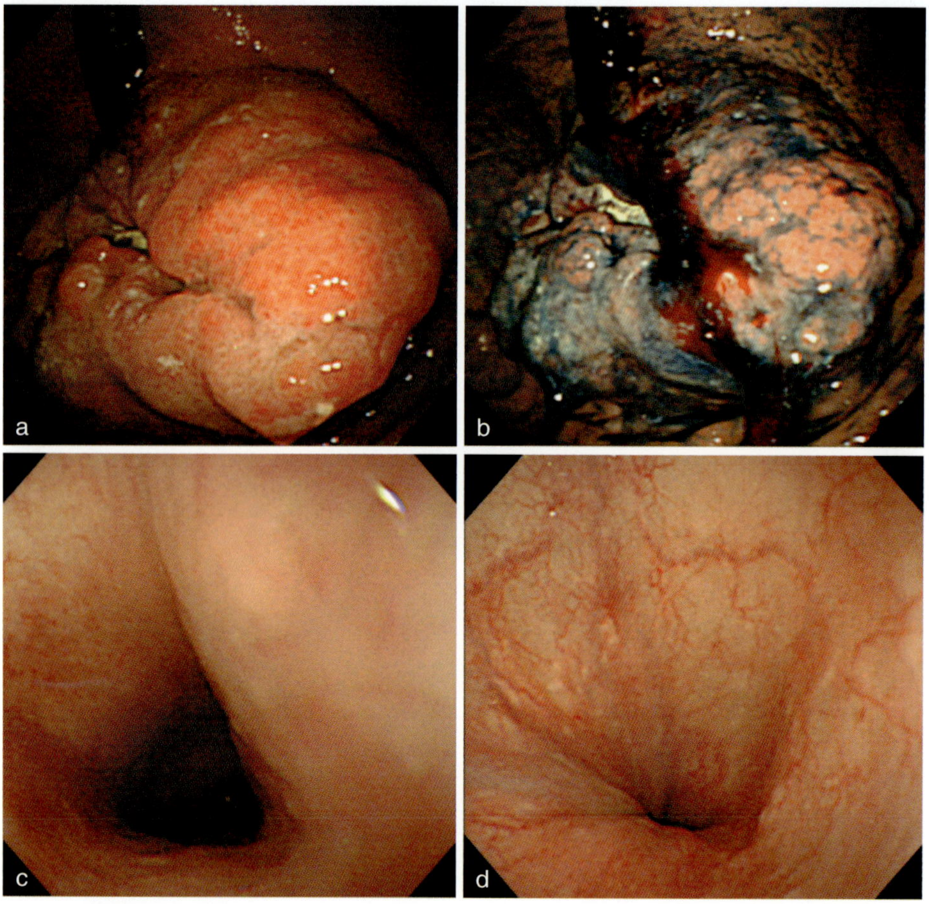

図 1　内視鏡所見　通常（a）および色素内視鏡像（b）．噴門部前壁に頂部に不整形の潰瘍を有する丈の高い隆起性病変がみられる．隆起の表面は不整で所々にびらんを伴っている．2 型進行癌と診断した．下部食道（c, d）には狭小化がみられるが表面は平滑である．

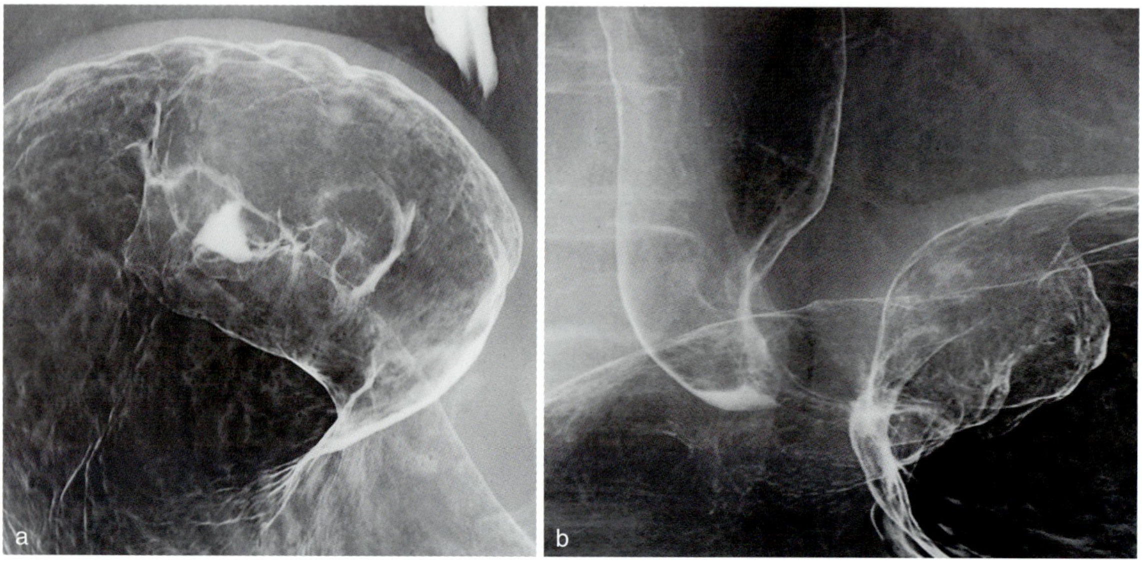

図 2　X 線所見　腹臥位第 1 斜位像（a）．噴門部前壁に中心に不整形のニッシェを伴う大きな透亮像がみられる．正面像（b）では下部食道に片側性の伸展不良がみられる．

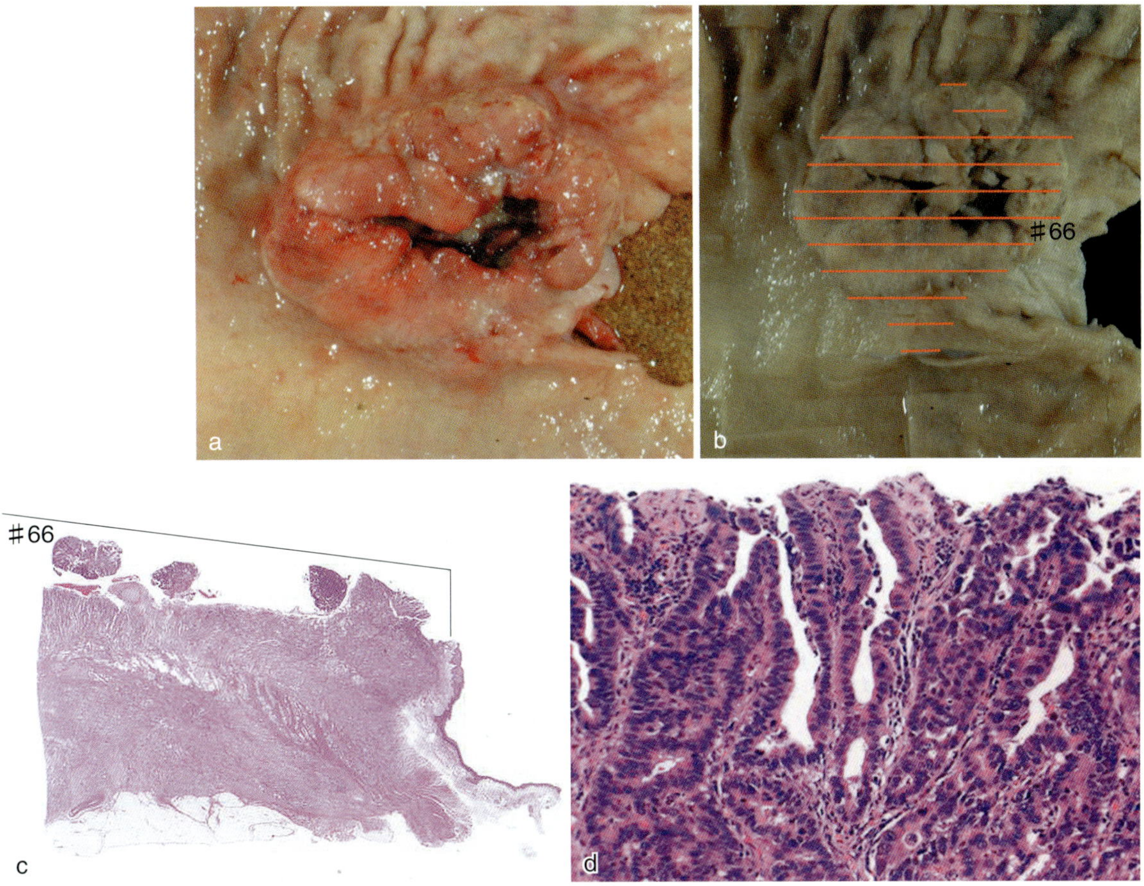

図 3　病理所見　切除標本肉眼所見(a)，組織学的再構築図(b)，ルーペ像(c)，組織像(d)．
最終病理診断は type 2, SE, tub 1, 75×65 mm．食道への浸潤距離は 2 mm であった．

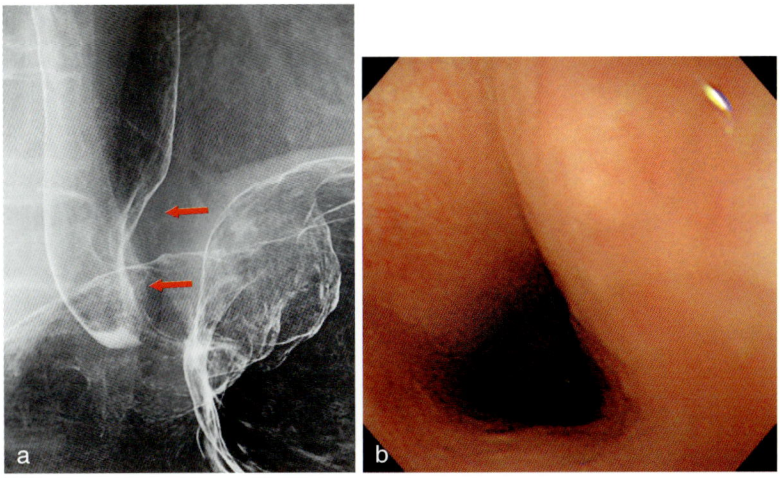

図 4　画像所見のまとめ　食道造影(a)，内視鏡像(b)．下部食道の片側性の伸展不良は腫瘍による壁外性の圧排によるものであった．

コメント

下部食道の片側性の伸展不良は腫瘍あるいは転移リンパ節の圧排によるものと，食道への粘膜下浸潤よるものがある．本症例は前者によるものであった．

粘膜内進展を伴う噴門部進行癌（73 歳, 男性）

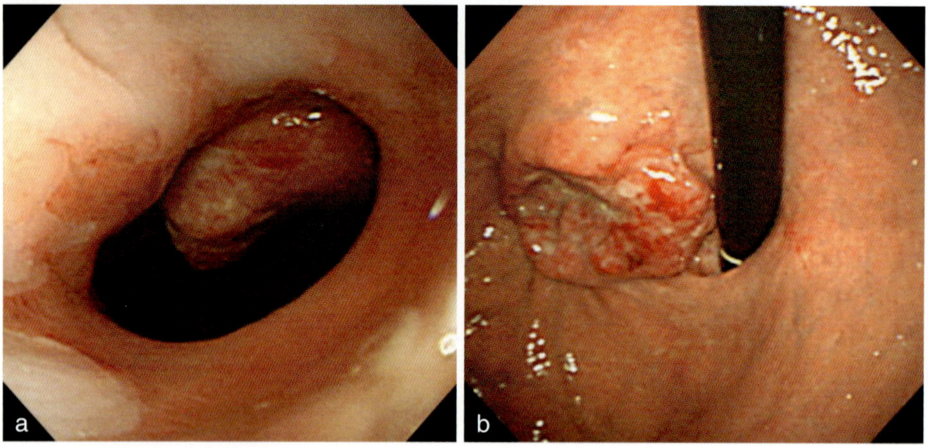

図 1　内視鏡所見　噴門部後壁に不整な潰瘍を伴う隆起性病変を認める(a, b). 隆起の立ち上がりは急峻であるが, 病変の肛門側ではなだらかになっている. 隆起の表面は凹凸不整で易出血性である. 見下ろし観察(a)では明らかな食道への浸潤は指摘できない.

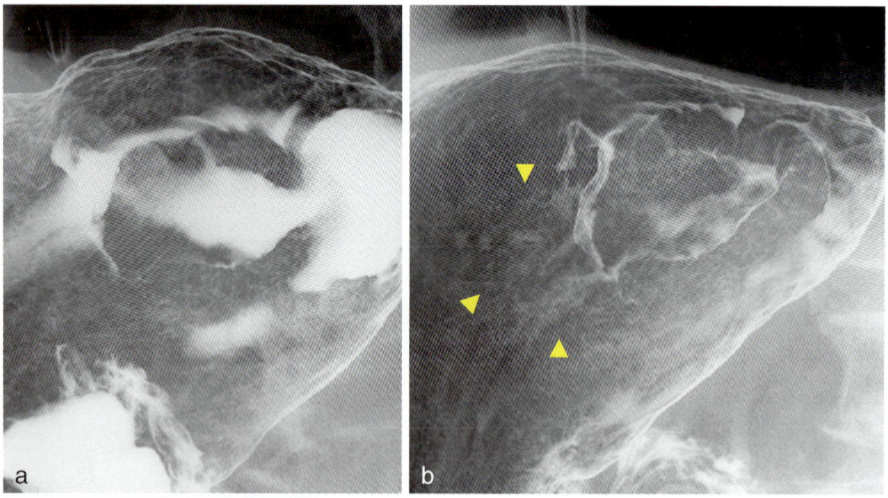

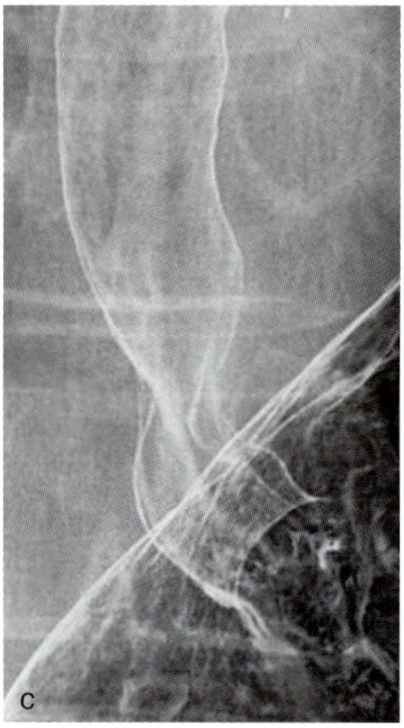

図 2　X 線所見　半立位の右側臥位～背臥位第 2 斜位の X 線像である(a, b). 噴門部後壁に不整形のニッシェとそれを取り囲む透亮像を認める. 口側の輪郭は不規則で明瞭であるが, 肛門側は不明瞭でなだらかな立ち上がりを示唆している.
b では病変の小彎側に濃淡差のある不整なバリウム陰影がみられる(黄矢頭, 内視鏡検査ではスコープの死角になりその所見は指摘されていない).
c は食道の二重造影像である. 下部食道の粘膜面には明らかな異常所見は認めないが, 左側より圧排様の所見がみられる. 腫瘍やリンパ節腫大に伴う圧排が考えられる(この所見も内視鏡検査では指摘されていない).

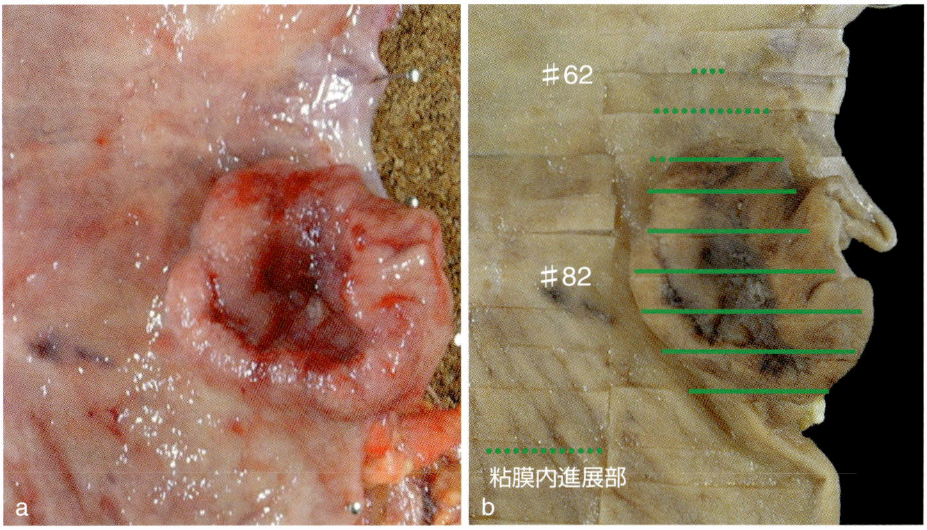

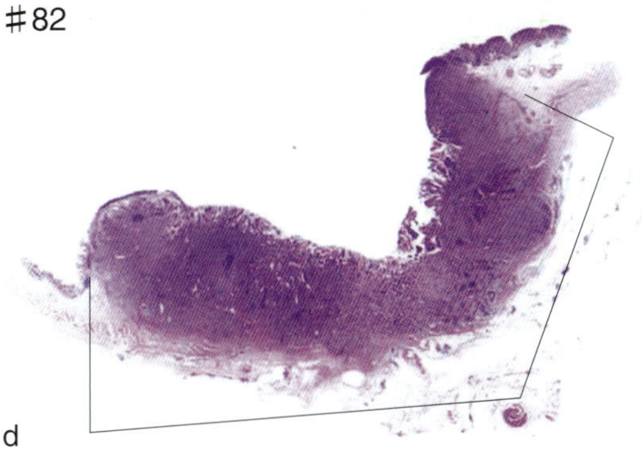

図 3　病理所見　切除標本肉眼所見(a)，組織学的再構築図(b)，#62 のルーペ像(c)，#62 の組織像(e)，#82 のルーペ像(d)，#82 の組織像(f).
最終病理診断は type 2, SE, tub 2, 60×35 mm であった.

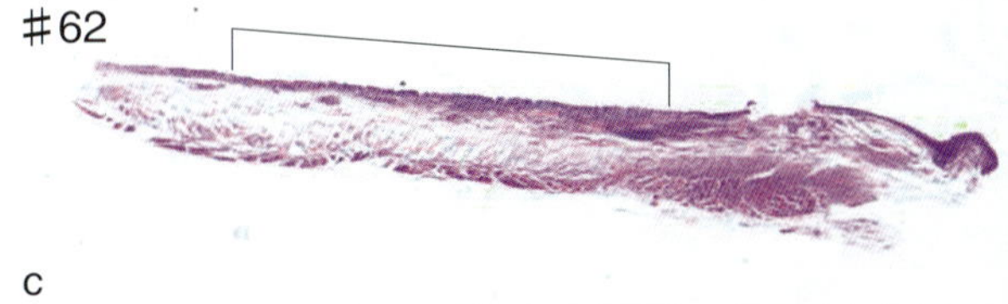

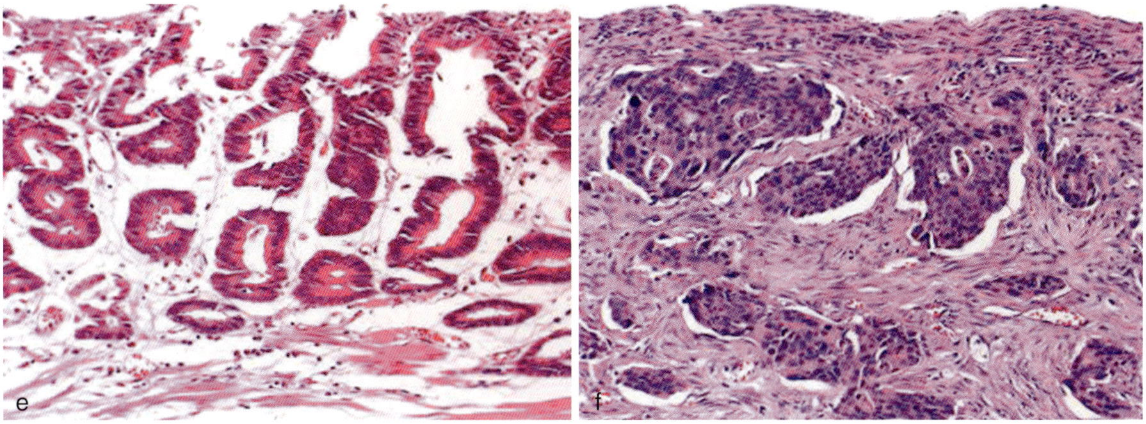

コメント

病変の全体像は半立位の第 2 斜位の X 線像で描出されている(図 2b). 主病変の小彎側の平坦な表面型の病変も診断可能である. 噴門部の内視鏡検査(反転観察)ではスコープに伴う死角を考慮して多方向からの観察が必要である.
食道 X 線像における下部食道の圧排所見はリンパ節転移に伴うものであった.

症例 47 X 線が深達度診断に有用であった 12 mm大の隆起型 MP 癌

(82 歳, 女性)

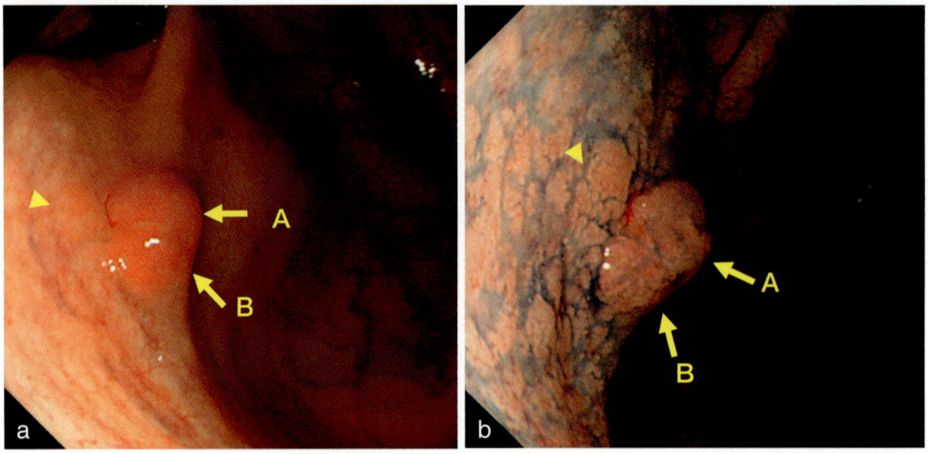

図 1 内視鏡所見 内視鏡反転観察(a, b)で，噴門部後壁に約 1 cm 大の発赤調の隆起性病変を認める．病変を横切る溝状の陥凹で，口側の高い隆起部(A)と肛門側の低い隆起部(B)の 2 つの隆起に分けられる．また，病変全体が周囲粘膜を含めてやや挙上していることから，SM massive に浸潤した 0-I 型早期癌と診断した．また，色素撒布像(b)で，病変の小彎側に過形成性と思われる隆起が連続している(矢頭)．

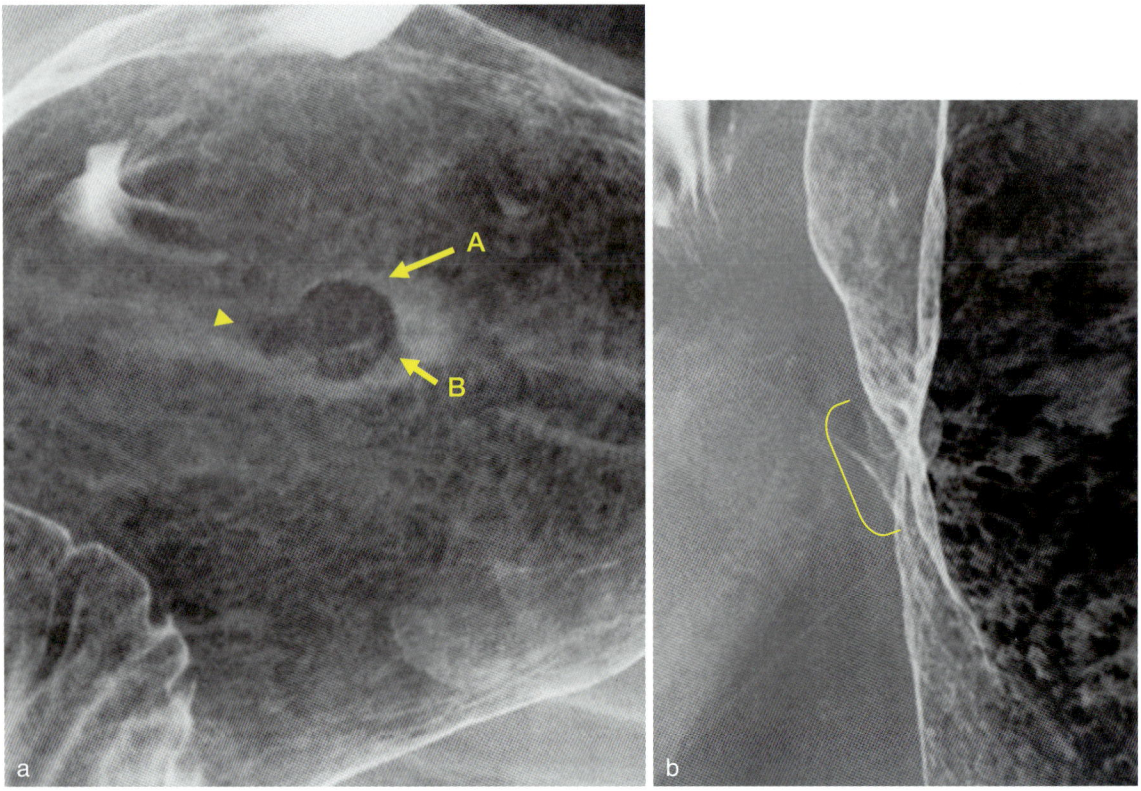

図 2 X 線所見 半立位第 2 斜位では，噴門後壁側に大きさ約 1 cm の類円形の透亮像と，矢頭で示すとおり小彎側に淡い透亮像を認める．病変のやや肛門側に横軸方向の溝状のバリウム斑がみられ，2 つの隆起部に分けられる(a)．病変は小さいながらも，側面像では辺縁に明らかな伸展不良がみられる．この側面変形からも粘膜下層深部への浸潤が疑われる(b)．

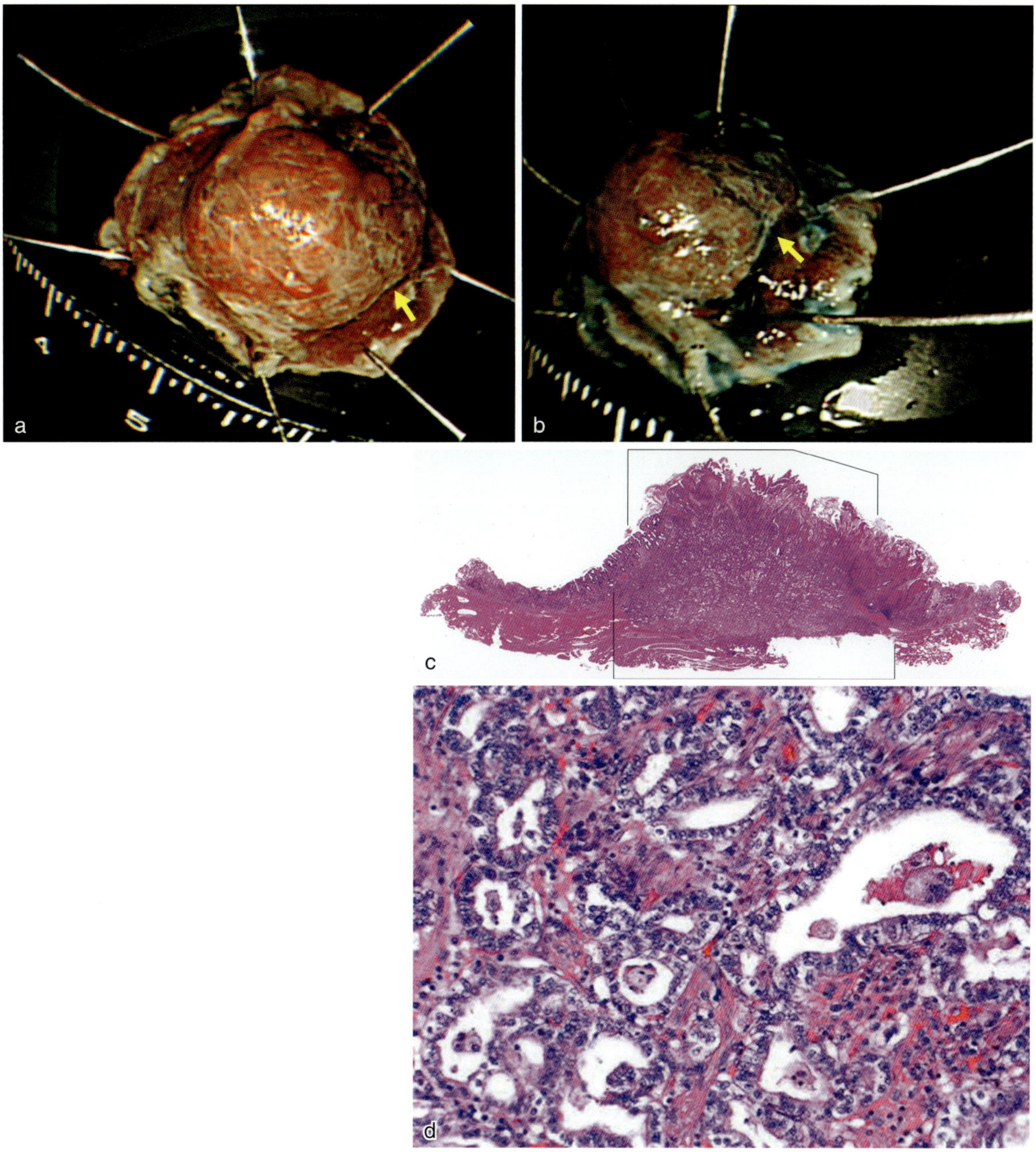

図3　病理所見　粘膜下層深部への浸潤が疑われたが，患者の強い希望によりESDが行われた．切除標本肉眼像(a, b)で矢印で示す部に溝状の段差があり，丈の高い口側の隆起と丈の低い肛門側隆起に分けられる．病変中心部のルーペ像(c)で，ESD時の操作により粘膜面の挫滅がみられるが，粘膜下層深部への浸潤により粘膜が挙上されて隆起を形成している．さらに一部は筋層に浸潤がみられ，12 × 11 mm大のtype 1と診断された．組織学的には高分化型腺癌で，いわゆる充実癌の像を呈していた．後日，噴門側切除術が行われた．
最終病理診断は type 1, MP, tub 1, 12×11 mm であった．

コメント

本症例は，大きさ1 cmながらMPに浸潤した隆起型進行癌で，組織学的にはいわゆる充実癌であった．深達度診断にはX線における側面像が有用であった．

症例 48 X 線診断が困難であった 0- IIc 類似進行癌 (79 歳, 男性)

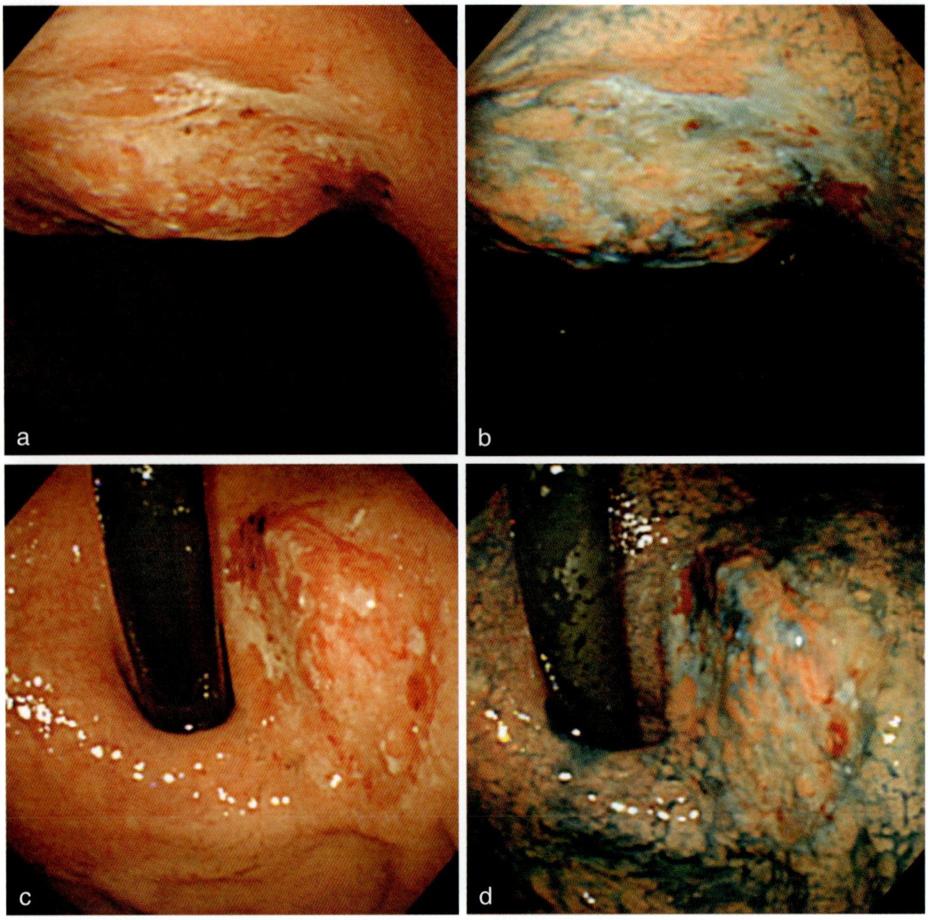

図 1 内視鏡所見 見下ろし観察で薄い白苔を伴う発赤した陥凹性病変を認める(a). 陥凹内はなだらかではあるが, 明瞭な隆起を形成している. 色素撒布では辺縁は不整で, 表面の area 模様は消失している(b). 反転観察では, 病変の全体像が把握できる(c, d).

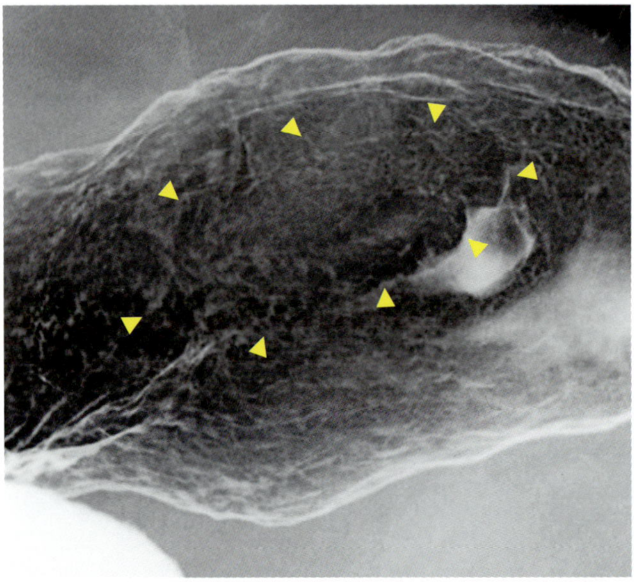

図 2 X 線所見 背臥位第 2 斜位像である. 矢頭で示す領域が病変の範囲と思われる. 肛門側の境界は不明瞭である.

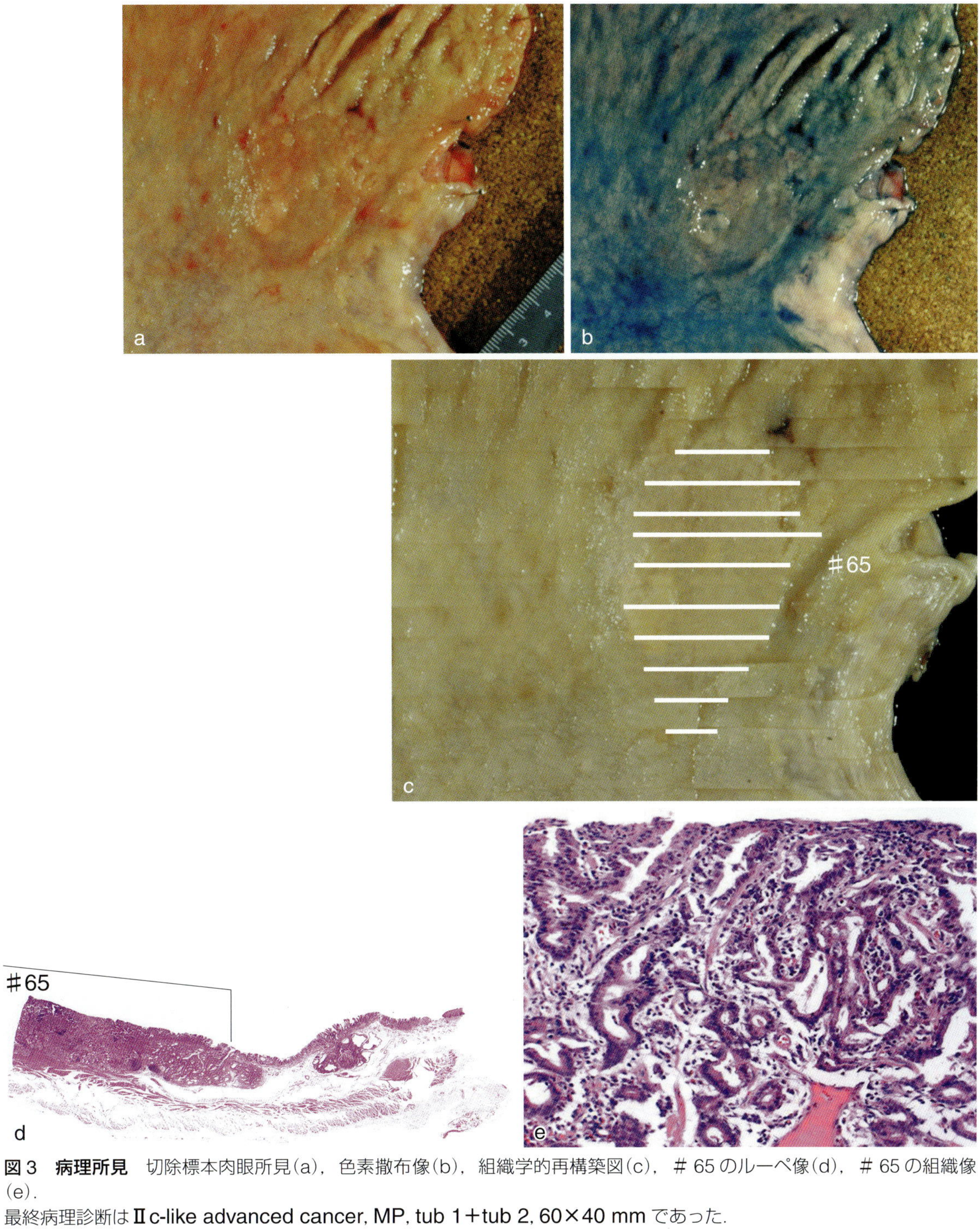

図 3　病理所見　切除標本肉眼所見(a)，色素撒布像(b)，組織学的再構築図(c)，♯ 65 のルーペ像(d)，♯ 65 の組織像(e).
最終病理診断はⅡc-like advanced cancer, MP, tub 1＋tub 2, 60×40 mm であった.

コメント

内視鏡検査見下ろし観察で，陥凹内隆起が明瞭であり，進行癌であることが推測できる.

症例 49　一部が平皿状の形態を呈した進行癌 (79 歳, 男性)

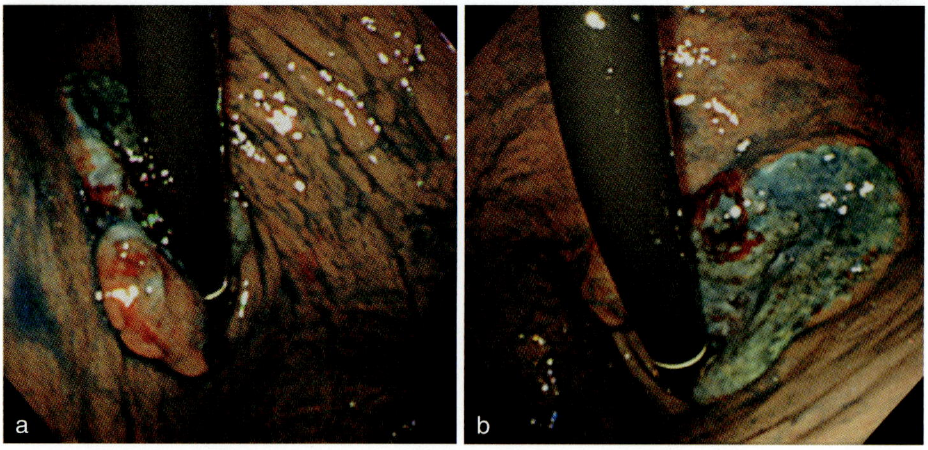

図 1　内視鏡所見　噴門部小彎に巨大な潰瘍性病変を認める．後壁側には表面不整な結節状隆起を伴っており，肛門側は平皿状の形態でリンパ腫も疑われる所見である(a, b)．

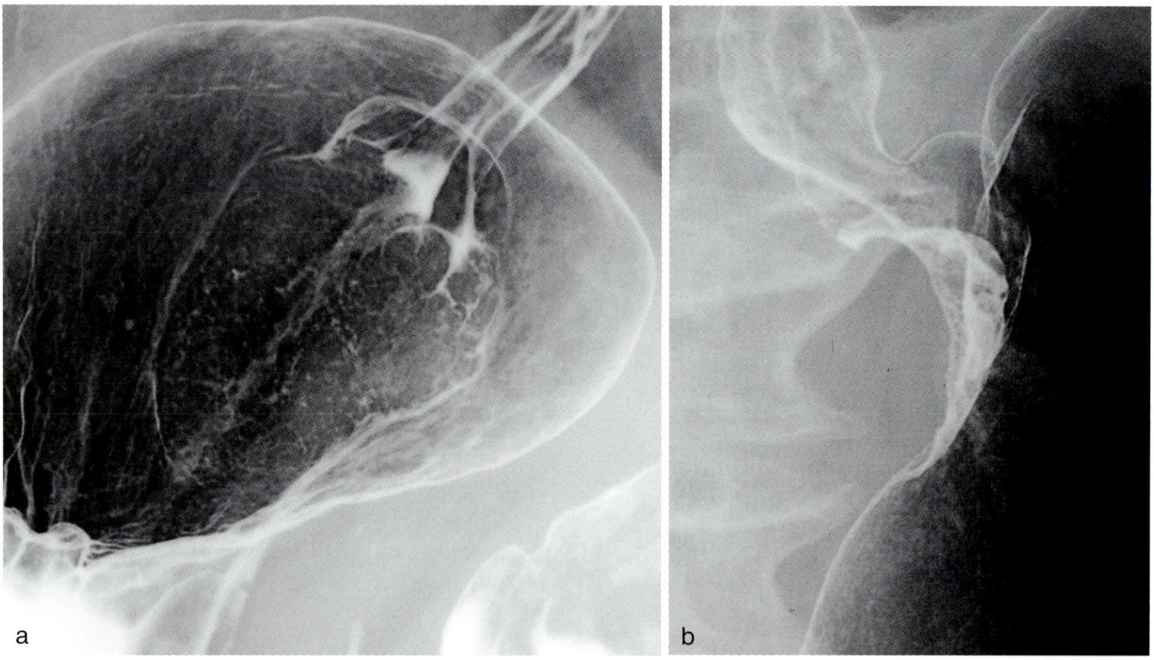

図 2　X 線所見　腹臥位第 1 斜位像である．噴門を中心に立ち上がり急峻な隆起を示す透亮像がみられ，不整なバリウム陰影を伴っている．後壁側には前壁と明らかに異なった粗大な結節状の透亮像を認める(a)．側面像(b)で食道に浸潤していると診断できる．

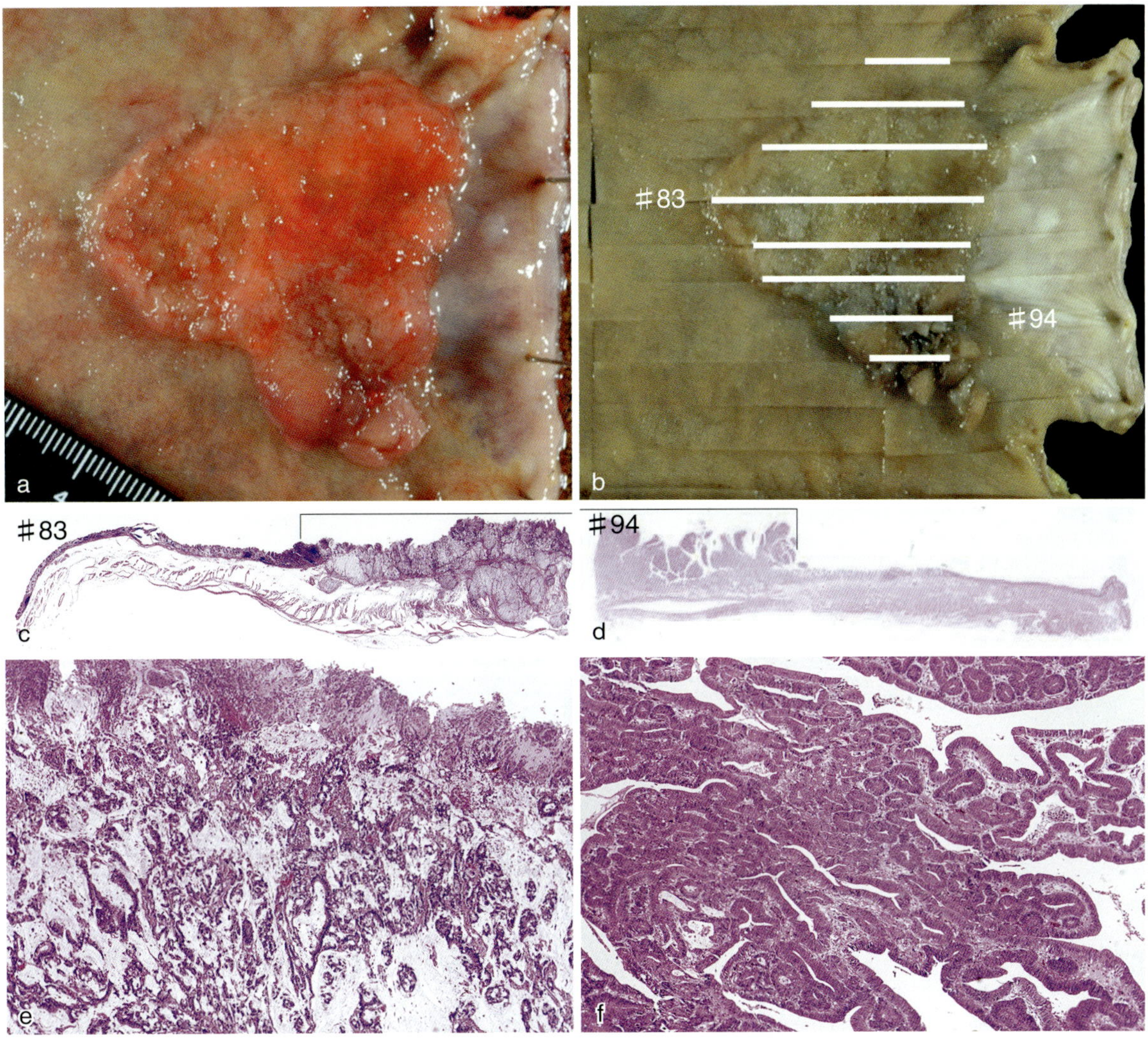

図3　病理所見　切除標本肉眼所見(a)，組織学的再構築図(b)，♯83のルーペ像(c)・組織像(e)，♯94のルーペ像(d)・組織像(f).
最終病理診断はtype 2＋type 1, SE, tub 1 ＞ muc, 50×65 mmであった.

コメント

病変は広範な潰瘍を伴っていたが，潰瘍底は全体に台状に隆起していた．病理学的には隆起は粘液結節によるものであった.

症例 50　形態的に悪性リンパ腫に類似した進行癌（78歳，男性）

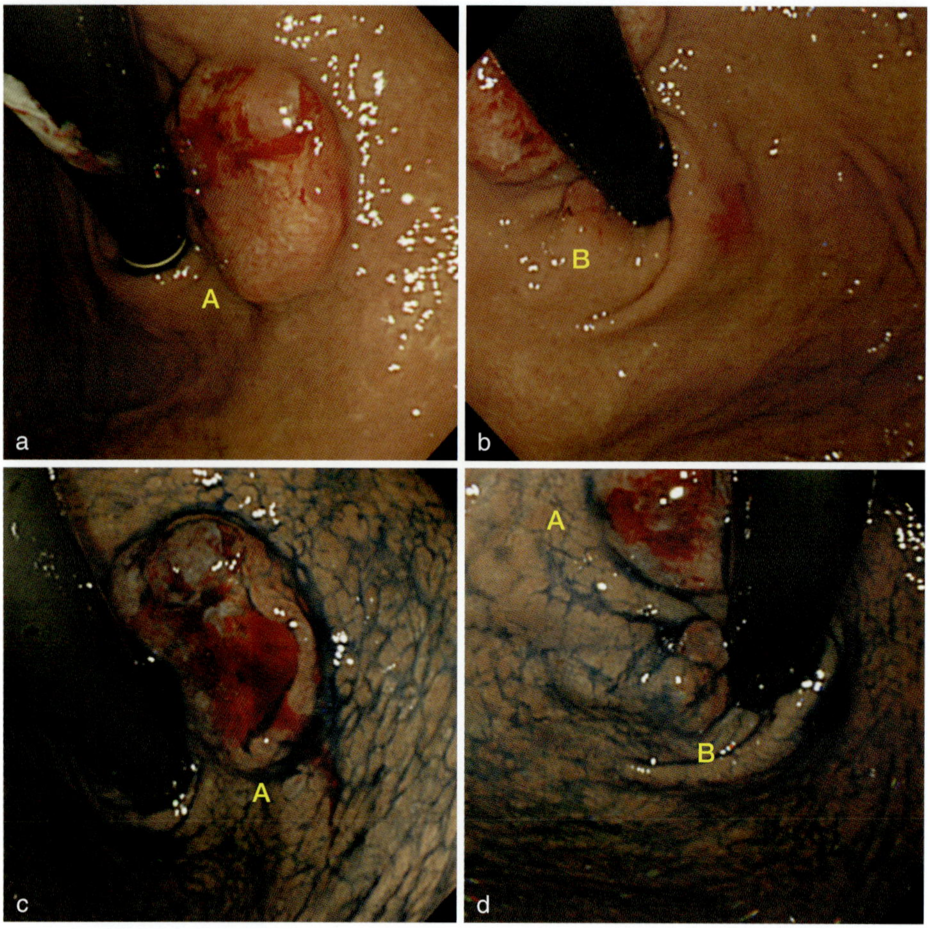

図1　内視鏡所見　噴門部小彎に平板状隆起(A)があり，その口側後壁に0-Ⅱa様隆起(B)を認める(a, b)．色素撒布像では病変Aは陥凹が明瞭となり“耳たぶ”様形態をとっている(c)．病変Bの表面は凹凸不整である(d)．

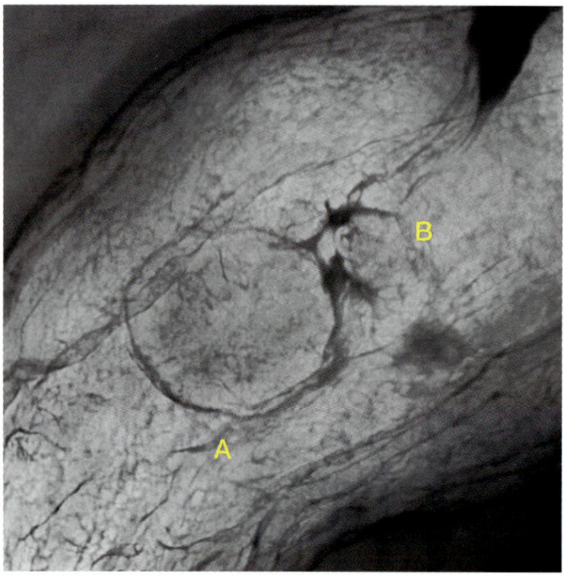

図2　X線所見　右側臥位像で噴門部小彎に大きさ約3cm大の明瞭な類円形の透亮像を認め，表面には淡い不整形のバリウム斑がみられる．病変Bは病変Aの口側やや後壁に境界不明瞭な透亮像として描出されている．

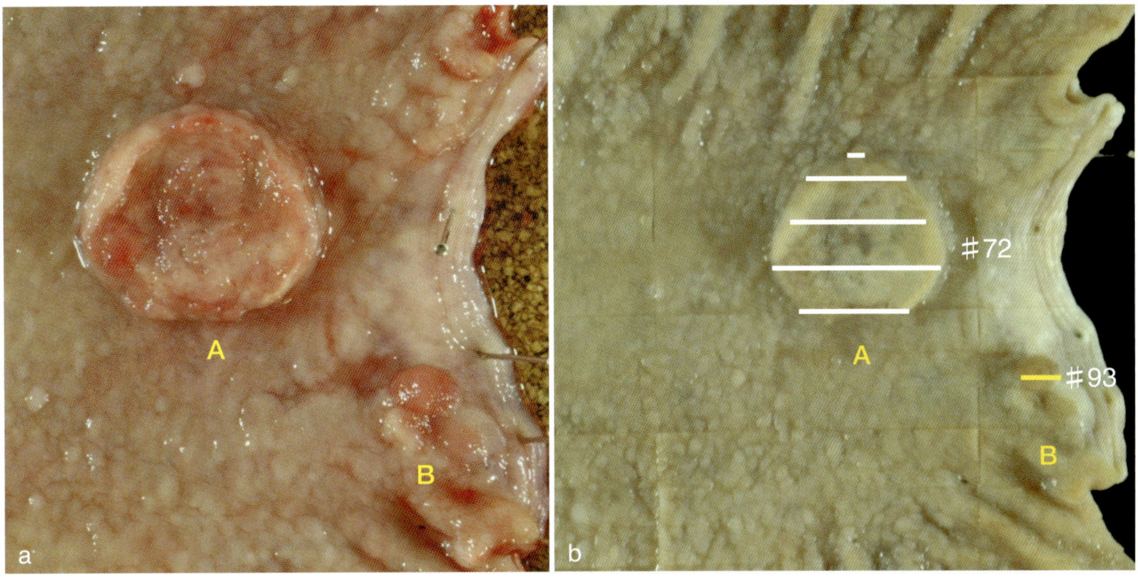

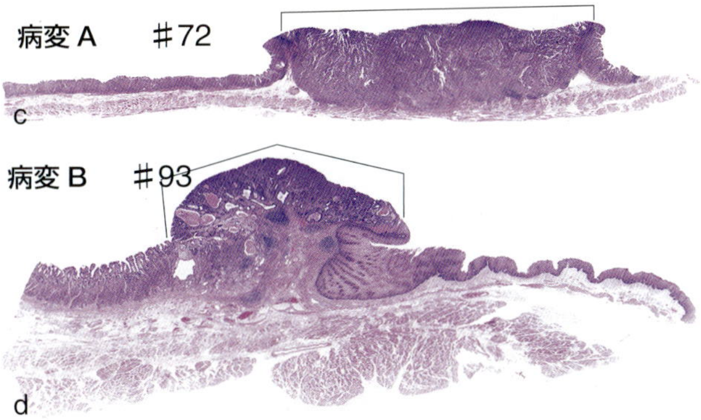

図3　病理所見　切除標本肉眼所見(a)，組織学的再構築図(b)，#72 と #93 のルーペ像(c, d)，＃72 と＃93 の組織像(e, f).
最終病理診断は **type 2，MP，tub 1 ＞ tub 2，27 × 24 mm**(病変 A)および **type0-Ⅰ，M，tub 1, 7 × 6 mm**(病変 B)であった.

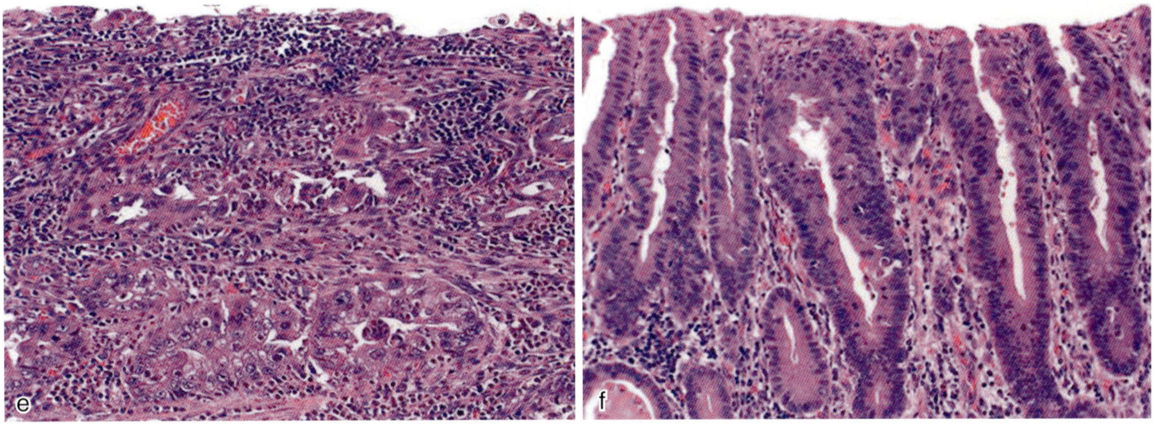

コメント

A 病変は“耳たぶ”様形態を呈しており，悪性リンパ腫に類似しているが，陥凹の辺縁が一部不整であることにより癌の診断は可能である.